MEINE PERFEKTE
TRIATHLONERNÄHRUNG

Caroline Cornfine

Caroline Cornfine

MEINE PERFEKTE
TRIATHLONERNÄHRUNG

Mit dem **Baukastensystem** zum
individuellen Ernährungskonzept

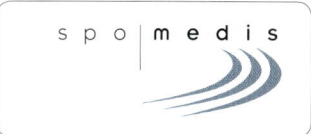

Bibliografische Information der Deutschen Nationalbibliothek
Die Deutsche Nationalbibliothek verzeichnet diese Publikation in der Deutschen
Nationalbibliografie; detaillierte bibliografische Daten sind im Internet über
http://dnb.d-nb.de abrufbar.

© spomedis GmbH, Hamburg 2015

Fotos: siehe Bildnachweis
Lektorat: Cordula Speer, Anna Gutjahr
Layout und Satz: Anne-Christin Schröter

Printed in the Czech Republic

ISBN 978-3-95590-071-7

www.spomedis.de

Inhalt

Vorwort

Über Geschmack lässt sich bekanntermaßen nicht streiten. Während es mich persönlich bereits bei dem Gedanken an gewisse Energiegels schüttelt, läuft meiner Freundin und Trainingspartnerin vor lauter Vorfreude auf die klebrige Flüssigkeit schon das Wasser im Munde zusammen. Verrückt, denke ich mir jedes Mal, und finde es gleichzeitig faszinierend, dass wir bei einem gemeinsamen Rennen mit vollkommen unterschiedlicher Ernährungsstrategie – sowohl vorher als auch währenddessen – relativ zeitgleich unter dem Zielbogen hindurchlaufen. Wenn es um Ernährung geht, kommt man mit einer „One fits all"-Strategie nicht besonders weit. Jeder ist und isst eben anders. Und je sportlicher ein Mensch ist, desto wichtiger sind ihm auch sein Körper und das Augenmerk darauf, was er ihm tagtäglich als Energielieferanten zur Verfügung stellt.

Die Idee zu diesem Buch kam mir beim Laufen. Ich überlegte, wie viele unterschiedliche Personen aus meinem Triathlonumfeld mich bereits nach Ernährungstipps gefragt hatten. Nicht nur über Wettkampfernährung, sondern auch über das ideale Frühstück vor oder die Mahlzeit nach dem Training oder ob es beim 90. Geburtstag der Großmutter lieber Obst- statt Sahnetorte geben sollte. Und ob der Konsum von Fleisch überhaupt noch zeitgemäß sei und was ich von veganer Ernährung aus sportlicher Sicht halte. Viele unterschiedliche Fragen, auf die es kaum pauschale Antworten gibt.

Es gibt bereits etliche Sporternährungsratgeber. In ihnen finden sich viele zutreffende, allgemeingültige Darstellungen für eine richtige Ernährung von Sportlern. Doch leider wissen Sie dadurch noch nicht, was für Ihre ganz individuellen Bedürfnisse ratsam und das Beste ist. Und in welches Budget passt schon ein persönlicher Ernährungscoach? Genau hier setzt dieses Buch an. Es ermöglicht Ihnen, Ihre Ernährung triathlongerecht zu gestalten – und zwar ganz nach Ihren Vorlieben und Ihrem persönlichen Bedarf. Triathlonernährung nach dem Baukastenprinzip, wenn Sie so wollen.

Ganz egal, ob Sie „Allesesser" oder Vegetarier sind, ob Sie im Alltag der Figur wegen auf Kohlenhydrate verzichten oder keine tierische Produkte essen möchten – mit jeder Ernährungsweise lässt sich prinzipiell das Maximum der individuellen Leistungsfähigkeit erreichen. Und vielleicht haben Sie schon lange mit dem Gedanken gespielt, Ihre Ernährung umzustellen, beispielsweise eine Zeit lang „Low Carb" oder vegan zu essen, befürchten aber Leistungseinbußen oder eine Mangelernährung? In diesem Buch finden Sie unterschiedliche Ernährungskonzepte, die alle eines zum Ziel haben: Sie gesund, belastbar, satt und glücklich durch den Trainingsalltag als Triathlet zu bringen – und sogar noch darüber hinaus.

Das Baukastenprinzip

Zwei Fallbeispiele zu Beginn (Ähnlichkeiten mit lebenden Personen sind rein zufällig):

Julia, zweifache Mutter und Vegetarierin, möchte sich an ihre erste Langdistanz wagen. Wegen ihres stressigen Alltags, in dem sie Familie, Job und Training unter einen Hut bringen muss, fällt eine ausgewogene Ernährung manchmal unter den Tisch. Sie fühlt sich oft schlapp und müde, möchte aber trotzdem den Traum vom Ironman-Finish realisieren.

Michael ist ein ambitionierter Altersklassenathlet, der aufgrund von Magen-Darm-Problemen bereits einige Rennen vorzeitig beenden musste. Michael kämpft Jahr für Jahr zu Beginn der Saison mit einigen Extrapfunden und auch während der Saison belohnt er sich gern nach harten Trainingseinheiten – sei es mit einem Glas Rotwein oder einer großen Portion Pommes. Bier und Burger sind für ihn leider tabu, weil er an einer Glutenunverträglichkeit leidet. Sich deshalb aber lange in die Küche zu stellen, ist nicht sein Ding, die Zeit investiert er lieber ins Training.

Vielleicht finden Sie sich ja in einer der fiktiven Personen wieder oder sind eine Mischung aus beiden? Mit diesem Buch können Sie Ihre Trainings- und Wettkampfernährung individuell gestalten – ganz so, wie Sie es brauchen. Neben ernährungsphysiologischem Hintergrundwissen erhalten Sie Tipps an die Hand, wie Sie Ihren Alltag als „Allesesser", Low-Carb-Liebhaber, Low-Fat-Passionist, Vegetarier oder Veganer op-

timal gestalten. Dieses Buch hilft Ihnen, wenn das Trikot an der einen oder anderen Stelle zwickt und ebenso im umgekehrten Fall, also wenn Sie einfach nicht mit dem Essen hinterherkommen und selbst Ihre Kompressionskleidung nicht hauteng sitzen will. Oder Sie haben eine Lebensmittelunverträglichkeit und wissen nicht, wie Sie damit aus sportlicher Sicht am besten umgehen? Dann sind Sie hier genau richtig! Picken Sie sich die Infos und Ratschläge heraus, die zu Ihnen und Ihrem Ernäh-

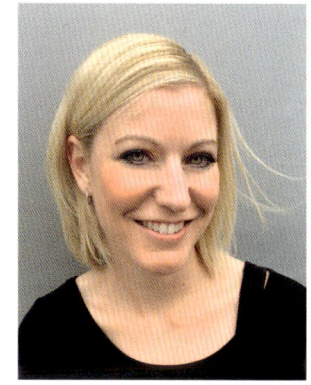

rungsverhalten passen, springen Sie zwischen den Kapiteln hin und her – je nachdem, was Sie gerade interessiert oder welche Frage sich im Moment aufdrängt. Den Rest des Buchs dürfen Sie aber natürlich auch gern lesen.

Noch ein kleiner Hinweis: Gerade bei chemischen oder physiologischen Erklärungen habe ich versucht, mich auf das Wesentliche zu beschränken. Das bedeutet, dass beispielsweise nicht jeder Stoffwechselschritt bis ins kleinste Detail erwähnt wird – aus einem einfachen Grund: Dieses Buch soll jeder verstehen, auch ohne ernährungswissenschaftliche Ausbildung. Ich wünsche Ihnen viel Spaß beim Lesen und Stöbern – und viel Erfolg für Ihre Triathlonkarriere!

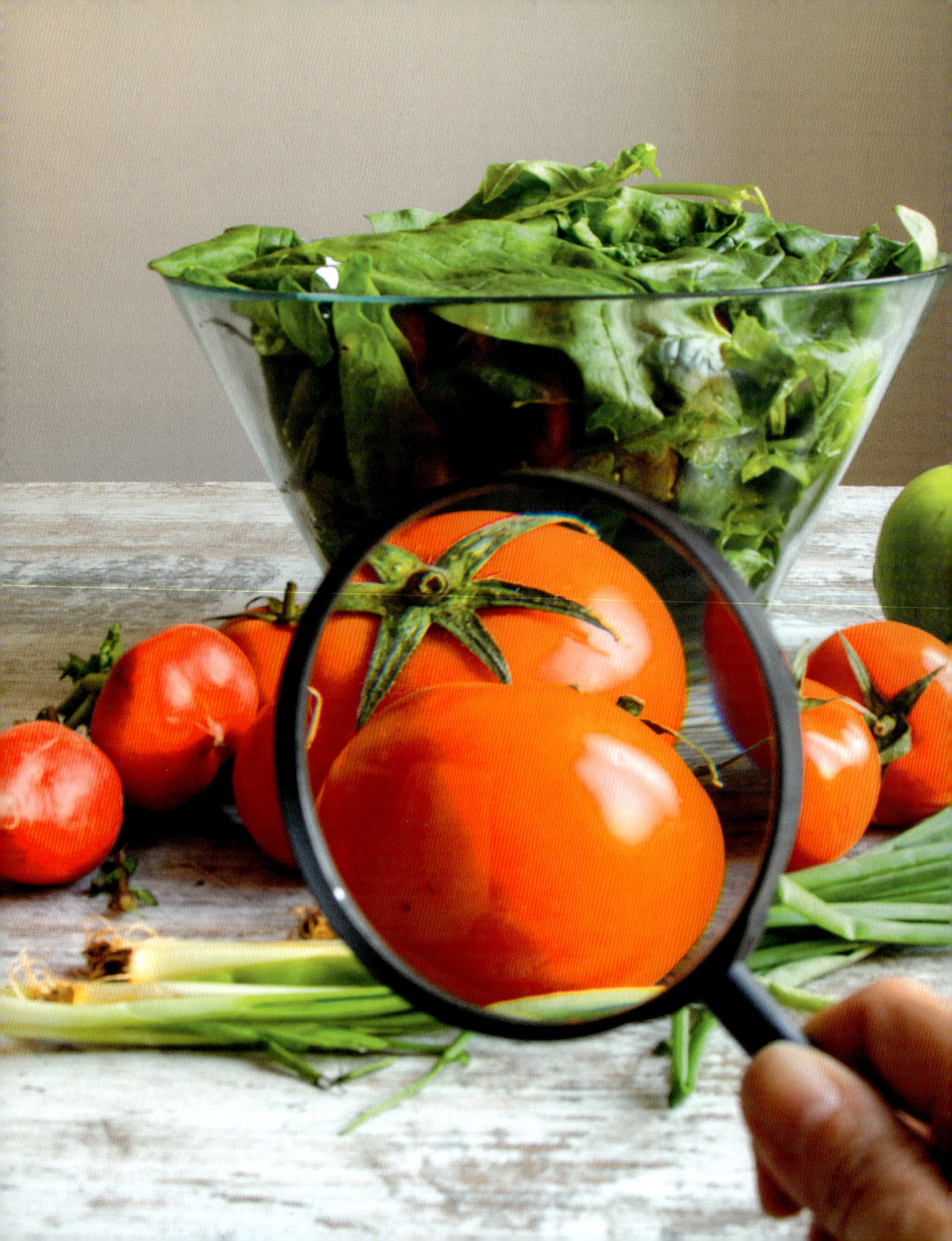

Ernährung durch die Lupe

Die Inhaltsstoffe unserer Lebensmittel lassen sich in zwei große Klassen unterteilen: Makro- und Mikronährstoffe. Zur ersten Gruppe gehören die drei großen Bausteine Kohlenhydrate, Eiweiße und Fette. Zu den Mikronährstoffen zählen Vitamine, Mineralstoffe sowie Spurenelemente. Während die Makronährstoffe dem Körper in erster Linie als Energielieferanten und Baustoffe dienen, sind die Mikronährstoffe eher für Detailaufgaben wichtig. Sie unterstützen den Stoffwechsel in vielerlei Hinsicht, sind Bestandteile von Hormonen oder Enzymen und halten die große „Maschinerie Körper" am Laufen.

Makronährstoffe: Kohlenhydrate, Eiweiße, Fette

Kohlenhydrate

Kohlenhydrate sind aus energetischer Sicht die wichtigsten Makronährstoffe. Die Deutsche Gesellschaft für Ernährung empfiehlt beispielsweise, mindestens 50 Prozent der Gesamtkalorienaufnahme pro Tag aus Kohlenhydraten zu decken. Die sind in Getreideprodukten wie Brot, Nudeln und Reis enthalten sowie in Kartoffeln, Hülsenfrüchten, Obst und Gemüse.

Einteilung und Aufbau

Kohlenhydrate – der chemische Name lautet Saccharide – werden in Pflanzen im Zuge der Fotosynthese aus Kohlendioxid und Lichtenergie gebildet. Bei diesem Stoffwechselprozess entsteht als erstes Glukose (Traubenzucker), ein einzelnes Molekül, weshalb Glukose auch als Einfachzucker (Monosaccharid) bezeichnet wird. Neben Glukose gibt es noch zwei weitere nahrungsrelevante Einfachzucker, nämlich Fruktose (Fruchtzucker)

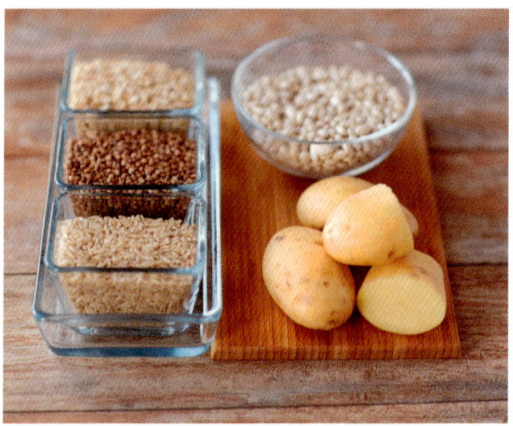

und Galaktose, die Bestandteil des Milchzuckers ist. Durch unterschiedliche Kombination dieser drei Einfachzucker entstehen alle in der Natur auffindbaren Kohlenhydrate, die der Körper zur Energiegewinnung heranziehen kann. Daneben gibt es auch sogenannte nicht verwertbare Kohlenhydrate, die Ballaststoffe. Sie dienen vor allem den Darmbakterien als Nährstoff. Für den Körper selbst tragen sie nicht zur Kalorienbilanz bei und liefern demnach keine Energie.

Handelsüblicher Haushaltszucker, Saccharose, ist ein Zweifachzucker (in der Fachsprache Disaccharid genannt), der hauptsächlich aus Zuckerrüben oder Zuckerrohr gewonnen wird. Er besteht aus zwei Glukosemolekülen. Ein weiterer Zweifachzucker ist Milchzucker, er entsteht aus der Kombination von Galaktose und Glukose. Ein dritter ist Maltose. Diese spielt jedoch in Lebensmitteln keine große Rolle, sondern entsteht primär bei der Verdauung langkettiger Kohlenhydrate.

Das wichtigste Kohlenhydrat in der Nahrung ist Stärke, ein langkettiges Molekül, das sich ausschließlich aus Amylose und Amylopektin zusammensetzt. Diese bestehen wiederum aus bis zu Hunderttausenden von Glukosemolekülen. Stärke dient Pflanzen als Energiespeicher. Getreide besteht zu rund 75 Prozent, Kartoffeln zu rund 60 Prozent aus Stärke. Chemisch gesehen ist das Stärkemolekül nicht sehr komplex. Es ist nichts anderes als eine ultralange Glukosekette und kann daher vom menschlichen Körper sehr gut und vor allem sehr schnell verwertet werden. Daher liefern stärkereiche Produkte wie Weißbrot, Cornflakes oder Kartoffeln relativ schnell Energie. Ebenfalls

zu den langkettigen Kohlenhydraten, die auch Polysaccharide genannt werden, gehört Glykogen. Glykogen kommt hauptsächlich in der Muskulatur und in der Leber vor und ist für Mensch und Tier die Speicherform von Glukose, quasi das menschliche und tierische Pendant zur Stärke. Des Weiteren gibt es sogenannte technische Saccharide, die nicht in der Natur vorkommen, sondern als Lebensmittelzusatz industriell hergestellt werden. Für Triathleten ist hier besonders das (Malto-) Dextrin interessant. Dieses Kohlenhydrat ist mittlerweile häufiger Bestandteil von Energiegels und Sportgetränken.

Kohlenhydrat	Vorkommen
Monosaccharide	
Glukose	Früchte, Honig
Fruktose	Früchte, Honig
Galaktose	Komponente von Laktose, wird bei der Verdauung freigesetzt
Disaccharide	
Saccharose	Zuckerrüben, Zuckerrohr, Früchte, Ahornsirup
Laktose	Milch, Milchprodukte
Maltose	Keime, entsteht bei der Stärkeverdauung
Polysaccharide	
Amylose	Stärke, Getreide, Kartoffeln
Amylopektin	Stärke, Getreide, Kartoffeln, Dickungsmittel
Glykogen	Leber, Muskel
Technische Saccharide	
Dextrin	Lebensmittelzusatz
Invertzucker	Lebensmittelzusatz
Glukosesirup	Lebensmittelzusatz

Nach: Biesalski & Grimm 2002

Der Weg vom Mund in den Muskel

Denken Sie einmal an einen dampfenden Teller Pasta mit frischer, fruchtiger Tomatensoße und schmelzendem Parmesan. Nicht die schlechteste Vorstellung oder? Möglicherweise läuft Ihnen jetzt gerade das Wasser im Mund zusammen. Das ist keine Laune der Natur, sondern die erste Stufe im Verdauungsprozess – wenn Sie die Nudeln nun auch essen würden. Bereits im Speichel finden sich Enzyme, die Amylasen, welche stärke-

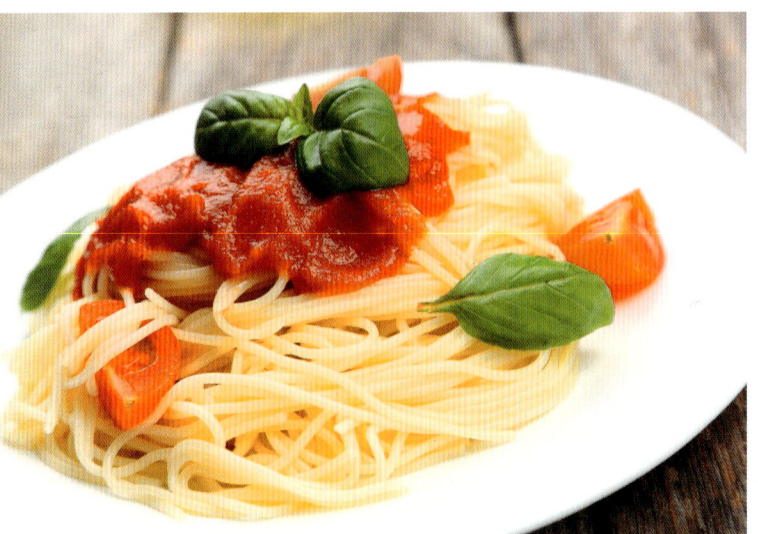

haltige Lebensmittel wie Nudeln aufspalten. Denn im Dünndarm, dem Hauptschauplatz des Verdauungsgeschehens, können Kohlenhydrate nur als Einfachzucker resorbiert werden. Logisch also, dass Einfach- und Zweifachzucker schneller in den Körper gelangen können als Polysaccharide wie zum Beispiel Stärke. Genau deswegen greifen Sie im Rennen vermutlich eher zum Energiegel als zum Butterbrot – von der einfacheren Handhabung jetzt einmal abgesehen. Enthal-

ten Polysaccharide jedoch noch Ballaststoffe, müssen zuerst diese geknackt werden. Dieser Prozess braucht Zeit, weshalb die Glukosemoleküle aus Vollkornbrot erst viel später für den Weitertransport zur Verfügung stehen als die aus Weißmehlprodukten.

Die erste Zerkleinerung der Polysaccharide findet also schon im Mund statt, setzt sich im Magen und Dünndarm fort, bis die Kohlenhydrate nur noch in ihren Einzelbestandteilen vorhanden sind. Über eine chemische Pforte im Dünndarm gelangen sie anschließend in den Blutkreislauf und können so als Energiespender für jegliche Körperzellen dienen. Die Zellen des zentralen Nervensystems und Nierenmarks sowie die roten Blutkörperchen sind von Glukose abhängig. Sie können keinen anderen Nährstoff zur Energiegewinnung heranziehen. Anders sieht es beispielsweise bei Muskelzellen aus. Sie können auch mit Fett gut leben. Dazu müssen jedoch einige Voraussetzungen gegeben sein: Zum einen benötigen Muskelzellen hierfür Sauerstoff, zum anderen müssen sie es gewohnt sein, Fett als Energiequelle heranzuziehen. Je öfter Muskelzellen Fett verbrennen müssen, desto effektiver kann dieser Prozess ablaufen. Ein Mechanismus, den wir uns noch etwas genauer ansehen werden, wenn wir uns mit dem Fettstoffwechseltraining befassen. Grundsätzlich kann man aber sagen, dass auch Muskeln lieber Kohlenhydrate „verzehren" als Fette. Dieser Stoffwechselweg ist einfacher. Ja, auch Muskelzellen können manchmal ganz schön bequem sein.

Insulin – ein (nicht ganz) cleveres Hormon

Damit die Zellen die Glukose aus dem Blutkreislauf aufnehmen können, benötigen Sie – bildlich ausgedrückt – einen Schlüssel. Dieser Schlüssel ist das Hormon Insulin, das in der Bauchspeicheldrüse gebildet wird. Insulin „sperrt" sozusagen die Zellen auf und macht sie für Glukose aufnahmefähig. Je mehr Glukose über den Dünndarm in den Körper geschleust wird, desto mehr Insulin wird ausgeschüttet. Denn grundsätzlich wirkt ein Zuviel an Glukose in der Blutbahn als Zellgift und muss daher schnell verstoffwechselt beziehungsweise in seine Speicherform, das Glykogen, umgewandelt werden.

Zucker und Weißmehlprodukte haben demnach eine schnelle und hohe Insulinausschüttung zur Folge. Ihre Energie kann zügig in die bedürftigen Zellen transportiert und dort umgesetzt werden. Sobald kein Zucker mehr im Blut vorhanden ist, drosselt die Bauchspeicheldrüse die Insulinproduktion und der Hormonspiegel im Blut fällt wieder ab. Dieser Stoffwechselprozess dauert nach dem Verzehr eines Marmeladenbrötchens nur rund anderthalb bis zwei Stunden. So hilfreich das Insulin auch ist – es hat ein kleines Manko: Es kann nicht denken! Sobald Insulin in den Blutkreislauf gelangt, beginnt es den vorhandenen Zucker auf die Zellen zu verteilen – und zwar ausnahmslos. Allerdings benötigt der Körper ein Minimum an Zucker im Blut um eine mögliche Unterversorgung des Gehirns sowie der Blutkörperchen von vornherein auszuschließen. Rund 50 bis 70 Milligramm Zucker pro Deziliter Blut braucht der Körper um einwandfrei zu funktionieren und nicht in den Unterzucker zu fallen, der sich durch Schwäche und Schwindel bemerkbar macht. Im schlimmsten Fall kann er sogar zu Krämpfen und Schocksymptomen bis hin zum Tod führen. Um dies zu verhindern sendet das Gehirn rechtzeitig ein SOS-Signal: Wir bekommen Hunger, Heißhunger, Heißhunger auf Süßes. Das ist der Grund, warum wir nach einem Schokoladencroissant oder Honigtoast zum Frühstück so schnell wieder Hunger bekommen. Die Kohlenhydrate sind rasch in ihre Einzelbausteine zerlegt und durch den Dünndarm ins Blut geschleust. Der Blutzuckerspiegel steigt rasant an, die Insulinausschüttung ebenso. Dann fällt der Blutzucker wieder ab, das Gehirn fordert Nachschub, wir begeben uns erneut auf den Weg zum Kühlschrank oder greifen in die Snack-Schublade – und der (Teufels-)Kreislauf beginnt von vorn.

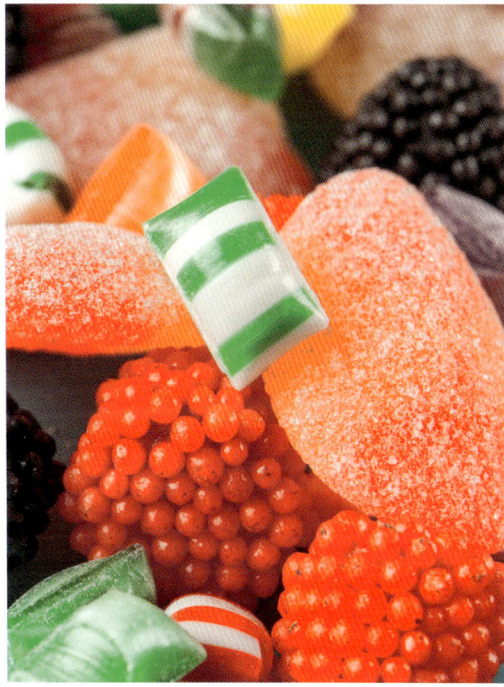

Grundsätzlich läuft dieser Prozess genauso ab, wenn wir statt Gebäck oder Weißbrot zum Frühstück Müsli oder Vollkornbrot oder allgemein komplexe Kohlenhydrate zu uns nehmen – jedoch viel langsamer. Zum einen haben ballaststoffreiche Mahlzeiten eine längere Verweildauer im Magen, zum anderen wird durch die Ballaststoffe die Zerlegung der Kohlenhydrate verlangsamt. Die freien Glukosemoleküle tröpfeln quasi durch den Dünndarm ins Blut. Dadurch steigt der Blutzuckerspiegel weniger stark an und die Bauchspeicheldrüse schüttet weniger Insulin aus. Und es dauert länger, bis sich der Hunger wieder meldet. Ein ganz klares Plus für vollwertige Frühstücksalternativen!

Werfen Sie Ballast ein!

„Enthält wertvolle Ballaststoffe" oder „reich an Ballaststoffen" – diese Worte zieren zahlreiche Produktverpackungen. Und auch wenn Sie als Triathlet darauf getrimmt sind, möglichst wenig Gewicht mit sich herumzuschleppen, ist dieser Ballast alles andere als überflüssig.

Unter den Begriff Ballaststoffe fallen eine Vielzahl von Kohlenhydraten sowie Lignin, das sich hauptsächlich in pflanzlichen Zellwänden findet und dort für deren Verholzung verantwortlich ist. Chemisch gesehen sind Ballaststoffe Moleküle, die von den menschlichen Verdauungsenzymen nicht gespalten werden können und somit unverdaulich sind. Der am häufigsten vorkommende Ballaststoff ist die Zellulose, ein in Wasser unlösliches Polysaccharid, das Pflanzenzellen Stabilität gibt. Pektine, die primär in Früchten

wie Äpfeln vorkommen, sind wasserlöslich. Sie können Wasser binden und dadurch eine gelartige Struktur entwickeln.

Auch wenn wir Ballaststoffe nicht verdauen können, nutzlos sind sie in keinem Fall. Durch ihre Eigenschaft Wasser zu binden, quellen Ballaststoffe, die in Früchten, Obst und Vollkorngetreide enthalten sind, auf und verzögern so die Magenentleerungszeit. Sprich: Wir bleiben länger satt. Dadurch hält sich, wie im vorherigen Absatz erklärt, auch die Insulinausschüttung im Rahmen. Im Dickdarm können Ballaststoffe dann von den dort angesiedelten Darmbakterien verstoffwechselt werden. Dabei entstehen Fettsäuren, die wiederum einen positiven Einfluss auf die Darmflora haben. Zudem haben zahlreiche Studien gezeigt, dass eine ballaststoffreiche Ernährung das Risiko für Dickdarmkrebs, Diabetes mellitus sowie Fettstoffwechselerkrankungen reduzieren kann. Alles in allem Ballast, der sich auf jeden Fall lohnt!

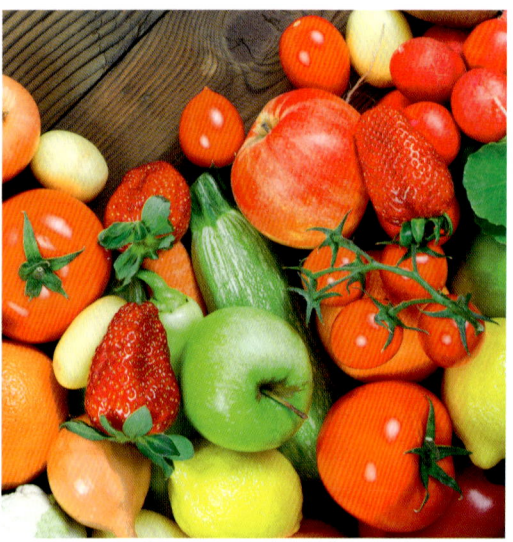

Eiweiße

Einteilung und Aufbau

Eiweiße sind mehr als nur das Weiße vom Ei! Vielleicht ein Kalauer, aber er stimmt! Eiweiße sind die vielfältigste Stoffklasse unter den Makronährstoffen, sowohl im Hinblick auf ihre Aufgaben im Körper als auch in ihrem Erscheinungsbild. Grundsätzlich versteht man unter Eiweiß stickstoffhaltige Verbindungen in Lebensmitteln, die lebensnotwendig sind. Eiweiße werden auch häufig als Proteine bezeichnet. Der Begriff aus dem Griechischen bedeutet wörtlich „ich nehme den ersten Platz ein" – und das ist keine Übertreibung. Im Gegensatz zu Kohlenhydraten werden Eiweiße im Körper weniger zur Energiegewinnung herangezogen, sondern hauptsächlich als Baustoff benötigt, zum Beispiel für die Muskulatur, aber das ist nur ein kleiner Teilbereich. Sämtliche Hormone, die Zellen des Immunsystems, Transportkanäle in Zellwänden und alle Enzyme bestehen hauptsächlich aus Eiweißen. Dazu geben sie unseren Organen und Geweben Struktur und Stabilität.

Aufgebaut sind Eiweiße analog den Kohlenhydraten aus kleinen Bausteinen, den Aminosäuren. 20 davon, die sogenannten proteinogenen Aminosäuren, kann der Körper zum Aufbau von Gewebsstrukturen und Hormonen verwenden. Acht von diesen (Valin, Leucin, Isoleucin, Tryptophan, Phenylalanin, Threonin, Methionin, Lysin) sind wiederum essenziell, das heißt lebensnotwendig. Sie können nicht selbst vom Körper gebildet werden und müssen deshalb über die Nahrung zugeführt werden. Rund 16 bis

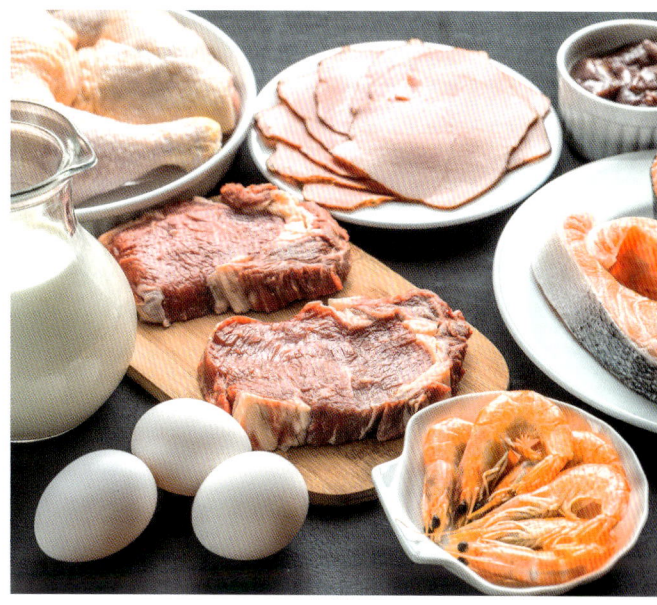

17 Gramm Eiweiß müssen täglich mit der Nahrung aufgenommen werden, um dem Körper langfristig alle benötigten Baustoffe zur Verfügung zu stellen. Das ist das absolute Minimum und gerade für Triathleten nicht ausreichend. Regelmäßige Ausdauerbelastung beansprucht die Muskulatur immer wieder aufs Neue. Muskelfasern werden zerstört, die nur dann repariert werden können, wenn genug Nahrungseiweiß zur Verfügung steht. Außerdem geben Muskeln natürlich Kraft – und machen schnell. Deshalb geht es vielen Triathleten nicht nur darum, die vorhandene Muskulatur zu erhalten, sondern diese auch wachsen zu lassen. Denken Sie dabei nicht nur an Bodybuilder oder die Oberschenkel von Bahnradfahrern. Rumpfstabilität, die beim Schwimmen und Laufen unerlässlich ist, ist nur durch eine ausgeprägte Muskulatur in Rücken und Bauch möglich. Und auch die muss erst einmal aufgebaut werden – mit genug Eiweiß!

Auf die biologische Wertigkeit kommt es an

Immer nur Schinken aufs Brot? Das ist nicht nur kulinarisch eintönig, sondern auch aus ernährungsphysiologischer Sicht gar nicht so ideal. Eiweißreiche Lebensmittel enthalten nämlich nicht alle das gleiche Eiweiß. Das Eiweiß in Gouda beispielsweise ist aus anderen Aminosäuren zusammengesetzt als Eiweiß aus Putenfleisch oder Hülsenfrüchten. Um möglichst alle lebensnotwendigen Aminosäuren mit der Nahrung aufzunehmen und so dem Körper zur Verfügung zu stellen, ist es empfehlenswert, möglichst viele Eiweißquellen zu mischen. Denn nicht jede Eiweißquelle ist für den Körper gleich gut verwertbar; man bezeichnet dies als unterschiedliche Bioverfügbarkeit. Je ähnlicher das Nahrungseiweiß (strukturell gesehen) dem körpereigenen ist, desto besser kann es der Organismus als Baustoff verwenden. Kurzum: Eiweiß aus Fleisch ist vom Körper besser verwertbar als Eiweiß aus Linsen. Am besten ist es jedoch, wenn wir sowohl Fleisch als auch Linsen zusammen auf dem Teller haben. Die Aminosäuremuster dieser beiden Lebensmittel ergänzen sich optimal, und das Ganze ist am Ende mehr als die Summe seiner Teile, um einmal Aristoteles zu zitieren.

Als kleine Faustregel für eine hohe Bioverfügbarkeit gilt: tierische (Eier, Quark, Fleisch, Käse) und pflanzliche Eiweißquellen (Bohnen, Linsen, Soja, Couscous) am besten zusammen verzehren.

Unschlagbar ist in dieser Hinsicht die Kombination von Hühnerei und Kartoffeln. Aus diesem Lebensmittelmix kann der Körper rund ein Drittel

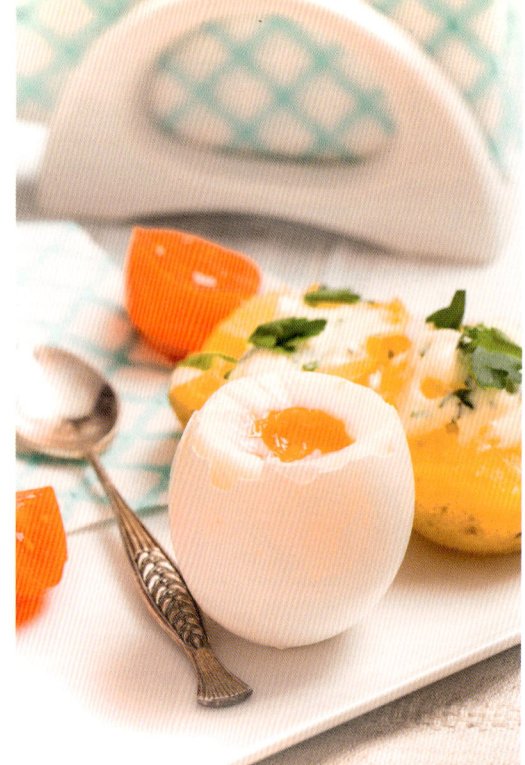

mehr Eiweiß verwerten als durch den alleinigen Verzehr von Hühnerei. Machen Sie es beim nächsten ausgiebigen Sonntagsfrühstück also wie die Amerikaner: Scrambled eggs and Hash Browns (Rührei mit Kartoffelrösti) sind in den USA ein Frühstücksklassiker – und die perfekte Mahlzeit nach einem ausgiebigen Sonntagslauf.

Eiweißreiche Lebensmittelkombinationen mit hoher Biowertigkeit

- gekochte Kartoffeln mit Spiegel- oder Rührei, spanische Tortilla
- Pellkartoffeln mit Kräuterquark
- Pfannkuchen aus Roggenmehl
- Linsen- oder Erbseneintopf mit Geflügelwürstchen und Roggenbrot
- Spaghetti mit Sojabolognese
- Couscous-Salat mit Feta und Kichererbsen

Fette

Fett ist so ein Wort, mit dem man eher selten schöne Dinge assoziiert. Ob fettige Pommes frites oder Körperfett: Fett hat einen unangenehmen Beiklang – und ist doch der Geschmacksträger schlechthin. Und vor allem gar nicht so übel wie sein Ruf.

Definition und Aufbau

Chemisch gesehen sind Fette all jene Stoffe, die sich durch Unlöslichkeit in Wasser und durch Löslichkeit in organischen Lösungsmitteln wie zum Beispiel Alkohol auszeichnen. Fette sind im Körper nicht nur da, um uns in Form eines ungeliebten Rettungsrings vor dem Spiegel zu ärgern, sondern übernehmen auch als Bestandteil von Zellmembranen wichtige Aufgaben oder funktionieren als thermische oder mechanische Isolatoren, schützen uns also vor Kälte und äußeren Einflüssen. Darüber hinaus übernehmen sie eine zentrale Rolle in anderen Stoffwechselprozessen. Zum Beispiel werden einige Vitamine überhaupt erst durch Fette für den Körper verwertbar.

Nahrungsfette gehören allesamt zur Stoffklasse der Triglyceride. Diese bestehen aus Glycerin, das das Grundgerüst bildet, und drei (unterschiedlichen) Fettsäuren. Oben rechts sehen Sie ein Beispiel für ein Triglycerid, das die Fettsäuren Palmitinsäure, Ölsäure und alpha-Linolensäure enthält. Dieses Triglycerid findet sich beispielsweise in Leinöl, das aus Leinsamen gewonnen wird.

Ein Triglycerid mit drei unterschiedlichen Fettsäuren (zum Beispiel in Leinöl)

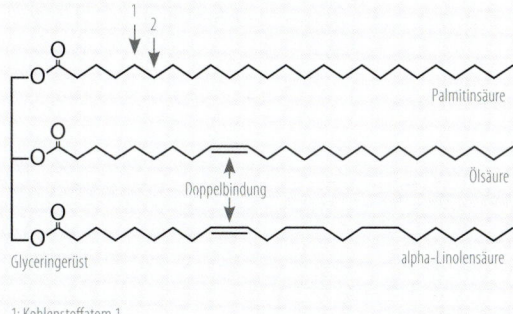

1: Kohlenstoffatom 1
2: Kohlenstoffatom 2

Das Glyceringerüst haben alle Fette gemeinsam, erst durch die drei angehängten Fettsäuren bekommen Nahrungsfette ihren individuellen Charakter. Haben Sie sich schon einmal Gedanken gemacht, warum Butter im Kühlschrank immer hart wird und Margarine streichzart bleibt? Oder gekühltes Olivenöl weiterhin flüssig? Diese Eigenschaften sind allesamt durch die Fettsäuren beeinflusst.

Vorsicht, jetzt wird es ganz schön chemisch: Palmitinsäure beispielsweise, wie sie im Triglycerid in der Abbildung enthalten ist, besteht aus 16 Kohlenstoffatomen, die eine gleichmäßige Kette bilden. Palmitinsäure enthält keine sogenannte Doppelbindung, das ausschlaggebende Kriterium, ob ein Fett fest oder flüssig ist. Das Fett ist, chemisch ausgedrückt, gesättigt. Gesättigte Fettsäure, dieser Begriff ist Ihnen sicher schon einmal untergekommen. Vermutlich in einem weniger positiven Kontext, denn Fette, die hauptsächlich gesättigte Fettsäuren enthalten, gelten als eher ungesund.

Fett – fest oder flüssig?

Ob ein Fett fest oder flüssig ist, hängt in erster Linie von der Anzahl der Doppelbindungen in der Fettsäure ab.

Stellen Sie sich eine chemische Bindung wie eine Art gespanntes Seil vor, die zwei Atome, also zum Beispiel Kohlenstoff und Sauerstoff, miteinander verbindet. Durch dieses Seil bekommt die Fettsäure eine feste Struktur. Eine Doppelbindung zwischen zwei Atomen verursacht jedoch eine Art Knick im Seil. Die Fettsäure ist somit nicht mehr gerade, das Seil ist nicht gespannt und es kann somit nicht für eine starre Struktur sorgen. Das Fett ist flüssig.

Aggregatzustände der Fette

- Kette aus vier bis sechs Kohlenstoffatomen: gasförmig
- Kette aus bis zu 20 Kohlenstoffatomen ohne Doppelbindung: fest
- Kette aus bis zu 20 Kohlenstoffatomen mit mindestens einer Doppelbindung: flüssig

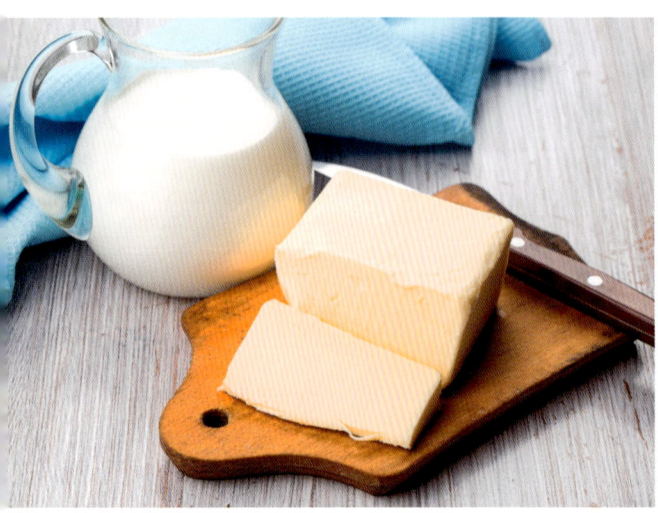

Je länger die Kette der Kohlenstoffatome und je weniger Doppelbindungen in einem Triglycerid enthalten sind, desto fester ist das Fett. Palmitinsäure (gesättigte Fettsäure, keine Doppelbindung, 16 Kohlenstoffatome) ist als Reinprodukt fest und findet sich hauptsächlich in tierischen Fettquellen wie Milch und Sahne, Speck, Eigelb, aber auch in Kokos- oder Palmöl. Weitere gesättigte Fettsäuren sind Laurinsäure (zu finden in Kokos- oder Palmfett), Myristinsäure (ähnliche Quellen wie Palmitinsäure) und Stearinsäure, die sich neben tierischen Quellen auch in Kakao findet.

Achtung: Kaum ein Fett enthält nur eine einzige Art von Fettsäuren, sondern es ist immer eine Mischung. Enthält ein Fett hauptsächlich gesättigte Fettsäuren, erscheint es optisch eher fest – nur das Fett selbst, nicht unbedingt das Lebensmittel. Milch ist hier ein gutes Beispiel. Milch ist in der Flasche flüssig, was allerdings am Wassergehalt liegt. Würde man das Fett aus der Milch isolieren – das Ergebnis wäre nichts anderes als Butter –, wäre es fest. Milch enthält nämlich hauptsächlich gesättigte Fettsäuren.

Was ist nun das Problem mit gesättigten Fettsäuren?

Gesättigte Fettsäuren tierischen Ursprungs erhöhen nachweislich die Konzentration der Blutfette, allen voran den Cholesterinspiegel. Dadurch werden Krankheiten wie Arterienverkalkung begünstigt, was wiederum zu Herzinfarkt oder Schlaganfall führen kann. Die gesättigten Fettsäuren sind der Grund, warum Fett im Allgemeinen – abgesehen von seinem hohen Kaloriengehalt (9 Kilokalorien pro Gramm) – jahrelang verteufelt wurde. Doch die Natur sorgt in der Regel für ein Gleichgewicht: Es gibt auch sogenannte ungesättigte Fette, die für unseren Körper alles andere als schlecht sind.

Ölsäure zum Beispiel gehört zu den einfach ungesättigten Fettsäuren. Sie hat, wie Sie in der Abbildung sehen können, eine Doppelbindung in der Mitte ihrer Kette. Dadurch wird das Öl schon flüssiger – und der Einfluss auf unseren Körper etwas positiver. Einfach ungesättigte Fettsäuren senken den LDL-Cholesterinspiegel und sind wichtig für die Zellmembranen. Ölsäure ist hauptsächlich in Oliven- oder Rapsöl enthalten und findet sich zudem in Nüssen und anderen pflanzlichen Fettquellen.

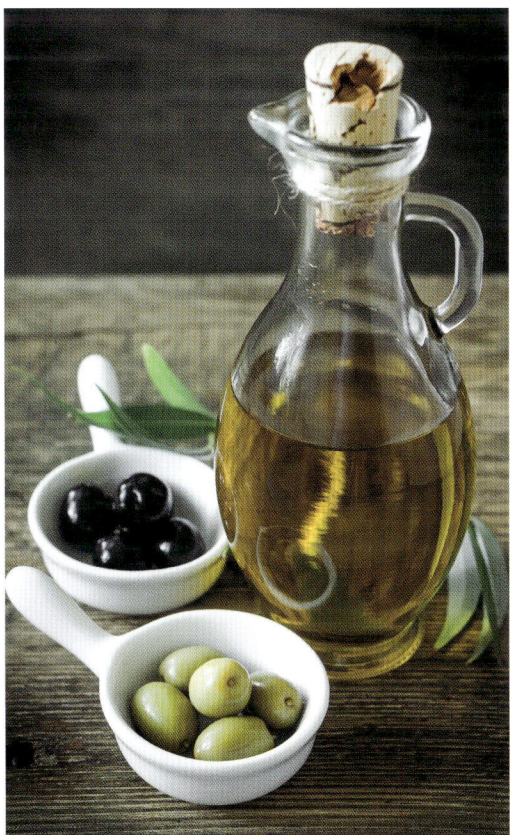

LDL-Cholesterin: LDL steht für „Low Density Lipoprotein". LDL ist demnach ein Lipoprotein mit geringer Dichte. Lipoproteine sind kleine Kugeln, korrekt ausgedrückt Mizellen, aus Fetten und Eiweißen. Lipoproteine sammeln in ihrem Kern Fette wie Cholesterin oder Triglyceride. Außen an der Hülle sind Eiweiße angelagert, wodurch die Mizelle in Wasser löslich ist und durch das Blut transportiert werden kann. LDL-Cholesterin transportiert viel Cholesterin von der Leber in die Gefäße und wird deshalb im Volksmund gern als das „schlechte Cholesterin" bezeichnet. Je höher der LDL-Spiegel im Blut, desto höher ist das Risiko einer Arteriosklerose, einer Verengung der Gefäße. Sind die Gefäße zu eng, wird der Blutfluss gestört und es kann zu einem Infarkt kommen.

HDL-Cholesterin: HDL steht für „High Density Lipoprotein". Strukturell ist es ähnlich aufgebaut wie das LDL-Cholesterin, übernimmt im Stoffwechsel allerdings die entgegengesetzten Aufgaben. HDL-Cholesterin, oft auch das „gute Cholesterin" genannt, transportiert Cholesterin aus den Gefäßen zurück in die Leber, wo es der Körper zu Gallensäuren umbauen kann. Mit der Gallenflüssigkeit, die für die Verdauung von Nahrungsfetten unverzichtbar ist, wird das Cholesterin dann letztendlich ausgeschieden.

Risiko: Ausschlaggebend für das Risiko einer Arteriosklerose ist der Quotient aus LDL und HDL. Die Europäische Atherosklerose-Gesellschaft gibt an, dass ein Quotient LDL / HDL bis 3,5 für gesunde Menschen ohne Risikofaktoren (Bluthochdruck, Diabetes, Fettstoffwechselstörung) in Ordnung ist. Ein Quotient über 5 gilt allgemein als bedenklich.

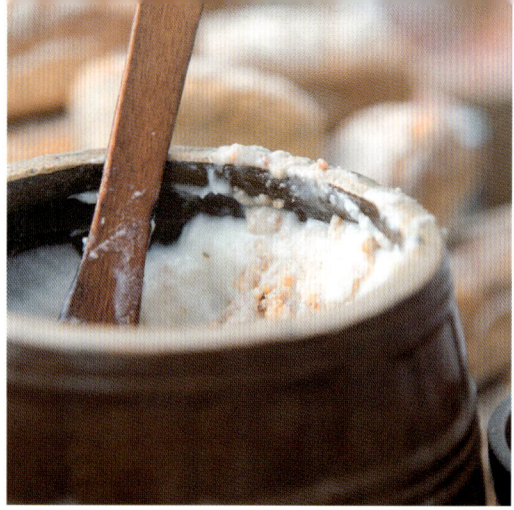

Richtig wertvoll für unseren Körper sind allerdings die mehrfach ungesättigten Fettsäuren. Dazu gehört zum Beispiel die alpha-Linolensäure aus dem Beispiel-Triglycerid. Mehrfach ungesättigte Fettsäuren weisen mindestens zwei Doppelbindungen auf und werden in Omega-6- oder Omega-3-Fettsäuren unterteilt. Begriffe, die immer wieder mit den positiven Eigenschaften von Nahrungsfetten in den Medien kursieren. Omega-6 bedeutet, dass sich die erste Doppelbindung in der Fettsäure an sechster Stelle vom Ende gezählt befindet, Omega-3-Fettsäuren haben analog die Doppelbindung an der dritten Stelle.

Gutes und schlechtes Ende der Fettsäure

Omega-6-Fettsäuren sind in unserer Nahrung meist ausreichend vorhanden. Samen, Sonnenblumenkerne sowie Sojabohnen enthalten die lebensnotwendige Fettsäure Linolsäure, die den gefährlichen LDL-Cholesterinspiegel senken kann. Außerdem gehört auch Arachidonsäure zu den Omega-6-Fettsäuren. Diese vierfach ungesättigte Fettsäure kommt ausschließlich in tierischen Lebensmitteln vor.

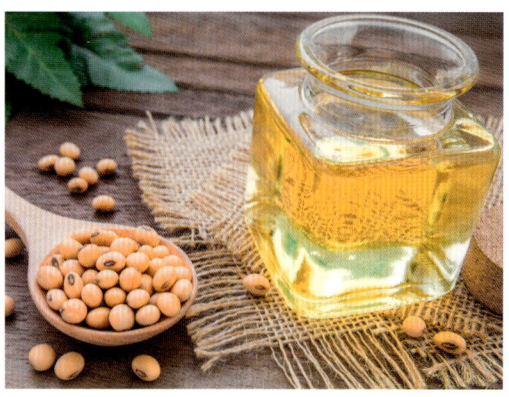

Arachidonsäuregehalt unterschiedlicher Lebensmittel (mg/100g)	
Milch und Milchprodukte	
Kuhmilch (3,5 % Fett)	4
Kuhmilch (1,5 % Fett)	2
Molke	0
Speisequark mager	0
Speisequark 20 % Fett	5
Camembert	34
Eier	
Hühnerei	70
Eigelb	297
Fette und Öle	
Schweineschmalz	1.700
Diätmargarine	0
hochwertige Öle	0
Fleisch und Fleischprodukte	
Schweineleber	870
Leberwurst	230
Schweinefleisch (Muskel)	120
Rindfleisch (Muskel)	70
Huhn	42
Kalbfleisch	62
Fisch	
Thunfisch	280

Nach: http://www.ernaehrung-fuer-gesundheit.de/Fette/AA.html

Arachidonsäure wird in die Zellmembranen eingelagert und gelangt, vor allem bei einer zucker- beziehungsweise kohlenhydratreichen Ernährung, mit der Einschleusung von Insulin in die Zellen. Innerhalb der Zelle wird Arachidonsäure verstoffwechselt, wobei Abbauprodukte entstehen, die für den Körper nur bedingt wünschenswert sind. So steht eine Ernährung, die reich an Arachidonsäure ist, im Verdacht, rheumatische Erkrankungen oder chronisch entzündliche Erkrankungen des Magen-Darm-Trakts zu begünstigen. Deshalb wird empfohlen, den Gehalt an Arachidonsäure in der Nahrung zu reduzieren, was im Endeffekt nichts anderes bedeutet, als auf fettreiche tierische Produkte zu verzichten. Rund 100 bis 150 Milligramm pro Tag sind allerdings unbedenklich. Wenn Sie versuchen möchten, häufiger auf Lebensmittel tierischen Ursprungs zu verzichten, sparen Sie bitte nicht am falschen Ende, indem Sie beispielsweise Lachs oder Hering von Ihrem Speiseplan streichen.

Diese Fische enthalten Omega-3-Fettsäuren, die als Gegenspieler der Arachidonsäure anzusehen sind. Sie können entzündliche Reaktionen im Körper reduzieren, haben einen positiven Einfluss auf den Blutdruck sowie die Blutgerinnung und helfen dadurch, gefährliche Blutgerinnsel zu vermeiden, die zu Herzinfarkt und Schlaganfall führen können. Neben fettreichem Seefisch finden sich auch in Lein- oder Rapsöl wertvolle Omega-3-Fettsäuren, nämlich die alpha-Linolensäure. Diese Fettsäure kann weder von Tieren noch vom Menschen selbst gebildet werden. Sie ist daher essenziell und muss mit der Nahrung zugeführt werden. Omega-3-Fettsäuren werden im Körper zu Eicosapentaen- (EPA) und Docosahexaensäure

(DHA) abgebaut. Omega-3- und Omega-6-Fettsäuren werden im Körper im gleichen Prozess verstoffwechselt. Je mehr von einer Fettsäure vorhanden ist, desto höher ist also die Wahrscheinlichkeit, dass diese zuerst abgebaut wird. Die

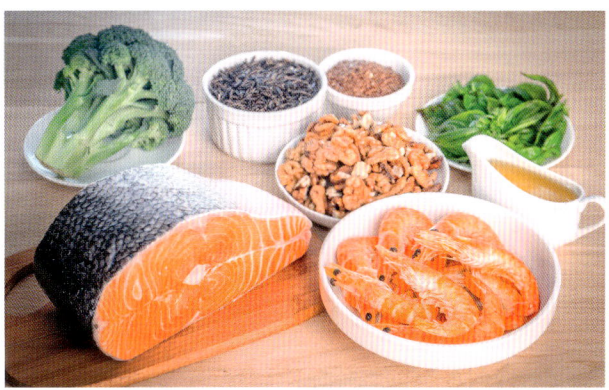

oben beschriebenen gesundheitsfördernden Aspekte sind allerdings nur auf DHA zurückzuführen. Deshalb sollte die Relation von Omega-6- zu Omega-3-Fettsäuren auf dem Teller stimmen. Die Deutsche Gesellschaft für Ernährung empfiehlt hier ein Verhältnis von 5:1.

Vorsicht vor gehärteten Fetten

Wenn ungesättigte Fettsäuren flüssig sind und diese in Pflanzenölen enthalten sind, warum ist dann rein pflanzliche Margarine fest? Eine berechtigte Frage.

Margarine wurde erstmals Mitte des 19. Jahrhunderts entwickelt. Der Franzose Hippolyte Mège-Mouriès erhielt am 15. Juli 1869 das Patent über die Herstellung von Margarine. Napoleon III. hatte die Entwicklung einer günstigen Alternative zur damals noch teuren Butter für die Versorgung der Armee und der armen Bevölkerung mit Fett in Auftrag gegeben. Der Rohstoff war damals noch Rindertalg, der mit etwas Magermilch und Wasser vermischt wurde. Ursprünglich war Margarine also gar kein pflanzliches Produkt. Der Name stammt übrigens von der Margarinsäure, die der Pariser Chemieprofessor Michel-Eugène Chevreul 1819 entdeckte. Bei Forschungen über Rinderfett hatte er Kristalle, die wie Perlen glänzten, in seinem Reagenzglas entdeckt. Chevreul nannte die Kristalle Margarinsäure – nach dem griechischen Wort „margaron" für Perle.

Heutzutage werden für die Margarineherstellung Pflanzenöle verwendet, die mit 80 bis 90 Prozent den größten Teil der Inhaltsstoffe ausmachen. Dazu kommen noch je nach Rezeptur Wasser, Emulgatoren, Stärkesirup, Farb- und Aromastoffe und meist auch Vitamine. Für einen butterähnlichen Geschmack werden oft noch Milchsäure, Joghurtkulturen oder Zitronensäure zugesetzt.

Doch wie wird das flüssige Öl nun fest und streichfähig? Dafür müssen die Doppelbindungen der ungesättigten Fettsäuren entfernt werden. Das geschieht durch den sogenannten Hydrierungsprozess, bei dem auf künstliche Weise Wasser an die Doppelbindung angelagert wird. Die Doppelbindung ist somit entfernt und es entsteht eine gesättigte Fettsäure. Auf der Verpackung der Margarine ist das durch die Bezeichnung „künstlich gehärtete Fette" kenntlich gemacht. Der Vorteil von Margarine wäre somit dahin, denn wenn Sie gesättigte Fette essen wollten, könnten Sie ja auch gleich Butter nehmen. Deshalb kam die Industrie auf die Idee, nur einen

Teil des Fettes zu härten und mit flüssigem Öl zu mischen, um den Gehalt an ungesättigten Fettsäuren in der Margarine wieder herzustellen. Leider entstehen bei diesem Prozesses auch sogenannte trans-Fette, die die gleiche ungünstige Wirkung auf den Fettstoffwechsel haben wie gesättigte Fettsäuren. Sie erhöhen den LDL-Cholesterinspiegel und begünstigen Erkrankungen der Herzkranzgefäße.

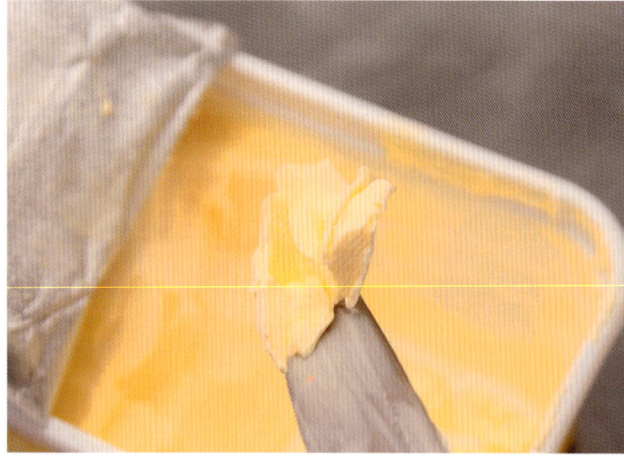

Trans-Fettsäuren finden sich heutzutage, wenn überhaupt, nur noch in billigen Fertiggerichten. Die handelsüblichen Margarinen sind in der Regel frei von diesen ungesunden Fettsäuren. Auch der Industrieprozess der Herstellung wurde stetig weiterentwickelt, sodass einige Hersteller, vor allem die von Bio-Margarine, auf den ursprünglichen Hydrierungsprozess verzichten können. Dank ausgetüftelter Wissenschaft können Pflanzenöle heutzutage auch durch physikalische Verfahren wie spezielle Kühlprozesse streichfähig gemacht werden. Somit ist Margarine mittlerweile eine gute Alternative zu Butter, vor allem auch für Veganer.

Mikronährstoffe

18 Millionen Deutsche nahmen 2010 nach Angaben des amerikanischen Marktforschungsunternehmens IMS Health regelmäßig Nahrungsergänzungsmittel. Ein riesiger Markt, der der Industrie jährlich knapp eine Milliarde Euro in die Kassen spült. Für amerikanische Maßstäbe sind diese Zahlen beinahe lächerlich. Dort kletterte der Umsatz innerhalb von 15 Jahren von sieben Milliarden Euro (1995) auf gut 14 Milliarden Euro. Und das Ende der Fahnenstange ist hier noch lange nicht erreicht.

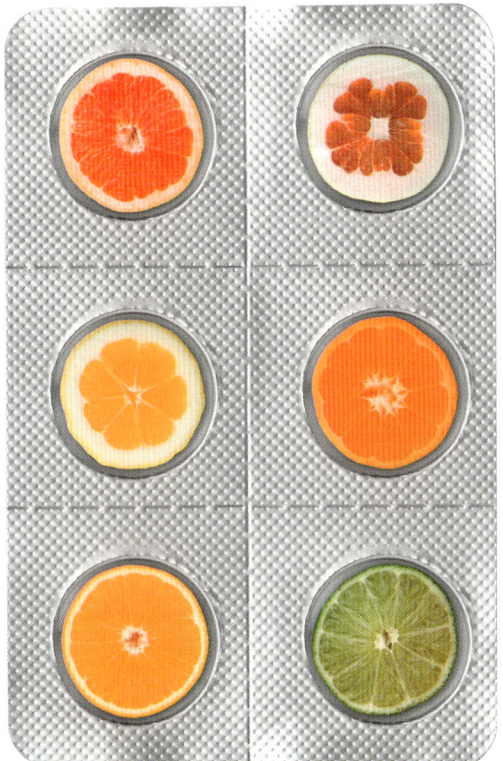

Gehören Sie vielleicht auch zu der Spezies, die im Küchenschrank ein Arsenal an Pillen, Brausetabletten und Kapseln hortet und den nächsten Drogeriemarkt „in schlechten Zeiten" locker mit Vorräten versorgen könnte? Aber mal ehrlich, wissen Sie wirklich so genau, was Sie da schlucken und welchen Zweck die Nahrungsergänzungsmittel erfüllen sollen?

Die meisten von Ihnen nehmen vermutlich Vitamine und Mengenelemente wie Magnesium oder Kalium zu sich. Vielleicht auch Zink oder Eisen? In diesem Kapitel wollen wir uns die Mikronährstoffe, die neben Kohlenhydraten, Fetten und Eiweißen in unserer täglichen Nahrung enthalten sind, einmal genauer anschauen.

Vitamine

Der Name verrät es eigentlich schon: Vita kommt aus dem Lateinischen und bedeutet „das Leben". Ohne Vitamine ist ein Leben nicht möglich. Allgemein versteht man unter Vitaminen organische Verbindungen, die dem Körper nicht als Energieträger dienen, sondern für lebenswichtige Stoffwechselfunktionen notwendig sind. Bis auf zwei Ausnahmen, Vitamin D sowie Vitamin B3, können Vitamine vom Körper nicht selbst hergestellt werden und müssen daher mit der Nahrung aufgenommen werden. Die Aufgaben der Vitamine im Stoffwechselprozess sind ebenso vielfältig wie die Vitamine selbst. Sie spielen eine Rolle in der Verstoffwechselung von Eiweißen, Kohlenhydraten und Fetten und werden für den Aufbau von Enzymen und Blutzellen benötigt. Darüber hinaus können bestimmte Vitamine unsere Zellen vor freien Radikalen schützen. Sie haben somit eine antioxidative Wirkung (siehe Seite 26ff.).

Definition und Aufgaben

Grundsätzlich lassen sich Vitamine in zwei Klassen unterteilen: in wasser- und in fettlösliche Vitamine. Zu den neun wasserlöslichen gehören Vitamin C sowie die acht Vitamine der B-Gruppe. Fettlöslich sind die Vitamine A, D, E, K (als kleine Eselsbrücke hilft hier das Merkwort EDEKA). Fettlösliche Vitamine benötigen geringe Mengen Fett, damit sie im Körper resorbiert werden und wirken können. Zwei Vitamine, D und B3, passen nicht ganz in das Schema, da sie für den Körper nur bedingt essenziell sind. Das heißt, dass diese Vitamine im Körper selbst gebildet werden können, sofern die Stoffe, aus denen sie hergestellt werden können, mit der Nahrung aufgenommen werden.

Sportler haben durch ihren schnelleren Stoffwechsel und die dadurch gesteigerte Umsatzrate einen erhöhten Bedarf an Vitaminen. Einige Studien zeigen, dass doppelte bis dreifach höhere Dosen bei intensiv Sporttreibenden sinnvoll sind. Sie müssen deshalb aber nicht unbedingt zu Nahrungsergänzungsmitteln in Form von Vitaminpräparaten greifen. Wenn Sie sich abwechslungsreich ernähren und Obst und Gemüse eine zentrale Rolle in Ihrem Speiseplan spielen, werden Sie Ihren Mehrbedarf locker über Ihre Mahlzeiten decken können. Denn je mehr Sie trainieren, desto mehr Hunger haben Sie vermutlich. Und umso mehr Vitamine nehmen Sie in der Gesamtmenge zu sich.

Kleiner Tipp für die Zubereitung: Einige Vitamine, allen voran Vitamin C, B6 und B1, gehen beim Kochvorgang zu einem bedeutenden Teil verloren. Wählen Sie daher schonende Zubereitungsarten wie den Dampfkochtopf und verzehren Sie Ihr Gemüse – sofern möglich – auch als Rohkost. Lagern Sie Ihre Vorräte bitte auch nicht unbedingt am hellsten Ort Ihrer Küche, denn neben zu großer Hitze schadet auch UV-Licht den wertvollen Inhaltsstoffen.

Auf der rechten Seite finden Sie eine Übersicht über alle Vitamine, ihre Aufgaben im Körper sowie die empfohlene Tageszufuhr für Triathleten.

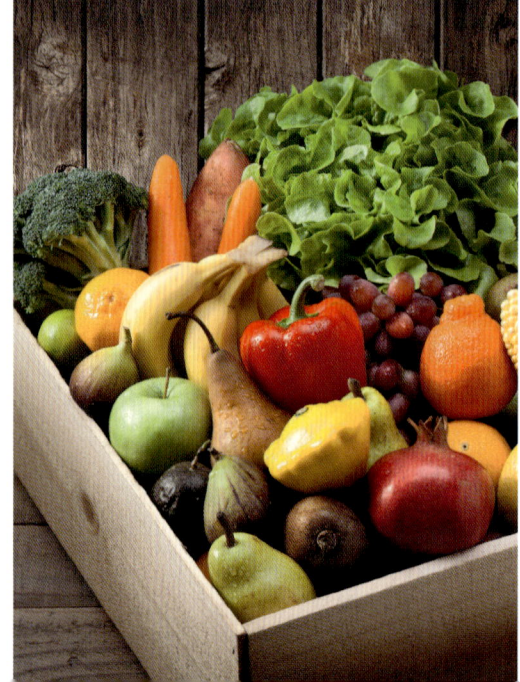

Durchschnittlicher täglicher Vitaminbedarf (♀ = Frauen, ♂ = Männer)				
Vitamin	Zufuhr-empfeh-lung	Hauptfunktion	Bedeutung	Vorkommen
Fettlösliche Vitamine				
A (Retinol)	0,8 mg ♀ 1,0 mg ♂	Schutzfunktion für Augen, Haut, Schleimhäute	antioxidative Kapazität	Leber, Thunfisch, Käse, Eigelb
Beta-Carotin (Vitamin-A-Vorstufe)	2–4 mg	Schutzfunktion für Augen, Haut, Schleimhäute	antioxidative Kapazität	Karotten, Paprika, Kürbis, Aprikosen, Spinat, Salat
D (Calciferol)	5 µg	Regulation des Kalziumhaushalts	Knochenaufbau und -erhaltung	Milchprodukte, Butter, Margarine, Fettfisch
E (Tocopherol)	12 mg ♀ 14 mg ♂	Antioxidans, Radikalfänger	reduziert belastungs-induzierte Gewebe-schäden	Pflanzliche Öle (Weizenkeime, Oliven), Nüsse, Soja, Eier
K (Phyllochinon)	60 µg ♀ 70 µg ♂	Blutgerinnung, Knochenstoffwechsel, Zellwachstum		Leber, Spinat, (Blumen-)Kohl, Bohnen, Eier
Wasserlösliche Vitamine				
B1 (Thiamin)	1,0 mg ♀ 1,2 mg ♂	Kohlenhydrat-stoffwechsel	bei hohem Kohlen-hydratkonsum	Weizenkeime, Hefe, Voll-korn, Haferflocken, Milch
B2 (Riboflavin)	1,1 mg ♀ 1,4 mg ♂	Energie- und Fettstoffwechsel	bei hoher Energie-aufnahme, viel Nüchterntraining	Milch, Käse, Leber, Eier, Vollkorngetreide, Hefe
B3 (Niacin)	12 mg ♀ 15 mg ♂	Energiestoffwechsel	bei hoher Energieaufnahme	Fleisch, Hefe, Vollkorn, Kartoffeln, Kaffee
B5 (Pantothensäure)	6 mg	(Energie-)Stoffwechsel	bei hohem Energieumsatz	Fleisch, Fisch, Eier, Getreide, Hülsenfrüchte
B6 (Pyridoxin)	1,2 mg ♀ 1,5 mg ♂	Eiweißstoffwechsel	Muskelaufbau, Muskelregeneration	Fleisch, grünes Gemüse, Milch, Fisch
B7 (Biotin)	30–60 µg	Fettstoffwechsel, Aminosäureabbau, Glukoneogenese (Glukoseproduktion)	bei hohem Energieverbrauch	Eigelb, Hefe, Nüsse, Haferflocken, Milch, Obst, Reis
B11 (Folsäure)	300 µg	Zellwachstum und -tei-lung, Gefäßgesundheit	Regeneration	grünes Blattgemüse, Weizenkeime, Käse
B12 (Cobalamin)	3 µg	Fett-, Eiweißstoffwechsel, Gefäßgesundheit, Folsäurestoffwechsel	bei hohem Energieverbrauch	nur in tierischen Lebensmitteln
C (Ascorbinsäure)	95 mg ♀ 110 mg ♂	Radikalfänger, fördert die Eisenaufnahme	„Booster" für das Immunsystem, Förde-rung der Eisenaufnahme (besonders für Sportler-innen bedeutend)	Zitrusfrüchte, Acerolakirsche, schwarze Johannisbeere, Sanddorn, Paprika, Brokkoli, Tomaten

Nach: DGE 2015

Freie Radikale und Antioxidantien

Superfood, Antioxidantien oder sekundäre Pflanzenstoffe – das sind Begriffe, mit denen Hersteller von Nahrungsergänzungsmitteln oder Sportprodukten, aber auch die Kosmetikindustrie um sich werfen. Was damit genau gemeint ist, wissen wohl die wenigsten. Auf jeden Fall sollen die Produkte laut Werbeversprechen fit machen und jung und schön halten. Ganz aus der Luft gegriffen sind die Theorien nicht. Dahinter stehen allerdings komplizierte chemische Prozesse.

Alterungsprozesse im Körper werden vielfach mit sogenannten freien Radikalen in Zusammenhang gebracht. Freie Radikale sind Bruchstücke von Molekülen, die aufgrund ihrer Struktur in

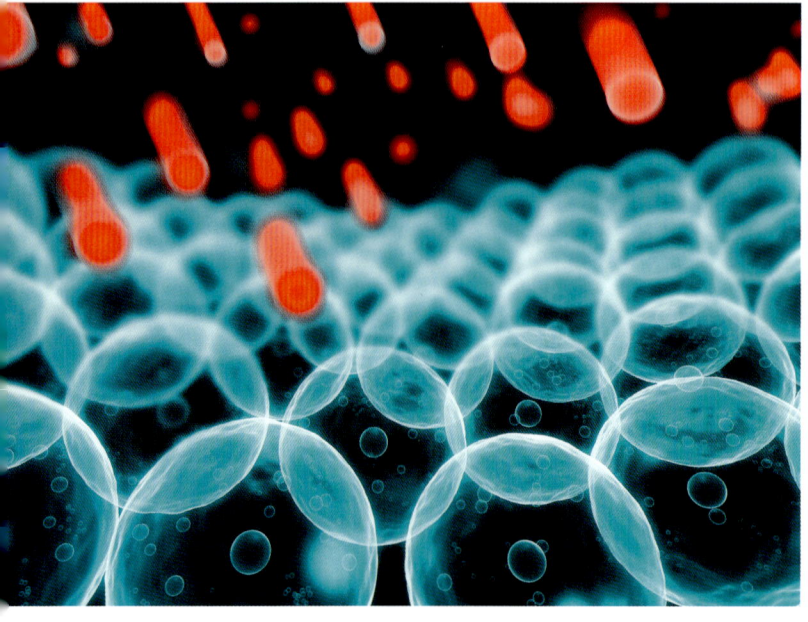

der Lage sind, eines ihrer Teilchen abzugeben. Bei dem Teilchen handelt es sich um ein Elektron. Es trägt eine elektrische Ladung, die Zellen angreifen und beschädigen kann.

Freie Radikale entstehen auf natürlichem Wege im Stoffwechselprozess und können nicht vermieden werden. Der Körper hat Mechanismen entwickelt, um damit umzugehen. Freie Radikale sind nicht nur schädlich, sondern sogar notwendig. Sie spielen beispielsweise eine wichtige Rolle für unser Immunsystem. Einige Immunzellen produzieren absichtlich freie Radikale, um Krankheitserreger abzutöten. Allerdings können durch Stress, intensive UV- und radioaktive Strahlung, Abgase, Zigarettenrauch, gewisse Medikamente oder Nahrungsmittel vermehrt freie Radikale gebildet werden. Ein Zuviel an freien Radikalen kann schwere Folgen haben: Es führt zur Zerstörung von Zellrezeptoren und schädigt unser Erbgut, was wiederum Krebs begünstigen kann. Außerdem steigt das Risiko für Bluthochdruck und Arteriosklerose.

Die Schädigung, die die freien Radikale an den Körperzellen hervorrufen können, ist chemisch ausgedrückt eine Oxidation. Stoffe, die diese Schädigung verhindern können, nennt man deshalb – Sie vermuten es wohl schon – Antioxidantien oder auch Radikalfänger. Antioxidantien neutralisieren die elektrische Ladung der freien Radikale und machen sie dadurch inaktiv.

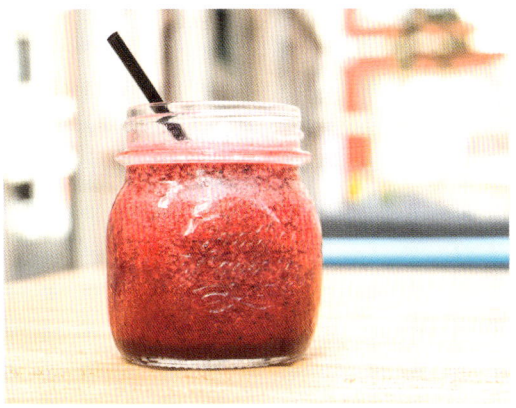

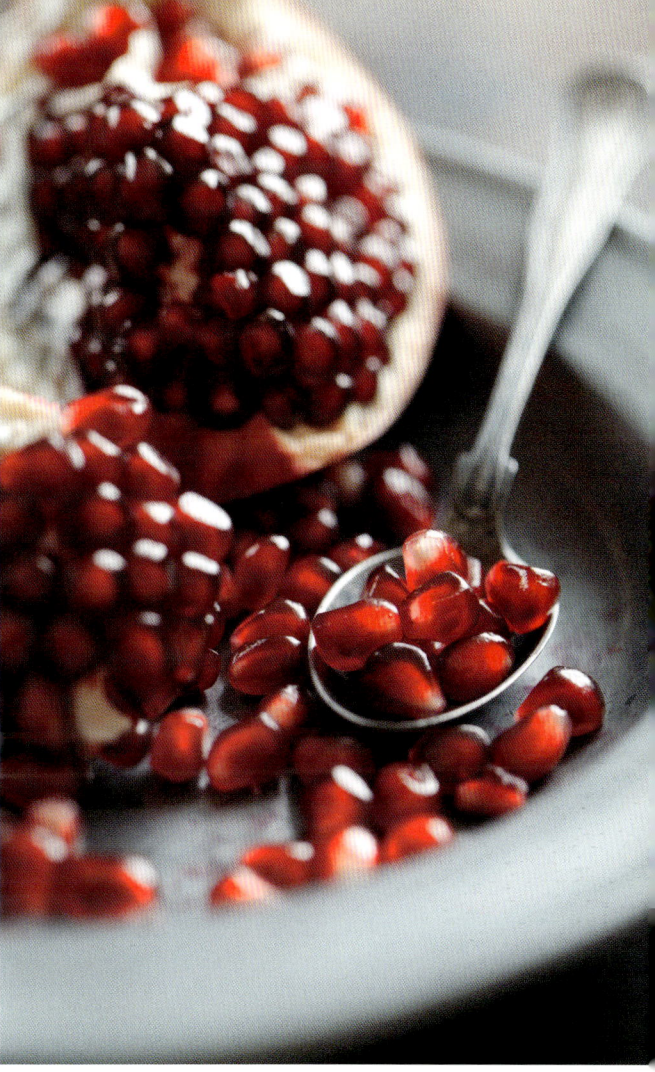

Auch unter sportlicher Belastung entstehen vermehrt freie Radikale. Zwar lernt der Körper im Laufe des Trainings, immer besser damit umzugehen – das heißt, die körpereigenen Abwehrmechanismen wie Harnsäure im Blut sowie enzymatische Schutzsysteme arbeiten effektiver –, dennoch bleibt eine erhöhte Menge an freien Radikalen im Vergleich zu Nicht-Sportlern. Deshalb sollten Sie gerade in Hochtrainingsphasen darauf achten, dass Sie genug Antioxidantien über die Nahrung aufnehmen.

Vitamin C und E sowie die Vorstufen des Vitamin A haben beispielsweise die Fähigkeit, freie Radikale unschädlich zu machen. Ebenso Stoffe, die man allgemein unter dem Begriff sekundäre Pflanzenstoffe zusammenfasst.

Sekundäre Pflanzenstoffe: Die bunten Fitmacher

Sekundäre Pflanzenstoffe, oft auch als bioaktive Pflanzenstoffe oder Phytochemikalien bezeichnet, werden von Pflanzen gebildet, um sich selbst vor Pilzbefall, Insekten oder auch UV-Strahlung zu schützen. Außerdem wirken Farbstoffe, die die Pflanze bildet, ebenfalls antioxidativ. Und das nicht nur für die Pflanze selbst, sondern auch für uns, wenn wir sie verzehren. Das heißt: Je intensiver ein Obst oder Gemüse gefärbt ist, desto mehr gesundheitsfördernde Stoffe sind für unseren Körper darin enthalten. In der Tabelle auf der folgenden Seite finden Sie eine Übersicht über die wichtigsten sekundären Pflanzenstoffe, in welchen Lebensmitteln sie enthalten sind und welche Funktion sie für den Körper haben.

Sekundärer Pflanzenstoff	Enthalten in	Gesundheitseffekte
Flavonoide	Äpfeln, Birnen, Trauben, Kirschen, Pflaumen, Beerenobst, Zwiebeln, Grünkohl, Auberginen, Soja, schwarzem und grünem Tee u. v. m.	■ senken das Risiko für bestimmte Krebserkrankungen ■ senken das Risiko für Herz-Kreislauf-Krankheiten ■ antioxidativ ■ antithrombotisch ■ blutdrucksenkend ■ entzündungshemmend ■ stärken das Immunsystem ■ antibiotisch ■ neurologische Wirkungen (positiver Einfluss auf kognitive Fähigkeiten)
Phenolsäuren	Kaffee, Tee, Vollkornprodukten, Weißwein, Nüssen	■ senken das Risiko für bestimmte Krebserkrankungen ■ antioxidativ
Carotinoide	Karotten, Tomaten, Paprika, grünem Gemüse (Spinat, Grünkohl), Grapefruit, Aprikosen, Melonen, Kürbis	■ senken das Risiko für bestimmte Krebserkrankungen ■ senken das Risiko für Herz-Kreislauf-Krankheiten ■ antioxidativ ■ stärken das Immunsystem ■ senken das Risiko für altersbedingte Augenerkrankungen ■ entzündungshemmend
Phytoöstrogene	Getreide und Hülsenfrüchten (z. B. Sojabohnen), Leinsamen	■ senken das Risiko für bestimmte Krebserkrankungen ■ antioxidativ ■ stärken das Immunsystem ■ protektive Wirkung auf Knochenstoffwechsel
Glucosinolate	allen Kohlarten, Rettich, Radieschen, Kresse, Senf	■ senken das Risiko für bestimmte Krebserkrankungen ■ stärken das Immunsystem ■ antibiotisch ■ antioxidativ
Sulfide	Zwiebeln, Lauch, Knoblauch, Schnittlauch	■ senken das Risiko für bestimmte Krebserkrankungen ■ antibiotisch ■ antioxidativ ■ antithrombotisch ■ blutdrucksenkend, senken das Risiko für Herz-Kreislauf-Krankheiten ■ cholesterolsenkend
Monoterpene	Minze, Zitronen, Kümmel	■ cholesterolsenkend ■ antikanzerogen (senken das Krebsrisiko im Tierversuch)
Saponine	Hülsenfrüchten, Soja, Spargel, Hafer, Lakritze	■ antikanzerogen (senken das Risiko für bestimme Krebserkrankungen im Tierversuch) ■ antibiotisch (antifungal)
Phytosterine	Nüssen und Pflanzensamen (Sonnenblumenkernen, Sesam, Soja), Hülsenfrüchten	■ cholesterolsenkend

Nach: DGE 2004; DGE 2008

Mineralstoffe

Haben Sie sich schon einmal die Zutatenliste eines handelsüblichen Sportdrinks etwas genauer angesehen? Sie werden festgestellt haben, dass diese ziemlich lang ist. Auf den ersten Blick würde man wahrscheinlich vermuten, dass neben Wasser und vielleicht ein paar Aromastoffen für einen leckeren Geschmack hauptsächlich Zucker enthalten ist. Schließlich soll der Drink nicht nur die über den Schweiß verlorene Flüssigkeit zurückgeben, sondern auch Energie für das weitere Training oder das Rennen liefern. Weit gefehlt! Mittlerweile gibt es wohl kaum ein als Sportdrink ausgewiesenes Getränk, das nicht auch noch Natrium, Magnesium, Kalzium und vielleicht noch diverse Vitaminzusätze enthält. Über den Sinn der Vitamine in solchen Getränken kann man durchaus streiten. Sie spielen in der Alltagsernährung zweifelsfrei eine wichtige Rolle. Aber wegen eines akuten Vitaminmangels musste bis heute noch niemand – selbst auf der Langdistanz – sein Rennen beenden. Bevor Sie durch sportliche Belastung die Auswirkungen eines fehlenden Vitamins spüren, sind die Zelte der Rennmesse schon längst wieder in der nächsten Stadt aufgebaut. Ganz anders sieht es jedoch bei der nächsten Nährstoffgruppe, den sogenannten Mineralstoffen, aus. Diese sind für Sportler im Alltag, Training sowie im Rennen elementar.

Die Gruppe der Mineralstoffe umfasst die Mengenelemente (z. B. Natrium, Kalium, Kalzium, Magnesium) sowie die Spurenelemente (Eisen, Zink, Selen, Jod), von denen Letztere im Körper in keiner höheren Konzentration als 50 Milli-gramm pro Kilogramm Körpergewicht vorliegen, also nur in Spuren vorhanden sind. Mineralstoffe dienen dem Körper genau wie Vitamine nicht als Energiequelle, sondern sind für den Erhalt zahlreicher Körperfunktionen unverzichtbar. Sie übernehmen eine Vielzahl von Aufgaben im Stoffwechsel. Dabei werden sie allerdings nicht verbraucht, sondern vom Körper in ihrer ursprünglichen Form ausgeschieden, und zwar primär über Urin und Schweiß. Somit ist ganz klar, dass

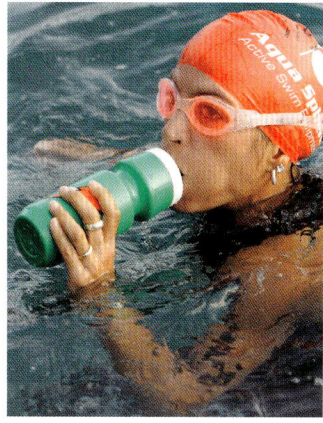

Sie als Sportler ein besonderes Augenmerk auf Ihren Mineralstoffhaushalt legen sollten. Denn je mehr Sie schwitzen, desto mehr Mineralstoffe scheiden Sie aus und können dem Körper, sofern sie nicht ausreichend ersetzt werden, nicht mehr für die benötigten Stoffwechselprozesse zur Verfügung stehen.

Die Aufgaben der Mineralstoffe

- Steuerung von Stoffwechselvorgängen als Enzymbestandteile
- Beteiligung am Puffersystem gegenüber Säuren und Basen
- Flüssigkeitshaushalt
- Beteiligung an Reizbildung, Reizantwort und Muskelkontraktion
- Aufbau von Knochensubstanz
- Beteiligung an der Blutgerinnung

Mengenelemente

Zu den Mengenelementen gehören Natrium, Kalium, Kalzium und Magnesium sowie Schwefel, Phosphor und Chlor. Wenn man diese Mineralstoffe in Wasser löst, sind sie alle elektrisch geladen, weshalb man sie unter dem Begriff Elektrolyte zusammenfasst.

Natrium

Eine kleine Anekdote: Vor längerer Zeit war ich als Zuschauerin beim Triathlon in Abu Dhabi. Es war damals eine meiner ersten Triathlonveranstaltungen – und die erste in unmenschlicher Hitze. Unmenschlich zumindest für die Athleten und Zuschauer, die aus dem europäischen Winter im März in den Wüstenstaat gereist waren. Ich stand an der Ziellinie, wo die Athleten schweißüberströmt und am Ende ihrer Kräfte ankamen. Direkt vor mir stand eine Frau, die bereits voller Stolz ihre Medaille um den Hals trug. Sie steckte noch in ihrem Triathloneinteiler, der ursprünglich mal schwarz gewesen sein musste. Jetzt jedoch war er mehr grau als schwarz, mit einer deutlichen Tendenz zu weiß. Ihre Hose sah geradezu verkrustet aus. Wenig später wurde mir bei einem sehr schweißtreibenden Indoor-Cycling-Marathon der Zusammenhang klar. Auch meine dunkelblauen Shorts hatten plötzlich weiße Ränder. Da wusste ich, dass diese Krusten nichts anderes sind als Salz – oder Natriumchlorid.

Natriumchlorid entspricht unserem handelsüblichen Kochsalz. Reines Natrium ist wachsweich, silbrig glänzend und überaus reaktiv. In Verbindung mit Chlorid ist es deutlich stabiler. Rund 105 bis 110 Gramm Kochsalz findet sich im Körper eines 80 Kilogramm schweren Menschen. Dort ist es für den Wasserhaushalt, die Aufrechterhaltung des osmotischen Drucks in der Zelle, die Weiterleitung von Nerven- und Muskelimpulsen sowie zur Enzymaktivierung verantwortlich.

Osmotischer Druck

Zellmembranen sind semipermeabel, das bedeutet gewisse Teilchen können durch die Zellmembran hindurchtreten und andere nicht. Natriumchlorid liegt in der Zellflüssigkeit und im Blut als Natrium und Chlorid vor. Natrium ist positiv geladen, Chlorid negativ. Durch eine gleichmäßige Verteilung der Ladungen innerhalb und außerhalb der Zelle wird verhindert, dass Wasser aus dem Blut in das umliegende Gewebe gedrückt wird. Ohne Natriumchlorid käme es, ganz einfach ausgedrückt, zu Ödemen und verdicktem Blut.

Für den Körper ist eine gleichmäßige Natriumkonzentration im Blut sehr wichtig, weshalb er mit aufwendigen Hormonmechanismen Schwankungen im Natriumhaushalt reguliert. Grundsätzlich wird die Natriumkonzentration im Blut über den Wasserhaushalt und die Nieren kontrolliert. Ist die Konzentration zu hoch – was meistens weniger durch eine zu hohe Kochsalzzufuhr als durch eine akut erhöhte Wasserausscheidung wie zum Beispiel bei Erbrechen geschieht – kommt es zu Schwächegefühlen, Müdigkeit, aber auch zu Krampfanfällen.

In naturbelassenen Lebensmitteln ist kaum Natriumchlorid enthalten. Fleisch sowie Gemüse

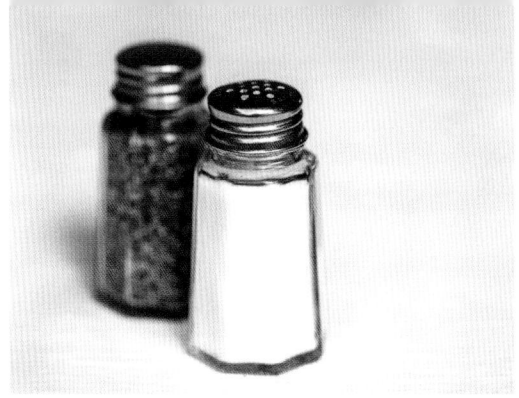

bringen es auf maximal 100 Milligramm Kochsalz pro 100 Gramm Lebensmittel. Erst durch die industrielle Verarbeitung sowie „händisches Nachsalzen" der Speisen steigt der Natriumgehalt sprunghaft. Der Bedarf für nicht sportlich aktive Menschen liegt laut der Deutschen Gesellschaft für Ernährung bei rund 6.000 Milligramm pro Tag. Pro Stunde moderatem Training können Sie mit einem Salzverlust von 1.500 Milligramm kalkulieren. Je nachdem wie viel Sie trainieren und wie stark Sie dabei schwitzen (ein Liter Schweiß enthält rund 2.600 Milligram Salz), kann Ihr Salzbedarf schnell ansteigen. Und das sollten Sie auch unbedingt berücksichtigen, um keine Hyponatriämie, einen Natriummangel, zu entwickeln. Dieser äußert sich durch Kopfschmerzen, Übelkeit und Krämpfe. Aber: Je trainierter ein Sportler ist, desto weniger Natrium scheidet er mit dem Schweiß aus. Für Nicht-Sportler sind 1.500 Milligramm Natriumchlorid pro Tag das absolute Minimum. Die sind jedoch sehr schnell erreicht, in Deutschland liegt die durchschnittliche Tageszufuhr bei 7.500 Milligramm pro Tag. Besonders „gute" Natriumquellen sind Käse oder Salami, aber auch gekochter Schinken oder Fisch aus der Dose. Rund 50 Gramm dieser Lebensmittel liefern durchschnittlich 1.000 Milligramm Natriumchlorid. Auch Backwaren sind heutzutage stark gesalzen und kommen auf einen ähnlichen Wert.

Kalium

Nachdem Sie dieses Kapitel gelesen haben, machen Sie bei der nächsten längeren Radausfahrt mit ihren Vereinskollegen oder beim gemeinsamen Schwimmtraining doch mal eine kleine Umfrage: Warum genau brauchen wir als Triathleten Kalium? Ich könnte mir vorstellen, dass Sie in das eine oder andere ratlose Gesicht blicken werden. Denn meiner Erfahrung nach ist Kalium das am meisten verkannte Elektrolyt.

Die Hauptfunktion von Kalium ist die Regulation des Wasserhaushalts, insbesondere die Aufrechterhaltung des osmotischen Drucks in der Zelle. Zusätzlich ist Kalium an der Aktivierung von Enzymen beteiligt, die bei der Bildung von Glykogen sowie beim Aufbau von Eiweißen eine wichtige Rolle übernehmen. Insbesondere wirkt Kalium auf die Herzmuskeltätigkeit, ist für die Erregbarkeit von Muskel- und Nervenzellen verantwortlich und wird für die Blutdruckregulation benötigt.

Kalium wird unter Belastung über den Schweiß in einer ähnlichen Konzentration ausgeschieden, wie es im Blut enthalten ist, und zwar unabhängig davon, wie trainiert der Mensch ist. Das bedeutet für Sie, die regelmäßig den Schweiß in Strömen fließen lassen, ein erhöhtes Risiko, einen Kaliummangel zu erleiden. Dieser äußert sich durch Muskelschwäche, Krämpfe, Müdigkeit bis hin zu Herzrhythmusstörungen. Neben übermäßigem Schwitzen und unzureichender Ernährung können auch langanhaltendes Erbrechen und Durchfall sowie stark salzhaltige Kost zu einem Kaliummangel führen. Denn der Kaliumgehalt im Körper hängt eng mit dem Natriumgehalt zusammen. Je salzhaltiger die Speisen sind, desto mehr Kalium scheidet der Körper aus. Zusätzlich wird Kalium im Körper an Glykogen gebunden. Je größer Ihre Glykogenspeicher in Muskulatur und Leber sind, desto mehr Kalium wird dort festgehalten und steht dem Körper nicht mehr für seine Aufgaben zur Verfügung. Bei 400 bis 750 Gramm Glykogen entspricht dies 8.000 bis 15.000 Milligramm Kalium. Bei einem täglichen Kaliumbedarf für Triathleten (fünf bis acht Stunden moderate Belastung pro Woche) von rund 4.000 bis 5.000 Milligramm, je nach Trainings- und damit Schweißintensität, ist dies eine ordentliche Menge. Versorgen Sie Ihren Körper daher ausreichend mit kaliumhaltigen Lebensmitteln wie Bananen, Aprikosen, Hülsenfrüchten, Spinat, Brokkoli, Karotten, Kartoffeln und Nüssen. Achten Sie darauf, das Gemüse nur zu dünsten oder sofern möglich sogar in rohem Zustand zu verzehren. Kalium ist wasserlöslich und geht somit in das Kochwasser über. Wird es nicht verwendet, schütten Sie den wertvollen Mineralstoff also in den Abfluss.

Kalzium

Kalzium macht starke Knochen und ist gut für die Zähne. Das lernt jedes Kind spätestens im Kindergarten und soll die Kleinen dazu animieren, brav ihr tägliches Glas Milch zu trinken. Doch auch als Erwachsener empfiehlt es sich, seine Haferflocken oder Cornflakes mit einer „extra Portion Milch" zu versehen oder statt eines starken Espressos mal einen Latte Macchiato zu genießen.

Kalzium spielt eine wichtige Rolle beim Aufbau von Knochen und Zähnen sowie bei der Kno-

chenstabilität. Zwischen dem 25. und 35. Lebensjahr hat der Knochen die höchste Dichte erreicht, die dann im Laufe des weiteren Lebens stetig abnimmt. Neben der Skelettstabilität ist Kalzium noch an vielen weiteren Vorgängen im Körper beteiligt. Es spielt eine Rolle bei der Muskelkontraktion und ist für die Reizübertragung im Herzen sowie den Muskelzellen relevant. Steht dem Körper nicht genug Kalzium zur Verfügung, um die Aufgaben in den Herz- und Muskelzellen zu erfüllen, bedient er sich an seinem internen Speicher – und das sind die Knochen. Bei einem lang anhaltenden Kalziummangel beginnt der Körper frühzeitig mit dem Abbau der Knochensubstanz, was das Risiko für Osteoporose erhöht. Und ist es erst einmal so weit gekommen, lässt sich der Knochen nur mehr schlecht durch die Aufnahme von Kalzium remineralisieren.

Ebenso wie Natrium und Kalium wird auch Kalzium über den Schweiß ausgeschieden, weshalb Sportler, die wenig Milchprodukte beziehungsweise Kalzium zu sich nehmen, ein höheres Risiko haben, Osteoporose zu entwickeln – auch wenn Bewegung grundsätzlich die Knochendichte erhöht.

Neben Milchprodukten (Quark, Joghurt, Käse) sind auch einige Gemüsesorten wie Brokkoli oder Fenchel sowie Nüsse wertvolle Kalziumlieferanten. Die tägliche Zufuhrempfehlung von Kalzium liegt bei 1.000 Milligramm, für Sportler bei bis zu 2.000 Milligramm. Diese Menge steckt in 100 beziehungsweise 200 Gramm Käse, in 850 Milliliter beziehungsweise 1,5 Liter Milch sowie in der ähnlichen Menge Joghurt. Von Brokkoli oder Fenchel müssten täglich 880 Gramm für Nicht-Sportler oder bis zu 1,5 Kilogramm für Sportler verzehrt werden. Diese Mengen klingen unfassbar hoch. Und tatsächlich – die Kalziumversorgung ist in Deutschland gravierend schlecht. Über alle Altersstufen betrachtet liegt die Aufnahme bei rund 650 bis 900 Milligramm pro Tag. Wenn Ihnen bewusst ist, dass Sie wenig Milchprodukte verzehren, weil Sie sich beispielsweise vegan ernähren, würde ich Ihnen tatsächlich empfehlen, über ein Nahrungsergänzungsmittel nachzudenken.

Magnesium

Magnesium – die Wunderwaffe gegen Krämpfe. Tatsächlich spielt dieser Mineralstoff eine wichtige Rolle, wenn es darum geht, die schmerzhaften Muskelkontraktionen zu verhindern. Er ist allerdings nicht allein dafür verantwortlich. Aber diesen Punkt werden wir uns ab Seite 187 noch mal genauer ansehen.

Grundsätzlich ist Magnesium wichtig für die Erregbarkeit von Muskel- und Nervenzellen, ist Bestandteil von Knochen und Zähnen und aktiviert Enzyme, die für den Kohlenhydrat- und Eiweißstoffwechsel von Bedeutung sind. Problematisch ist allerdings, dass Magnesium nur in sehr wenigen Lebensmitteln in hohen Mengen enthalten ist. Weizenkleie, Weizenkeime und Sonnenblumenkerne sind Beispiele dafür – allerdings spielen diese Produkte in der normalen Ernährung (in der Menge betrachtet) meistens keine große Rolle. Den für Sportler empfohlenen Tagesbedarf von 500 bis 600 Milligramm zu decken, kann also eine ziemliche Herausforderung werden. Dafür müssten Sie schon 1.500 Gramm Fleisch oder Gemüse, 700 Gramm Spinat oder 350 Gramm Haferflocken essen – und zwar jeden Tag. Ordent-

liche Portionen, die an einem anstrengenden Trainings- und Arbeitstag auch erst einmal verdaut werden wollen. Eine gute Möglichkeit ist, das Etikett Ihres Mineralwassers genau unter die Lupe zu nehmen. Einige Produkte enthalten bis zu 125 Milligramm Magnesium pro Liter und sind daher besonders gut für Sportler geeignet. Im Internet finden Sie zahlreiche Auflistungen vieler Mineralwässer sowie deren Mineralstoffgehalt. Hier können Sie auf einen Blick sehen, welche Mineralwässer besonders reich an Mineralstoffen sind und müssen nicht im Getränkemarkt jedes einzelne Etikett studieren.

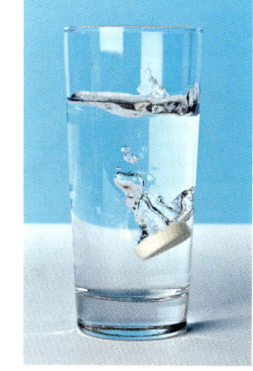

Auch wenn natürliche Lebensmittel immer oberste Priorität haben sollten: Die Magnesiumspeicher über Nahrungsergänzungsmittel aufzufüllen, ist durchaus legitim und ist gerade für krampfanfällige Sportler wirklich sinnvoll. Achten Sie hierbei auf ein hochwertiges Präparat, das auf Magnesiumcitrat oder -aspartat (leider meist nur in der Apotheke erhältlich) basiert. Werfen Sie hierfür unbedingt einen Blick auf die Liste der Inhaltsstoffe. Günstige Präparate enthalten nämlich meist Magnesiumcarbonat. Diese chemische Verbindung ist für den Körper weniger gut verfügbar als Magnesiumcitrat oder -aspartat. Mit der Einnahme sollten Sie es allerdings auch nicht übertreiben. Magnesium kann zum einen in hohen Dosen abführend wirken, zum anderen kann ein Zuviel auch genau das Gegenteil bewirken. Ihre Muskulatur wird weich und müde – und das Sprint- oder Intervalltraining wird zu einer zähen Angelegenheit.

Spurenelemente

Eisen

Chronische Müdigkeit ist für die meisten Triathleten kein Fremdwort. Logisch, sie stehen oft schon zu nachtschlafender Zeit auf, um ihre Bahnen im Schwimmbad zu ziehen oder in Laufschuhen unterwegs zu sein. Für viele ist dies die einzige Möglichkeit, um das hohe Trainingspensum neben Job und Familie überhaupt zu schaffen. Dass dann spätestens am Nachmittag ein kleines „Energietief" um die Ecke biegt, verwundert nicht. Wer sich allerdings auch in ruhigeren Trainingsphasen oder in der Off-Season wie erschlagen fühlt und auffallend schnell friert, sollte vielleicht einmal seinen Hausarzt aufsuchen und seinen Eisenstatus überprüfen lassen.

Eisen ist der zentrale Baustoff des Hämoglobins, welches in den roten Blutkörperchen Sauerstoff bindet. Wenn das Blut im regulären Blutkreislauf durch die Lunge gepumpt wird, wird das Hämoglobin mit Sauerstoff beladen und kann diesen durch die Blutbahn zu den Körperzellen transportieren. Fehlt dem Körper Eisen, kann weniger Hämoglobin gebildet werden. Somit sinkt auch die Sauerstoffkapazität des Blutes und uns geht schneller die Puste aus.

Die Effekte von Sauerstoffmangel hat sicher jeder schon einmal miterlebt. Denken Sie einfach an Ihr letztes langwieriges Büromeeting. Mit vielen Menschen für lange Zeit in einem kleinen Raum – da wird schnell die frische Luft knapp und die Konzentration und Leistungsfähigkeit geht umgehend in die Knie. Dabei arbeitet hier meist nur der Kopf. Müssten Sie im Konferenzraum auch noch Rad fahren, wären die Auswirkungen um ein Vielfaches größer.

Eine gute Sauerstoffversorgung des Körpers ist für die Ausdauerleistung von elementarer Bedeutung. Eisenmangel tritt häufig bei leichtgewichtigen Athletinnen auf, aber auch Männer sind davor nicht geschützt, denn Eisen wird wie die anderen Mineralstoffe über den Schweiß ausgeschieden. Zwischen 1,0 und 1,6 Milligramm Eisen kann man pro Liter Schweiß verlieren. Wer zudem noch auf Fleisch – ein besonders guter Eisenlieferant – verzichtet, kann leicht in einen Mangel geraten. Stopp, Fleisch ein guter Eisenspender? Sie dachten sicherlich zuerst an Spinat, oder? Ja, dank Popeye, dem wohl bekanntesten Testimonial für das grüne Blattgemüse, sind Sie mit dieser Annahme in guter Gesellschaft. Den Mythos vom eisenreichen Spinat haben wir dem Physiologen Gustav von Bungen zu verdanken. Er experimentierte bereits 1890 mit Spinat und ermittelte, dass das Gemüse rund 35 Milligramm Eisen pro 100 Gramm Lebensmittel enthalte. Bei einem von der Deutschen Gesellschaft für Ernährung empfohlenen Tagesbedarf von 10 bis 15 Milligramm wären wir mit zwei bis drei Gabeln täglich bestens versorgt. Wie sich aber erst später herausstellte, hatte von Bungen keinen frischen, sondern getrockneten Spinat für seine Versuche verwendet. Bei einem Wassergehalt von fast 93 Prozent spielt die tatsächlich benötigte Verzehrsmenge also in einer ganz anderen Liga.

Die Verluste über den Schweiß sind nur ein Punkt, warum Triathleten besonders auf ihre Eisenversorgung achten sollten. Ausdauertrainierte Personen haben generell ein größeres Blutvolumen als nicht-aktive Menschen, das heißt Triathleten haben mehr Hämoglobin und benötigen dadurch auch mehr Eisen. Darüber hinaus werden die roten Blutkörperchen in einem höheren Maße abgebaut – sie werden quasi durch ständiges Training stärker beansprucht und sind daher schneller überaltert. Der Körper trainierter Menschen ist also intensiver damit beschäftigt, neue Blutkörperchen zu bilden, wofür Eisen elementar ist.

Besonders Frauen laufen Gefahr, in einen Eisenmangel zu rutschen. Neben den eben erwähnten Punkten liegt dies unter anderem auch am weiblichen Zyklus. Während der Monatsblutung können Frauen bis zu 20 Milligramm Eisen verlieren.

Der Bedarf bei Triathleten liegt demnach bei 15 bis 20, bei Triathletinnen sogar bis zu 30 Milligramm pro Tag. Ein besonderes Augenmerk auf ihre Eisenzufuhr sollten auch die Vegetarier und Veganer unter Ihnen haben, da Eisen in seiner am besten verwertbaren Form und in der höchsten Menge in Fleisch vorkommt. Besonders in harten Trainingsphasen ist für Sie daher eine externe Eisenzufuhr über Tabletten empfehlenswert. Aber Vorsicht: Bitte nehmen Sie keine Eisentabletten in Eigenregie, sprich ohne dass Ihr Arzt Ihren Eisenstatus überprüft hat. Zum einen kann Ihre Abgeschlagenheit völlig andere Ursachen haben, zum anderen können Eisentabletten unangenehme Nebenwirkungen hervorrufen. Magenbeschwerden oder Resorptionsstörungen anderer Spurenelemente wie Zink sind keine Seltenheit.

Und noch ein kleiner Tipp: Trinken Sie zu Ihrer eisenhaltigen Mahlzeit (Hülsenfrüchte, Fenchel, Nüsse, Weizenkeime) ein Glas Orangensaft oder geben Sie einen Spritzer Zitronensaft in Ihr Mineralwasser. Vitamin C unterstützt die Aufnahme von Eisen im Darm.

Zink

Manchmal ist es wirklich zum Haare-Raufen: Sie kommen gerade aus dem Trainingslager, haben ein bis zwei Wochen an nichts anderes gedacht als an Schwimmen, Radfahren, Laufen, Essen und Schlafen. Dazu gab es tolle Trainingspartner und strahlenden Sonnenschein. Ihre Formkurve ging steil nach oben, aber mit Ihrer Gesundheit geht es wenige Tage nach Beenden des letzten Trainingsblocks steil bergab. Der Hals kratzt, der Kopf schmerzt und statt der Beine läuft Ihre Nase. Ausgerechnet jetzt, wo Sie sich motivierter denn je an Ihrem neuen Leistungsniveau erfreuen wollten.

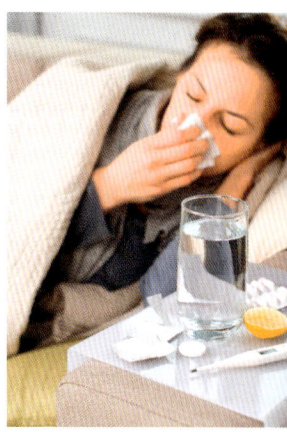

Kommt Ihnen all das bekannt vor? Seien Sie sich sicher – Sie sind in bester Gesellschaft. Erkältungen und Infekte nach einem Trainingslager sind keine Seltenheit. Sie haben Ihren Körper an seine Grenzen (und darüber hinaus) getrieben – eine Belastung, mit der er erst einmal lernen muss umzugehen. Auch wenn es nicht offensichtlich erscheint, aber das intensive Training hat nicht nur Auswirkungen auf die Muskulatur, Bänder, Sehnen sowie das Herz-Kreislauf-System. Auch das Immunsystem muss ordentlich arbeiten. Nach intensiver sportlicher Belastung ist unser Immunsystem für rund 72 Stunden geschwächt – auch Open-Window-Effekt genannt. Der Grund dafür: Unmittelbar nach hoher Belastung nimmt der Anteil der für die Immunabwehr so wichtigen weißen Blutkörperchen (Leukozyten) zwar erst einmal zu, fällt aber wenige Stunden danach besonders stark ab. Die Folge ist eine erhöhte Erkältungsanfälligkeit über mehrere Tage, Viren und Bakterien haben leichtes Spiel. Und hier kommt das Spurenelement Zink ins Spiel.

Zink spielt eine zentrale Rolle im Immunsystem und greift an vielen unterschiedlichen Punkten an. Die unspezifische Immunabwehr benötigt Zink für die Entwicklung und Funktion der natürlichen Fresszellen, es aktiviert die T-Lymphozyten und ist an der Bildung von B-Lymphozyten sowie der Antikörper beteiligt. Zudem wirkt Zink als Antioxidans und kann Zellmembranen stabilisieren. Das vorzeitige Absterben wichtiger Immunzellen kann dadurch verhindert werden.

Neben den Auswirkungen auf die Immunabwehr macht sich ein Zinkmangel auch durch Appetitlosigkeit sowie durch eine schlechtere Wundheilung bemerkbar. Bis zu 50 enzymatische Reaktionen sind mittlerweile bekannt, die von einer guten Zinkversorgung abhängig sind.

Die Zufuhrempfehlung für Zink der Deutschen Gesellschaft für Ernährung liegt bei 7 bis 10 Milligramm pro Tag. Sportler können jedoch über den Schweiß sowie über den Urin bis zu 3,5 Milligramm pro Tag verlieren. Vor allem um Leistungseinbußen und Trainingsausfälle durch schwelende Infekte zu vermeiden sind 20 bis

Das Immunsystem

Das körpereigene Abwehrsystem zum Schutz vor Erkrankungen ist ein komplexes Netzwerk aus verschiedenen Organen, Zelltypen und Molekülen. Es ist im Körper für drei Hauptaufgaben zuständig: für die Erkennung von Eindringlingen, deren effektive Bekämpfung sowie das Anlegen eines Gedächtnisses, falls Eindringlinge wiederkehren.

Zusätzlich schützt sich unser Körper durch anatomische Barrieren wie Haut, Schleimhäute oder Nasenhaare vor Krankheitserregern. Schafft es ein Virus (oder Bakterium), diese Hürde zu überwinden, beginnt im Körper die natürliche oder unspezifische Abwehr. Diese Aufgabe erledigen Fresszellen, die ohne Rücksicht auf Verluste körperfremde Stoffe gierig auffuttern. Die Anzahl der Fresszellen ist jedoch begrenzt, sodass der Körper bei einem intensiveren Angriff auf „Alarmstufe 2" schaltet und die spezifische Abwehr aktiviert. „Hauptkrieger" sind in diesem Fall die weißen Blutkörperchen, auch Leukozyten genannt, die sich wiederum in zwei Untergruppen unterteilen lassen:. die B-Lymphozyten aus dem Knochenmark sowie die T-Lymphozyten aus dem Thymus – einem zweilappigen Organ oberhalb des Herzens. Diese Zellen bilden Antikörper gegen die Eindringlinge und machen sie dadurch unschädlich. Besonderer Clou: Sie sind in der Lage, sich die Beschaffenheit des Erregers zu merken und im Fall einer erneuten Invasion schneller zu reagieren.

30 Milligramm Zink für Triathleten eine gute Tagesdosis. Nach besonders harten Einheiten sind auch Dosen bis zu 50 Milligramm empfeh-

lenswert. Zink findet sich in seiner natürlichen Form hauptsächlich in Fleisch, Käse, Weizen(keimen), Haferflocken und Nüssen. Die Bioverfügbarkeit aus Getreide ist allerdings im Vergleich zu Fleisch begrenzt, da Zink mit Phytinsäure – eine bioaktive Substanz, die der Keimling zum Wachsen benötigt – sowie Ballaststoffen Komplexe bilden kann und somit nicht mehr über den Darm aufgenommen werden kann. Die Ballaststoffe zu vermeiden und deshalb zur Weißmehlvariante zu greifen, ist aber leider auch keine Lösung. Der Zinkgehalt von Weißmehl beträgt nur 25 Prozent im Vergleich zum Vollkornmehl (4 Milligramm pro 100 Gramm).

Jod

Wer viel trainiert, braucht viel Energie und somit muss auch der Energiestoffwechsel eines Sportlers auf einem anderen Niveau funktionieren als bei einem Nichtsportler. Enorm wichtig ist hier das Spurenelement Jod. Die Schilddrüse, eine hormonbildende Drüse, die unterhalb des Kehlkopfs und vor der Luftröhre sitzt, bildet aus Jod und diversen Eiweißen die Schilddrüsenhormone. Durch eine ausreichende Menge von Schilddrüsenhormonen wird der Grundumsatz erhöht, das heißt auch in Ruhe verbraucht der Körper eines Menschen mit ausreichend aktiven Schilddrüsenhormonen mehr Kalorien als jemand, der an einer Schilddrüsenunterfunktion leidet.

Schilddrüsenunter- und überfunktion

Rund 1,0 bis 1,5 Prozent der Deutschen leiden an einer Schilddrüsenunterfunktion. Das heißt, die Schilddrüse produziert nicht ausreichend Hormone, was sich wiederum in einem verlangsamten Stoffwechsel bemerkbar macht. Betroffene neigen dazu, schnell zuzunehmen, da der Grundumsatz niedriger ist als bei gesunden Menschen. Außerdem kann die Verdauung verlangsamt sein oder man beginnt schneller zu frieren. Bei einer Schilddrüsenüberfunktion ist genau das Gegenteil der Fall. Hier läuft der Stoffwechsel zu schnell ab. Patienten leiden eher an Untergewicht, wirken generell nervös und zittrig und schwitzen schneller. In schweren Fällen kann der permanent erhöhte Puls zu Herzrhythmusstörungen und Bluthochdruck führen. Eine leichte Unterfunktion kann in manchen Fällen bereits durch die Gabe von Jodtabletten behoben werden. Des Weiteren gibt es die Möglichkeit, Schilddrüsenhormone zuzuführen, die dann aber meist ein Leben lang eingenommen werden müssen. Bei der Behandlung von Überfunktionen kommen beispielsweise Präparate zum Einsatz, die den Einbau von Jod in die Hormone hemmen oder allgemein die Hormonbildung drosseln.

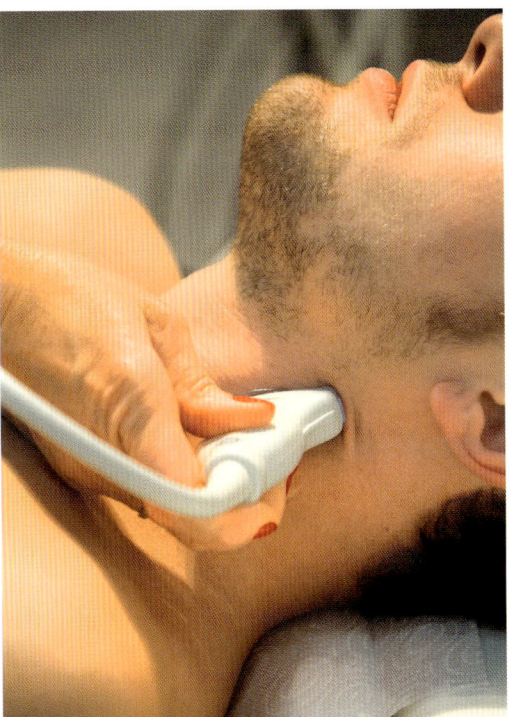

Generell empfiehlt die Deutsche Gesellschaft für Ernährung 200 Mikrogramm Jod pro Tag. Der Knackpunkt: Bis auf unser Speisesalz, dem künstlich Jod zugesetzt wird, kommen jodhaltige Lebensmittel ausnahmslos aus dem Meer. Seefisch zu essen ist also für eine ausreichende Jodversorgung unerlässlich. Ebenso wie die anderen Spurenelemente wird auch Jod mit dem Schweiß ausgeschieden, weshalb die Empfehlung für Triathleten bei 250 Mikrogramm pro Tag liegt.

Selen

Selen gehört ein wenig zu den Außenseitern der Spurenelemente, ihm wird nicht besonders viel Aufmerksamkeit geschenkt. Etwas, was die Mondgöttin Selene, nach dem der silbrig-glänzende Mikronährstoff benannt ist, sicherlich traurig macht. Im Jahr 1818 wurde der essenzielle Nährstoff durch den schwedischen Chemiker Berzelius entdeckt, doch erst 1975 kam man dahinter, wie wichtig Selen für den menschlichen Körper ist. In erster Linie wirkt es – ähnlich wie Vitamin E – als Antioxidans, kann also die menschlichen Zellen vor freien Radikalen schützen. Darüber hinaus ist Selen Bestandteil von Schilddrüsenhormonen sowie von Schutzenzymen, die den Körper bei der Entgiftung unterstützen. Außerdem nimmt Selen eine zentrale Rolle im Immunsystem ein und kann zur Therapie chronischer und akuter Infektionen eingesetzt werden. Ebenfalls nicht zu verachten: Als Triathlet sind Sie viel im Freien unterwegs und damit ständiger UV-Strahlung ausgesetzt. Natürlich achten Sie auf einen entsprechenden Sonnenschutz, Selen jedoch fördert auch von innen die Bildung krebsbekämpfender Enzyme. Definitiv noch ein Grund, warum Sie auf eine ausreichende Selenversorgung achten sollten.

Rund 100 Mikrogramm täglich sollten Sportler, vor allem aufgrund des erhöhten oxidativen Stresses durchs Training zu sich nehmen. Besonders reich an Selen ist Fisch, aber auch Schweinefleisch, Eier, Nüsse und Hülsenfrüchte. Kombinieren Sie selenhaltige Lebensmittel beispielsweise mit Paprika, Zitrusfrüchten, Weizenkeimöl oder etwas Butter. Die Bioverfügbarkeit von Selen kann durch die gleichzeitige Aufnahme von Vitamin A, C und E deutlich gesteigert werden.

Alle Mikronährstoffe auf einen Blick

In der Tabelle rechts finden Sie einen Überblick über die Vielzahl der Mineralstoffe, ihre Funktionen und wie viel Sie jeweils in Ruhe- und Trainingsphasen zu sich nehmen sollten.

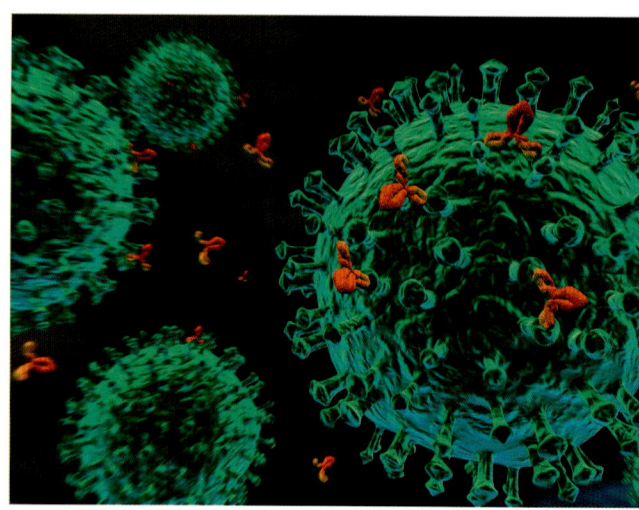

Mineralstoff	Bedarf Nicht-Sportler	Bedarf Triathlet (5–8 h Training pro Woche, mittlere Intensität)	Grund für Mehrbedarf
Natriumchlorid	6.000 mg	15.000–20.000 mg	wichtig für die Muskelkontraktion; erhöhte Verluste über den Schweiß
Kalium	2.000 mg	4.000–5.000 mg	bedeutsam für die Muskelfunktion; erhöhte Verluste über den Schweiß
Kalzium	1.000 mg	1.500–2.000 mg	reguliert die Muskelkontraktion, Rolle im Kohlenhydratstoffwechsel
Magnesium	300–350 mg	500–600 mg	wird gebraucht bei der Energiebereitstellung, der Funktion von Enzymen, für die Muskelarbeit; erhöhte Verluste über den Schweiß
Phosphor	700 mg	2.500 mg	wichtig für den Knochenstoffwechsel
Eisen	12–15 mg	30–40 mg	wichtig für die Muskelarbeit und den Sauerstofftransport
Zink	7–10 mg	20–30 mg	nötig für Enzyme, den Energiestoffwechsel und das Immunsystem
Kupfer	1–1,5 mg	2–4 mg	bedeutsam bei Muskelaufbau und -reparatur und den Eisenstoffwechsel
Jod	200 µg	250 µg	wichtig für die Stoffwechselregulation
Selen	30–70 µg	100 µg	gesteigerter oxidativer Stress durch Sport
Chrom	30–100 µg	200 µg	gesteigerter Kohlenhydrat- und Fettstoffwechsel beim Sport

Nach: DGE 2015; Neumann 2009

Grundlagen des Energiestoffwechsels

Um zu verstehen, welche Auswirkungen die verschiedenen Ernährungsformen auf die Leistungsfähigkeit beziehungsweise auf die Energiebereitstellung im Alltag und unter Belastung haben, ist es nötig, die Grundlagen des Energiestoffwechsels zu verstehen. Dazu müssen wir erst einmal ein wenig in die Chemie und die Physiologie einer Körperzelle eintauchen.

Im Körper gibt es schätzungsweise 60 bis 100 Billionen Zellen, die alle ihren eigenen Stoffwechsel aufweisen. Auf diese Weise können sie unabhängig voneinander wachsen, sich teilen, Stoffe aus der Umgebung aufnehmen oder Stoffwechselprodukte ihrerseits an den Körper abgeben. Welche Prozesse in einer Zelle gerade abzulaufen haben, steuert das Kontrollzentrum – der Zellkern. Im Zellkern ist außerdem unser Genmaterial, die Chromosomen, beheimatet. Zellen ohne Kern, wie zum Beispiel die roten Blutkörperchen, sind durch ihr fehlendes Kontrollzentrum in ihren Aufgaben eingeschränkt und meist nur für kurze Zeit lebensfähig. Umgeben ist die Zelle von einer Zellmembran, die für Wasser und kleine Moleküle durchlässig ist. Größere Stoffe können nicht in die Zelle eindringen. Die Zelle an sich ist mit Zytoplasma gefüllt, eine gelartige Flüssigkeit, die zu 80 Prozent aus Wasser und zu 20 Prozent aus Eiweiß besteht. Im Zytoplasma schwimmen die Zellorganelle herum, darunter auch die Mitochondrien, die eine wichtige Rolle im Energiestoffwechsel spielen.

Mitochondrien – die Energiefabriken der Zelle

Mitochondrien erinnern ein wenig an kleine Kapseln und finden sich hauptsächlich in Zellen, die einen hohen Energieumsatz haben. Dazu zählen unter anderem die Muskelzellen. Mitochondrien enthalten eine große Anzahl an Enzymen, die für den aeroben Stoffwechsel nötig sind. Unter aerobem Stoffwechsel versteht man die Gewinnung von Energie unter Verbrauch von Sauerstoff.

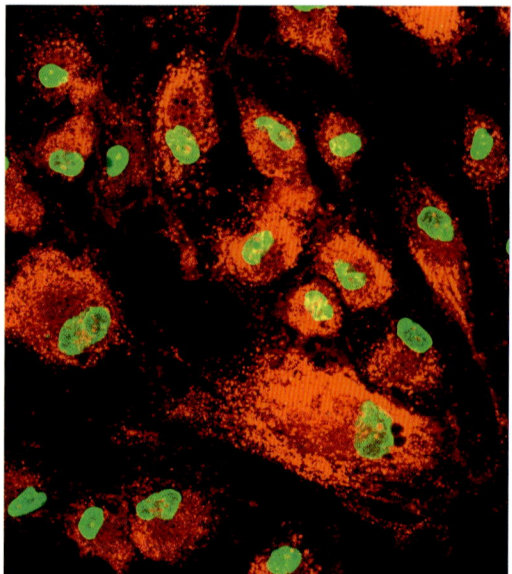

Ausdauerbelastungen wie Triathlon werden hauptsächlich in einer aeroben Stoffwechsellage vollbracht. Sprinter hingegen, die nur 100 Meter unter vollster Anstrengung zu absolvieren haben, befinden sich unter Belastung in einer anaeroben Stoffwechsellage. Als der Jamaikaner Usain Bolt 2009 in Berlin in 9,58 Sekunden zum Weltrekord lief, sah er auch nicht so aus, als hätte er noch genug Luft für einen Plausch mit dem Kollegen auf der Nachbarbahn. Beim abschließenden Marathon einer Triathlonlangdistanz hingegen ist selbst die Weltspitze noch in der Lage, zumindest ein paar knappe Worte mit dem Trainer am Streckenrand zu wechseln. Als kleine Faustregel können Sie sich merken: Sobald Sie noch einen ansatzweise zusammenhängenden Satz sprechen können, befinden Sie sich in einer aeroben Stoffwechsellage. Wenn nicht, ist es eher anaerob.

Durch aerobes Ausdauertraining wird die Anzahl sowie das Volumen der Mitochondrien in den Muskelzellen erhöht, um eine hohe maximale Sauerstoffaufnahme zu ermöglichen. Je höher die maximale Sauerstoffaufnahme ist, desto höher ist die maximal mögliche Ausdauerleistung.

Um kurz beim Laufen zu bleiben und es vereinfacht darzustellen, können Sie sich folgende Gleichung merken:

viele Mitochondrien
= hohe maximale Sauerstoffaufnahme
= höhere maximale Laufgeschwindigkeit

Die Aufgabe der Mitochondrien ist es, sogenanntes ATP (Adenosin-Triphosphat) zu produzieren.

ATP ist ein energiereiches Phosphat, das der restlichen Zelle als Energiequelle dient. Um ATP produzieren zu können, benötigen die Mitochondrien allerdings selbst Nahrung – und das sind Pyruvat und Fettsäuren. Pyruvat entsteht bei der Verbrennung von Glukose, Fettsäuren bei der Spaltung von Fett. Aus Pyruvat oder auch aus den Fettsäuren wird in den Mitochondrien aktivierte Essigsäure, die dann innerhalb des Mitochondriums weiter abgebaut wird, bis letztendlich nur noch Wasser übrig bleibt. Dieser Prozess findet auch in Ruhe statt, deshalb müssen Sie auch morgens auf die Toilette, obwohl Sie nachts nichts getrunken haben. Beim Abbau von Pyruvat und Fettsäuren zu Wasser entsteht Energie, die zum Teil als ATP gespeichert wird, teilweise aber auch als Wärme frei wird. Daher ist Menschen mit einem hohen Muskelanteil meist viel wärmer als Personen mit wenig Muskelmasse. (Übergewichtige Menschen schwitzen allerdings nicht, weil sie so viele Muskeln haben, sondern weil Fettdepots ein guter Wärmeisolator sind.)

Damit aus Pyruvat und Fettsäuren Wasser und ATP entstehen kann, benötigen die Mitochondrien Sauerstoff. Steht kein Sauerstoff zur Verfügung, zum Beispiel weil Sie sich gerade beim Intervalltraining abmühen und aktuell Ihren Maximalpuls erreicht haben, wird Glukose nicht zu Pyruvat, sondern zu Milchsäure, also Laktat, abgebaut. Laktat kann wieder aus der Muskelzelle ausgeschleust und anschließend in der Leber verbrannt werden. Teilweise wird Laktat auch in den Muskelzellen gespeichert und zu Pyruvat zurückverwandelt, sobald wieder Sauerstoff zur Verfügung steht. Aus diesem Grund endet ein gut strukturiertes Intervalltraining auch immer mit einer ruhigen Phase, in der Sie noch etwas locker auf dem Rad kurbeln oder noch ein paar Hundert Meter entspannt traben. Das in der Muskulatur angestaute Laktat kann so wieder in Pyruvat umgewandelt werden und direkt in den Mitochondrien zur Energiegewinnung verwendet werden.

Oben wurde sie bereits kurz erwähnt, die aktivierte Essigsäure oder auch Acetyl-CoA. Acetyl-CoA ist ein Schlüsselelement im aeroben Stoffwechsel und wird in den Mitchondrien aus Pyruvat gebildet. Vereinfacht lässt sich also sagen, dass aus Kohlenhydraten irgendwann Acetyl-CoA wird. Acetyl-CoA hat die Aufgabe, Fettsäuren und auch Aminosäuren (siehe Infokasten) in den weiteren Stoffwechsel einzuschleusen, sodass am Ende wieder Wasser und Energie entstehen kann. Aus diesen Zusammenhängen entstand der sehr alte Lehrsatz der physiologischen

Chemie: Fett verbrennt im Feuer der Kohlenhydrate.

Wer schon mal eine Leistungsdiagnostik mit einer Atemgasanalyse gemacht hat, wird wissen, dass eine hundertprozentige Fettverbrennung, egal wie viel Sauerstoff zur Verfügung steht, nicht möglich ist. Kohlenhydrate und Fette werden immer parallel verbrannt – in welchem Verhältnis, ist jedoch abhängig von der Verfügbarkeit der nötigen Ressourcen (Kohlenhydrate, Fette, Sauerstoff) sowie vom Trainingszustand einer Person.

Atemgasanalyse

Diese Methode der Leistungsdiagnostik misst die Gaszusammensetzung der Ausatemluft des Sportlers. Dadurch kann man zurückrechnen, in welchem Verhältnis Kohlenhydrate oder Fett unter Belastung verbrannt werden. So lässt sich beispielsweise feststellen, wie gut der Fettstoffwechsel eines Athleten ist.

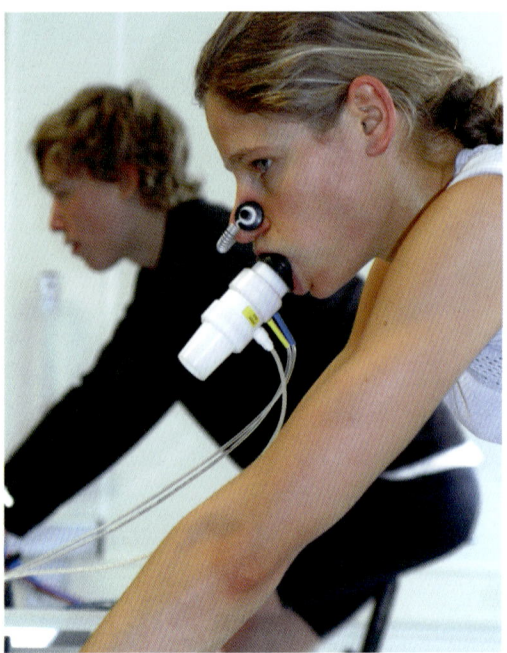

Acetyl-CoA kann allerdings noch einen weiteren Stoffwechselweg einschlagen. Es kann zu sogenannten Ketonkörpern umgebaut werden. Das passiert vor allem bei Kohlenhydratmangel oder ist krankheitsbedingt der Fall, zum Beispiel bei Diabetes mellitus. Ketonkörper können ebenfalls als Energiequelle dienen und sind sogar im Urin nachweisbar. Vor allem Fans des Low-Carb-Prinzips, die kaum Kohlenhydrate essen und daher Ketonkörper bilden, überprüfen mit Keton-Teststäbchen aus der Apotheke gern den Erfolg ihres Ernährungskonzepts.

Eiweiß wird im Körper nur zu zwei bis drei Prozent zur Energiegewinnung herangezogen. Die Aminosäuren, die beim Abbau von Eiweiß entstehen, werden in erster Linie als Baustoffe für Enzyme, Zellen oder Blutkörperchen benötigt. Nur in Ausnahmefällen, nämlich dann, wenn dem Körper keine Kohlenhydrate zur Verfügung stehen, diese aber benötigt werden, wird Eiweiß zur Energiegewinnung herangezogen. Solche Ausnahmefälle sind beispielsweise extreme Belastung oder auch Hungerphasen. Bei Ultra-Marathon-Läufern etwa ist es ein häufiges Phänomen, dass sich nach einem Rennen extrem viel Eiweiß im Blut findet – ein Zeichen für den Abbau von Körpereiweiß. Dieser Prozess kann richtig gefährlich werden, denn zu viel Eiweiß im Blut kann zu Nierenversagen führen. Der Eiweißabbau in Hungerphasen ist weitaus bekannter. Bei einer Diät oder beim Fasten wird meist recht schnell Muskelmasse abgebaut, das entspricht genau diesem Stoffwechselweg.

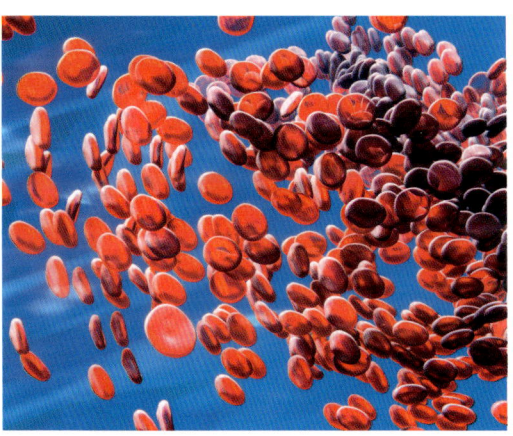

Deshalb sind Kohlenhydrate so wichtig

Dass Kohlenhydrate für Sportler unerlässlich sind, um Leistung zu bringen, weiß mittlerweile wirklich jeder. Aber warum ist das so? Was Sie gerade über die Energiegewinnung in der Zelle erfahren haben, gibt darüber Aufschluss. Je schneller ein Nährstoff verbrannt werden kann – und damit Energie liefert –, desto besser für die Leistung.

Am schnellsten liefert das energiereiche Phosphat ATP Energie. Doch seine Menge in der Zelle ist sehr begrenzt und damit ist ATP schnell aufgebraucht. Um ATP in der Zelle zu regenerieren, gibt es noch Kreatin-Phosphat. Das ist ebenfalls ein energiereiches Phosphat, das bildlich gesehen seinen Phosphatanteil an das ATP abgibt. Dadurch kann ATP wieder Energie liefern. An dritter Stelle kann die Zelle aus der Verbrennung von Milchsäure (Laktat) Energie gewinnen, danach kommt der aerobe Abbau von Glukose beziehungsweise Glykogen, danach kommen erst die Fettsäuren. Das bedeutet also, dass der Körper viel schneller Energie aus der Verbrennung von Kohlenhydraten beziehen kann als aus der Verbrennung von Fetten.

Hinzu kommt ein unterschiedlicher Energieertrag. Um aus der Verbrennung von Kohlenhydraten 5,05 Kilokalorien zu beziehen, benötigt man einen Liter Sauerstoff. Verbrennt man Fettsäuren, erhält man pro Liter Sauerstoff nur 4,65 Kilokalorien. Am schlechtesten schneidet Eiweiß ab. Es liefert nur 4,48 Kilokalorien pro Liter

Sauerstoff. Die Differenz mag so betrachtet klein erscheinen, aber in der Realität ist sie groß.

Kohlenhydrate liefern folglich nicht nur schneller Energie, sondern auch effizienter! Oder anders ausgedrückt: Fette benötigen für ihre Verbrennung mehr Sauerstoff als Kohlenhydrate. Je intensiver eine Belastung ist, desto schwerer ist es für den Körper, seine benötigte Energie aus Fetten zu gewinnen.

Das können Fette

Jetzt fragen Sie sich bestimmt, warum Trainer und Triathlonratgeber immer das Fettstoffwechseltraining predigen. Fett lässt sich als Energiespender doch nicht so leicht von den Kohlenhydraten in den Schatten stellen.

Zum einen ist der Nutzeffekt der Fettverbrennung mit 43 Prozent sehr hoch. Der Nutzeffekt gibt an, inwieweit die in den Nährstoffen enthaltene Energie dazu genutzt werden kann, ATP zu produzieren. Vergleichend dargestellt kann der Körper also aus der Verbrennung von 100 Gramm Fettsäuren 43 Gramm ATP bilden. Nimmt er Kohlenhydrate als Energiequelle, sind es nur 42 Gramm. Und falls er Kohlenhydrate verbrennt, aber keinen Sauerstoff zur Verfügung hat, sind es nur 32 Gramm.

Darüber hinaus sind Fette die konzentrierteste Energiequelle, sie liefern also viel Energie, ohne dafür viel Platz zu benötigen. Und der Fettspeicher ist nahezu unbegrenzt. Kohlenhydratvorrä-

te, also das Glykogen in Leber und Muskeln, reicht nur für wenige Stunden körperliche Arbeit.

Je andauernder (mindestens 30 Minuten) eine Belastung ist, desto wichtiger wird für den Körper die Fähigkeit, Fettsäuren effizient zur Energiegewinnung heranziehen zu können. Und je besser die Fettverbrennung eines Athleten ist, desto mehr werden die Glykogenreserven geschont. Diese stehen dann für Endspurts oder Zwischensprints zur Verfügung.

Fazit: Trainer und Ratgeber haben recht! Kohlenhydrate liefern dem Körper schnell und vor allem effizient Energie. Aus dieser Quelle kann der Körper auch noch Energie schöpfen, wenn Ihnen kurzzeitig die Puste ausgeht. Allerdings ist der Kohlenhydratvorrat begrenzt. Fette hingegen sind unbegrenzt verfügbar. Um sie jedoch verwerten zu können, muss ausreichend Sauerstoff vorhanden sein. Im Idealfall ist Ihr Körper auf beide Energiequellen trainiert.

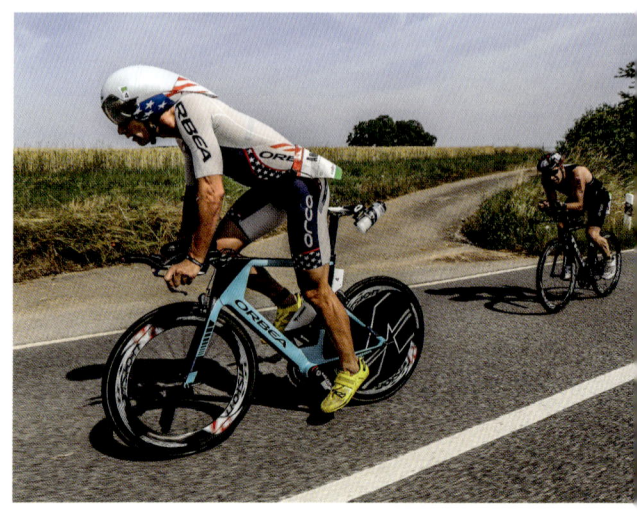

Mythos Carboloading – mit mehr Glykogen zur Bestzeit?

Da Fette im Feuer der Kohlenhydrate verbrennen und eine hundertprozentige Fettverbrennung auch bei optimalem Fettstoffwechsel nicht möglich ist, sind mit zunehmender Dauer der Belastung irgendwann alle Glykogenspeicher aufgebraucht. Wäre es da nicht schön, wenn man auch an dieser Stellschraube drehen könnte? Es wäre doch sehr praktisch, wenn man den Punkt, an dem alle Kohlenhydrate aufgebraucht sind, zeitlich weiter hinausschieben könnte. Das geht – bis zu einem gewissen Grad – tatsächlich.

Die erste Taktik ist ziemlich simpel und lautet schlichtweg: mehr essen! Das klingt in der Theorie leichter als in der Praxis, denn die wenigsten Athleten schaffen es, während des Rennens so viel Energie aufzunehmen, dass die körpereigenen Kohlenhydratreserven bis zur Ziellinie reichen. Auf der Sprintdistanz ist dies vielleicht noch machbar, aber je länger die Distanz, desto schwieriger wird es. Bei der Langdistanz ist es zugegebenermaßen schier unmöglich. Deshalb versuchen viele Athleten, ihr körpereigenes Energiereservoir auszubauen – mithilfe des sogenannten Carboloadings. Das Laden von Kohlenhydraten bedeutet, die Glykogenspeicher in Muskulatur und Leber gezielt vor einem Rennen zu vergrößern, um am Ende mehr Energie zur Verfügung zu haben. Im Durchschnitt liegen unsere Glyko-

genreserven bei 500 Gramm. Diese Menge entspricht ungefähr unserem täglichen Grundbedarf an Kohlenhydraten oder einer Belastungsdauer von rund 90 Minuten. Wenn Sie also primär auf der Sprintdistanz unterwegs sind, kann Ihnen Carboloading leider nicht zu einer Leistungssteigerung verhelfen, denn bis Ihre körpereigenen Kohlenhydratspeicher aufgebraucht sind, sind Sie ja beinahe schon im Ziel.

Glykogen ist die für den Körper am schnellsten zur Verfügung stehende Energie, denn seine Umwandlung in Glukose ist ein recht einfacher und effizienter Prozess. Allerdings können bei Energiemangel nur die Reserven in der Leber für glukoseabhängige Organe wie Gehirn und Blutkörperchen mobilisiert werden. Das Glykogen der Muskeln kann nicht mehr in den Blutkreislauf zurückgeschleust werden und ist daher nur lokal verfügbar.

Die Größe der vorhandenen Kohlenhydratspeicher respektive die Glykogenmenge ist entscheidend für die Ausdauerleistung eines Athleten. Und genauso wie sich das Herz-Kreislauf-System durch das tägliche Training verbessern lässt, lässt sich auch die Größe der Glykogenspeicher – bis zu einem gewissen Grad – trainieren. Die Methode, mit der dies erreicht wird, hat viele Bezeichnungen: Carboloading, Glykogen-Superkompensation, Kohlenhydrataufladung oder auch Saltin-Diät. Dieser Name geht zurück auf den schwedischen Wissenschaftler Bengt Saltin, der das Konzept erfand.

Saltin propagierte, dass eine vollständige Entleerung der Glykogenspeicher in Muskulatur und Leber dazu führt, dass der Körper seine Energiereserven, sobald ihm wieder Kohlenhydrate zugeführt werden, über die bisherige Menge aufstockt – den vorangegangenen Kohlenhydratmangel also superkompensiert. Die von Saltin entwickelte Diät verläuft nach einem strengen Reglement. Der Startschuss fällt mit einer intensiven Trainingseinheit, die alle Glykogenreserven verbraucht. Im Anschluss an dieses Training folgt sofort eine absolut kohlenhydratfreie Phase, die mindestens drei Tage lang dauert. Kohlenhydratfrei bedeutet wirklich kohlenhydratfrei – nicht die geringsten Mengen sind erlaubt. Das schränkt den Speiseplan extrem ein, denn selbst Quark oder Käse enthalten dank ihres Milchzuckers noch beachtliche Mengen an Kohlenhydraten. Während dieser drei Tage wird weiterhin trainiert wie in der durchschnittlichen Rennvorbereitung. Spätestens zwei Tage vor dem Wettkampf wird dann das Training deutlich in Dauer und Intensität reduziert und der Teller mit Nudeln, Reis und Co. gefüllt. Saltins Versuche ergaben, dass dadurch statt 500 Gramm bis zu 625 Gramm Kohlenhydrate als Glykogen gespeichert werden können. Das entspricht einer zusätzlichen Reserve von 500 Kilokalorien, also Energie für durchschnittlich eine Stunde moderate Belastung. Im Wettkampf ist das ein Energiepolster, das durchaus entscheidend für die eine oder andere Bestzeit sein kann.

Heutzutage ist die strenge Handhabung, wie Saltin sie empfohlen hat, überholt. Den Effekt der Superkompensation erreichen Sie nämlich auch, ohne vorher sämtliche Speicher entleert zu haben. Denn die Saltin-Diät hat einen großen Nachteil: Die fehlenden Kohlenhydrate führen zu einer verschlechterten Regeneration, Sie fühlen sich müde und schlapp und empfinden das Training anstrengender als sonst. Nicht unbedingt das Gefühl, dass Sie kurz vor einem Rennen haben möchten, oder? Moderater und trotzdem effektiv funktioniert die Superkompensation nach folgendem Muster: Starten Sie sechs Tage vor dem Wettkampf mit einer letzten intensiven Trainingseinheit. Geben Sie auf dem Rad oder beim Laufen für circa 90 Minuten noch mal richtig Gas. Achten Sie darauf, dass Sie mit gut gefüllten Kohlenhydratspeichern ins Training gehen und die Einheit ohne Energiezufuhr absolvieren. Danach decken Sie Ihren Energiebedarf für die nächsten drei Tage zu maximal 50 Prozent durch Kohlenhydrate. Trainieren Sie an Tag zwei und drei jeweils locker für rund 40 Minuten, an Tag vier und fünf reduzieren Sie die Belastungsdauer erneut. Mehr als 20 Minuten (maximal im Grundlagen-, besser im Regenerationsbereich) sollten es dann nicht mehr werden. Dafür steigern Sie ab Tag vier die Kohlenhydratzufuhr auf 70 Prozent. Um die Speicher optimal zu füllen, empfiehlt sich eine tägliche Kohlenhydrataufnahme von 8 bis 10 Gramm pro Kilogramm Körpergewicht. Generell sind 500 Gramm das Minimum, das zur Superkompensation nötig ist. Diese Menge steckt beispielsweise in 660 Gramm rohen Nudeln oder 630 Gramm rohem Reis. Mehr als 650 Gramm Kohlenhydrate bringen aber keinen zusätzlichen Effekt. In diesem Fall erreicht die Aufnahmekapazität von Leber und Muskulatur ihre Grenzen. Und noch zwei Tipps: In dieser Phase sollten Sie ausnahmsweise Weißmehlprodukten den Vorzug geben und die Vollkornvariante im Schrank lassen. Ihr Magen-Darm-Trakt wird es Ihnen am Renntag danken. Zusätzlich sollten Sie sich in der Ladephase unbedingt schonen, denn jegliche muskuläre Belastung so kurz vor dem Rennen macht einen Teil des Carboloading-Effekts zunichte. Wissenschaftler vermuten, dass ein hoher Adrenalinspiegel, wie er auch bei leichten Läufen entstehen kann, die Glykogensynthese behindert. Wird am letzten Tag keine absolute Ruhepause eingelegt oder sogar mit zu hoher Belastung trainiert, werden zusätzlich Muskelfasern zerstört, die letztendlich nicht mehr als Glykogenspeicher dienen können.

Einen Effekt des Carboloadings sollten Sie noch beachten: Ein Gramm Glykogen bindet 2,6 Milliliter Wasser. Bei einer geglückten Superkompensation müssen Sie also damit rechnen, mit circa 0,5 Kilogramm mehr Körpergewicht an der Startlinie zu stehen. Die Wassereinlagerung unterliegt jedoch Schwankungen, weshalb aus dem endgültigen Körpergewicht nicht automatisch auf die gespeicherte Kohlenhydratmenge zurückgerechnet werden kann.

Das abschließende Fazit zur Entmystifizierung des Carboloadings: Superkompensation funktioniert und macht ab der olympischen Distanz beziehungsweise ab einer Wettkampfdauer von mindestens zwei Stunden durchaus Sinn. Planen Sie für eine vollständige Aufladung einen kompletten Ruhetag direkt vor dem Wettkampftag

ein und reduzieren Sie die Trainingsintensität mindestens drei Tage vor dem Rennen deutlich, wobei Sie zusätzlich Ihre Kohlenhydratzufuhr steigern.

Für Triathleten, die an Diabetes mellitus leiden, ist beim Carboloading jedoch Vorsicht geboten. Sprechen Sie unbedingt im Vorfeld mit Ihrem Arzt ab, ob dieses Ernährungskonzept für Sie geeignet ist, und passen Sie unter ärztlicher Anweisung gegebenenfalls Ihre Insulinmengen an. Das Gleiche gilt für Patienten mit hohen Blutfettwerten. Hier können sich die kohlenhydratreduzierten Tage, die automatisch eiweiß- und fettreich sind, negativ auswirken. Versuchen Sie deshalb auf magere Eiweißprodukte (Hüttenkäse, Magerquark), pflanzliche Fette (Nüsse, Avocados, kaltgepresste Öle) und Fisch zurückzugreifen. Diese Lebensmittel enthalten von Natur aus wenig Cholesterin beziehungsweise wirken sich sogar positiv auf die Blutfettwerte aus.

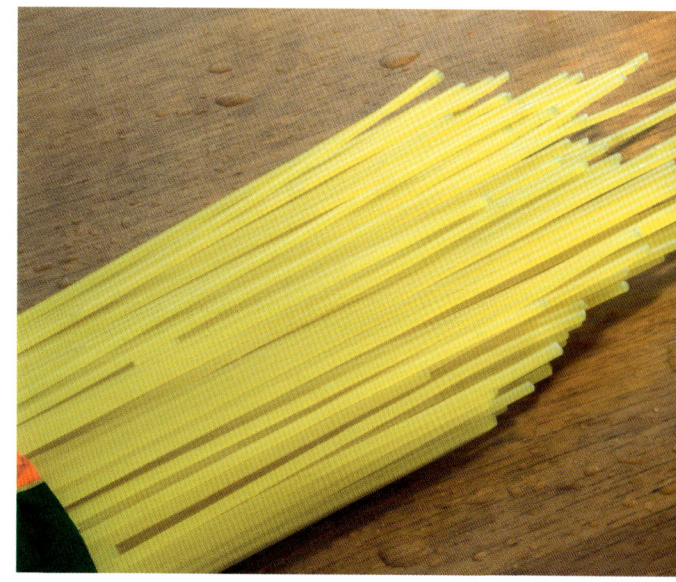

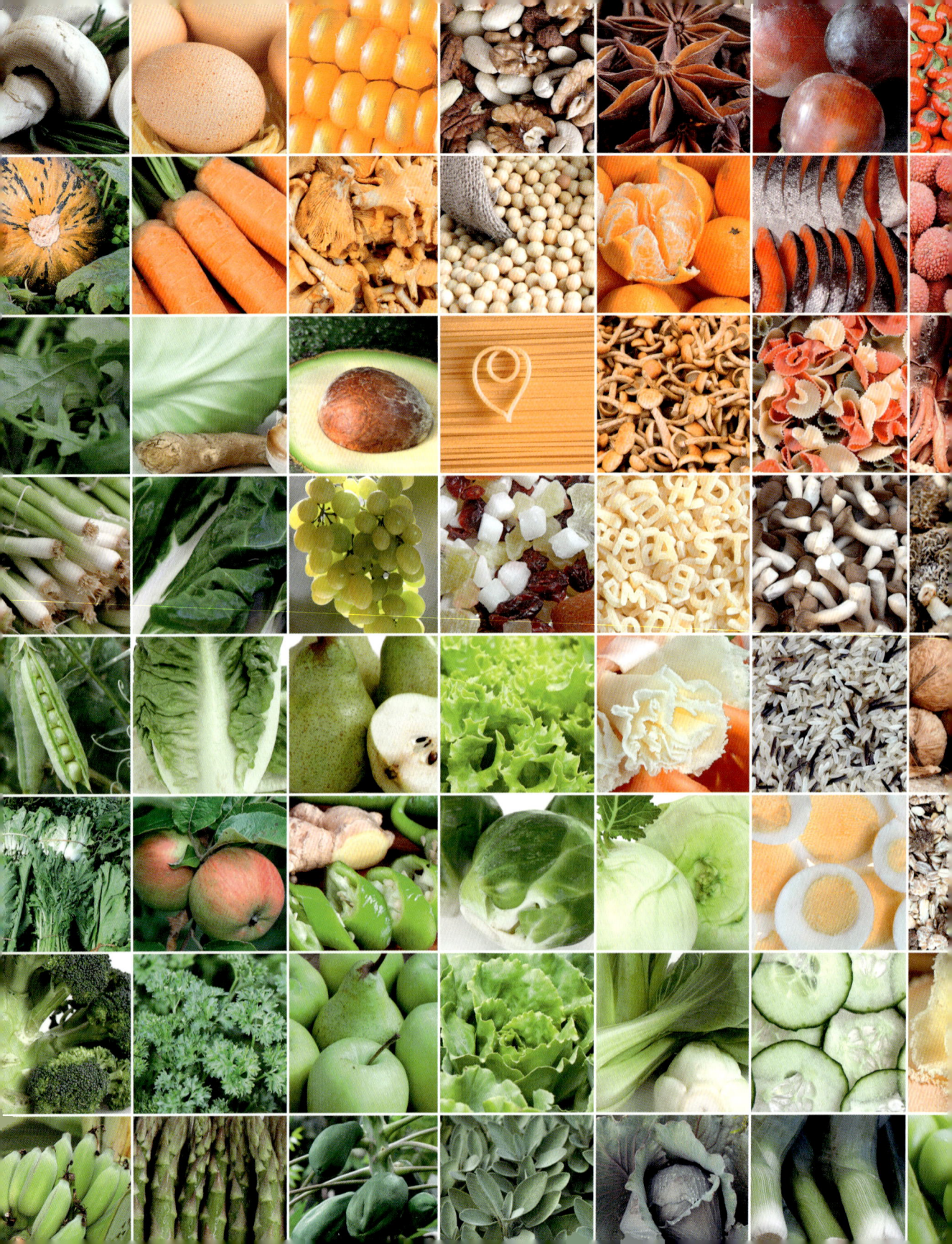

BAUSTEIN 1
Das Fundament

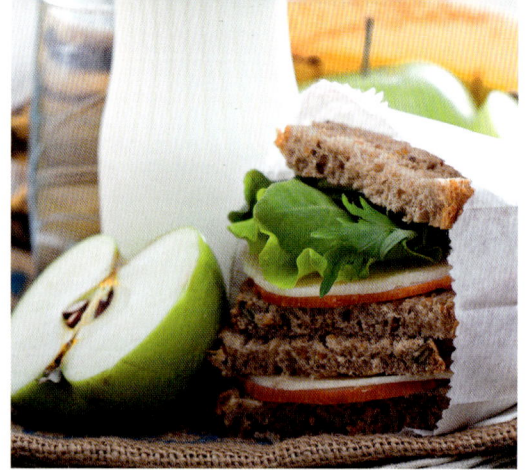

Es ist in vielen Bereichen des Lebens so: Wenn die Basis stimmt, sind Ausreißer nach oben oder nach unten in der Regel kein Drama. Wenn Sie Ihren Trainingsplan in der Vorbereitung auf ein Rennen zu 90 Prozent erfüllen konnten, werden Sie mit Sicherheit sehr gut vorbereitet an der Startlinie stehen. In Bayern gibt es dazu ein nettes Sprichwort: „A bisserl a Schwund ist immer!". Heißt so viel wie: Es muss nicht immer alles 100 Prozent sein. In der Ernährung ist es genauso. Solange grundlegend alles stimmt, schadet es nicht, sich ab und an etwas zu gönnen. Denn wer sich zu strenge Ernährungsregeln auferlegt, ist meiner Meinung nach fast schon zum Scheitern verurteilt. Aber auch der umgekehrte Fall ist korrekt: Wenn die Alltagsernährung nicht ausgewogen und Ihren Bedürfnissen entsprechend ausgerichtet ist, bringt es nicht viel, ein paar Alibi-Pillen einzuwerfen oder an einem Tag in der Woche Honig statt Nuss-Nugat-Creme auf das Frühstücksbrötchen zu schmieren.

Die Voraussetzung für eine ideale Ernährung, um im Job fit zu sein und trotzdem auch in Training und Rennen Gas geben zu können, ist jedoch ein ungefähres Verständnis davon, was im Körper unter Belastung und in Ruhe passiert. Und genau darum geht es in diesem Kapitel. Wir schauen uns an, welche der Nährstoffe, die im ersten Kapitel vorgestellt wurden, unter welchen Bedingungen eine Rolle spielen.

Dieses Buch gibt Ihnen eine Art Baukasten an die Hand, mit dem Sie sich Ihre Ernährung so zusammenstellen können, dass es für Sie persönlich passt. Auf der untersten Stufe steht die Basisernährung, die Sie erfolgreich und leistungsfähig durch Ihren Arbeits- und Trainingsalltag bringen soll. Und da geht das Problem schon los. Nicht jeder von Ihnen isst vielleicht Fleisch? Manche vermeiden sogar jegliche Produkte, die aus tierischen Quellen stammen? Wieder andere unter Ihnen kämen nie auf die Idee sich Brot, Reis oder Nudeln auf den Teller zu legen? Und eine vierte Gruppe achtet penibel darauf, wie viel Fett in ihrem Essen steckt. Egal welcher Ernährungsstrategie Sie folgen, ob Sie normaler Vollköstler sind, Vegetarier, Veganer, Low-Carb-Verfechter oder Low-Fat-Jünger – Sie alle können mit Ihrer Ernährung erfolgreiche Triathleten sein. Allerdings kann Ihr Körper nur mit den Energiequellen arbeiten, die Sie ihm zur Verfügung stellen. Wer beispielsweise Rühreier frühstückt, wird im anschließenden Training ein anderes Stoffwechselprofil aufweisen als jemand, der zum Marmeladenbrötchen greift. Ich möchte Ihnen in den folgenden Kapiteln zeigen, was genau in Ihrem Körper passiert, und Ihnen anhand von Rezeptbeispielen zeigen, wie Sie Ihren Alltag entsprechend Ihrer Ernährungsstrategie optimal planen.

Gleich, welche Ernährungsstrategie Sie für sich wählen, ganz wichtig ist: Der Genuss und die Freude am Essen sollten nicht zu kurz kommen.

Optimale Ernährung im Trainingsalltag

Obwohl die meisten von Ihnen wahrscheinlich keine Kunstturner oder Balletttänzer sind, üben Sie vermutlich trotzdem täglich einen Spagat. Den Spagat zwischen Training, Job, Familie und Sozialleben. Selbst wenn Sie in der Theorie wissen, wie wichtig eine ausgewogene Ernährung ist, fällt es manchmal schwer, sich auch damit noch intensiv zu beschäftigen. Jede freie Minute wird ins Training investiert. Die Zeit, gemütlich über den Wochenmarkt zu schlendern, fehlt oder ist aus beruflichen Gründen generell nicht drin. Dass gesunde, sportgerechte Ernährung weder kompliziert noch zeitintensiv oder teuer sein muss, möchte ich Ihnen nun zeigen. Es gibt einige Eckpfeiler, auf die Sie abhängig von Ihrem favorisierten Ernährungskonzept achten sollten. Wenn Sie diese verinnerlicht haben, kommen Sie gut versorgt und energiegeladen durch den Trainingsalltag. Vielleicht hilft es Ihnen, die täglichen Mahlzeiten als Teil Ihres Trainingsprogramms zu sehen: Auch Nahrung kann fitter und leistungsfähiger machen.

Einige Rezepttipps sollen Ihnen Anregungen für weitere Ideen geben. Bei der Auswahl war es mir wichtig, dass sie einfach und schnell zuzubereiten sind, trotzdem alle wichtigen Inhaltsstoffe enthalten und zudem noch – nach persönlichem Geschmack – individuell abwandelbar sind.

Je nach Ihrem Rhythmus, also ob Sie lieber mittags oder abends Ihre Hauptmahlzeit zu sich nehmen, tauschen Sie die Vorschläge für Mittag- oder Abendessen einfach. Die Gerichte sind natürlich auch für Nicht-Sportler geeignet, das heißt, Sie können problemlos für die ganze Familie zubereitet werden. Falls Ihr (Ehe-)Partner aber wenig Sport treibt und tagsüber einer hauptsächlich sitzenden Tätigkeit nachgeht, würde ich empfehlen, entweder an der Portionsgröße zu drehen oder hochkalorische Zutaten wie beispielsweise Nüsse in den angegebenen Mengen nur in die Sportlerportion zu geben.

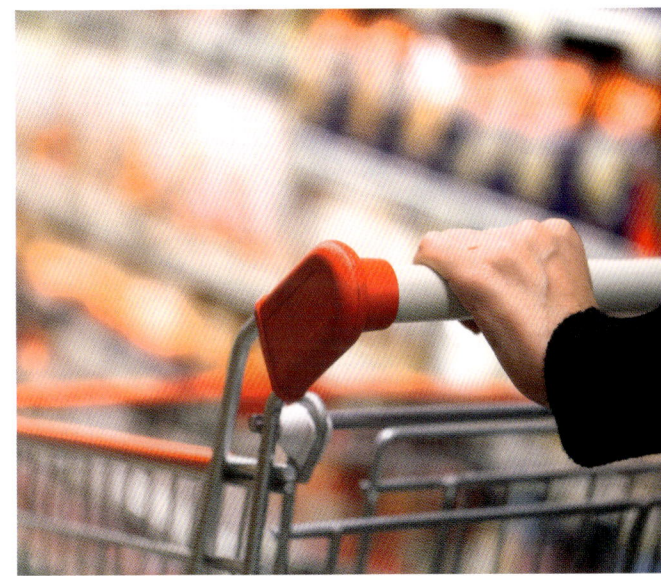

Vollkost

Die optimale Ernährung für Vollköstler lässt sich gut anhand einer Lebensmittelpyramide, wie die der Schweizerischen Gesellschaft für Ernährung SGE (siehe rechte Seite), darstellen: Arbeiten Sie sich dabei vom Fundament in Richtung Dachgeschoss vor – je weiter oben Sie ankommen, in desto kleineren Mengen sollten sich die jeweiligen Lebensmittel auf Ihrem Teller wiederfinden. Die Deutsche Gesellschaft für Ernährung empfiehlt Athleten, ganz egal ob Hobby- oder Leistungssportler, ihren täglichen Energiebedarf zu 55 Prozent aus Kohlenhydraten, 10 bis 15 Prozent aus Eiweiß und zu 30 bis 35 Prozent aus Fett zu decken.

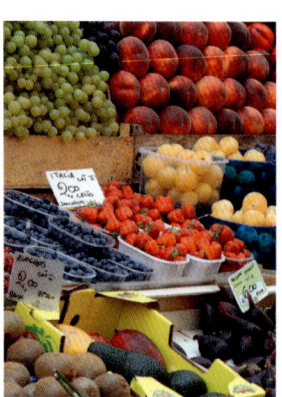

Ganz klar, der Energiebedarf insgesamt ist sehr individuell. Die Portionsangaben in den nachfolgenden Empfehlungen bezeichnen eine Spanne, beispielsweise 45 bis 75 Gramm. Zur groben Orientierung, welche Angabe für Sie die richtige ist, nehmen Sie einfach Ihr Körpergewicht als Bezugsgröße.

Wenn Sie um die 55 Kilogramm wiegen, nehmen Sie die kleinste Grammangabe, bei rund 67 Kilogramm nehmen Sie einen Wert im Mittelbereich und bei circa 85 Kilogramm dürfen Sie sich die größte Menge auf den Teller legen.

Generell beziehen sich die Werte auf ein Sportpensum von circa fünf bis acht Stunden pro Woche bei durchschnittlich mittlerer Intensität. Wenn Sie deutlich mehr trainieren, decken Sie Ihren Mehrbedarf am besten über die Lebensmittel in den unteren Etagen, also Obst, Gemüse, Vollkornprodukte und fettarme Milchprodukte. Hören Sie dabei genau auf Ihren Körper. So wie er Ihnen zeigt, dass er eine Regenerationseinheit anstatt eines harten Intervalltrainings braucht, wird er es Ihnen über Hunger, Durst und Appetit ebenfalls mitteilen, falls er noch Energie benötigt.

Ein kleines Beispiel: Julia wiegt 55 Kilogramm und trainiert rund fünf Stunden pro Woche. Sie kann sich also genau an die Portionsangaben pro Stockwerk halten und nimmt bei den Portionsgrößen die kleinste Einheit. Eine Portion Nudeln sind für Julia also 45 Gramm (Rohgewicht) Spaghetti.

Michael wiegt 85 Kilogramm und trainiert 13 Stunden pro Woche. Er darf die größten Portionsangaben wählen. Bei Nudeln entspricht für Michael eine Portion folglich 75 Gramm Rohgewicht. Für das erhöhte Sportpensum kann Michael zusätzlich pro Woche noch 5 Portionen aus dem ersten Obergeschoss (Vollkornprodukte und Hülsenfrüchte) sowie 2½ Portionen aus dem dritten Obergeschoss (Öle, Fette, Nüsse) verzehren.

Ernährungsempfehlungen für Triathleten

Das Fundament: Getränke

Ein Minimum von einem bis zwei Liter Flüssigkeit sollten Sie Ihrem Körper täglich zuführen, pro Stunde Sport sollten es noch einen halben bis einen ganzen Liter mehr sein. Nehmen Sie hauptsächlich Wasser (ob aus der Leitung oder der Flasche, ist im Alltag Geschmackssache; während des Trainings oder im Wettkampf empfehle ich jedoch, aufgrund des höheren Mineralstoffgehalts auf Mineralwasser zurückzugreifen) oder ungesüßten Tee. Falls Sie im stressigen Alltag häufig vergessen ausreichend zu trinken, greifen Sie einfach zu Ihrem Smartphone. Es gibt mittlerweile zahlreiche Apps, die Sie tagsüber ans Trinken erinnern. Kaffee (ohne Zucker) ist in Maßen auch in Ordnung und darf zur Flüssigkeitsbilanz dazugezählt werden. Und dass Koffein dafür sorgt, dass der Körper Wasser ausscheidet, ist im Übrigen mittler-

weile widerlegt. Säfte und Softdrinks sollten allerdings eine Ausnahme bleiben, denn sie enthalten viel (Frucht-)Zucker und sollten daher maximal als Energiespender im Training dienen. Das Gleiche gilt für Sportgetränke: Ab einer Stunde Training oder bei hochintensiven Einheiten ergeben isotonische Getränke Sinn, bei allen Aktivitäten, deren Dauer unter einer Stunde bleibt, genügt schlichtweg Wasser. Auch beim Nüchterntraining, wenn Sie gezielt Ihren Fettstoffwechsel trainieren wollen, ist die Zufuhr kohlenhydratreicher Getränke kontraproduktiv. Die Kohlenhydrate führen zu einer Insulinausschüttung und der Fettabbau geht in die Knie. Wenn Ihnen pures Wasser zu fad ist, füllen Sie Ihre Flasche doch mal mit ungesüßtem Tee.

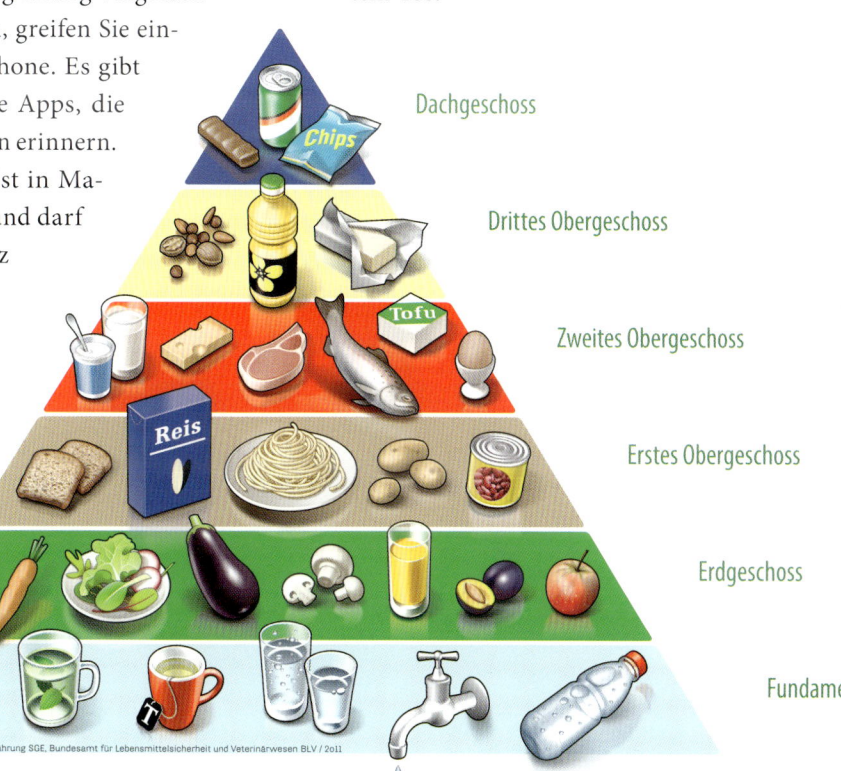

Dachgeschoss

Drittes Obergeschoss

Zweites Obergeschoss

Erstes Obergeschoss

Erdgeschoss

Fundament

© Schweizerische Gesellschaft für Ernährung SGE, Bundesamt für Lebensmittelsicherheit und Veterinärwesen BLV / 2011

Wissen, was essen. sge-ssn.ch

Feierabendbier: ja oder nein?

Für viele gehört ein Glas Bier oder Wein einfach zum Feierabend dazu. Und wenn es durch eine harte Trainingseinheit sozusagen „verdient" ist, schmeckt es gleich noch mal so gut. Ob Sie sich grundsätzlich für den Konsum von Alkohol entscheiden, überlasse ich natürlich Ihnen. Aus sportphysiologischer Sicht ist ein Glas Bier oder Wein besonders an trainingsintensiven Tagen allerdings kontraproduktiv, denn Alkohol behindert auf unterschiedliche Weisen die Regeneration.

1. Alkohol hemmt die Reparatur der Muskulatur

Wo gehobelt wird, da fallen Späne. Und wo trainiert wird, werden Muskelfasern zerstört, die hinterher unbedingt wieder repariert werden müssen. Trinken Sie jedoch ein Bierchen zu Ihrem Abendessen, hat der Abbau von Alkohol erst mal Priorität. Denn Alkohol ist ein Zellgift und muss schnellstmöglich aus dem Körper transportiert werden. Egal, wie nährstoffreich und hochwertig Ihr Abendessen war, die Energie daraus wird dann erst mal nicht zur Regeneration der Muskulatur verwendet, denn für diese Stoffwechselvorgänge hat der Körper im Augenblick keine Zeit. Zudem entzieht Alkohol dem Körper Wasser, wodurch der Abtransport von Schadstoffen aus der Muskulatur erschwert wird.

2. Zu viel Alkohol beeinflusst den Testosteronspiegel

Alkoholkonsum hat direkte Auswirkungen auf unseren Testosteronhaushalt. Testosteron ist ein körpereigenes Hormon, das für den Aufbau von Muskulatur unerlässlich ist. Wer viel (acht bis zehn Drinks) und regelmäßig Alkohol trinkt, drosselt permanent die Bildung von Testosteron, denn Alkohol blockiert direkt die Stoffwechselprozesse, die für die Testosteronbildung nötig sind.

3. Alkohol schwächt das Immunsystem

Wer vier bis fünf Bier pro Woche trinkt, hat ein deutlich höheres Risiko an Infekten und Erkältungen zu erkranken, denn Alkohol reduziert die Aktivität von Monozyten. Diese Immunzellen kämpfen an vorderster Front gegen Bakterien und Viren und senden weitere Botenstoffe aus, um noch mehr Immunzellen zu aktivieren.

4. Alkohol hemmt die Fettverbrennung

Alkohol liefert mit 7 Kilokalorien pro Gramm nicht nur selbst viele Kalorien, sondern hemmt auch die Fettverbrennung im Körper. Auch dieser Punkt hat wieder mit der Wirkung des Alkohols als Zellgift zu tun. Während der Körper mit dem Alkoholabbau beschäftigt ist, hat er keine Zeit für weitere Stoffwechselprozesse und stellt demnach auch die Fettverbrennung ein.

Und wie sieht es mit Alkohol im Essen aus? In eine kräftige Bolognesesoße gehört für viele auch ein ordentlicher Schuss Rotwein. Und der verkocht sich doch sowieso, oder? Ja und nein. Alkohol hat einen deutlich niedrigeren Siedepunkt als Wasser und kocht daher früher. Allerdings hängt die Menge des Restalkohols in der Soße auch immer von den restlichen Zutaten, der Kochzeit und der eingesetzten Menge ab. Als kleines Beispiel: Forscher der Universität von Idaho zeigten, dass von 100 Milliliter Rotwein für eine Soße für vier Personen nach zwei Stunden Kochzeit noch circa 0,12 Milliliter Rotwein pro Person übrig blieben. Zum Kochen sind geringe Mengen Alkohol also kein Problem – aber immer noch eine Frage des Geschmacks.

Das Erdgeschoss: Gemüse und Früchte

„5 am Tag" heißt eine Kampagne der Deutschen Gesellschaft für Ernährung, die empfiehlt, täglich drei Portionen Gemüse sowie zwei Portionen Obst zu essen. Machen Sie mit! Und zwar so bunt wie möglich. Als Maß für eine Portion dient Ihre Hand. Füllen Sie sie fünfmal täglich mit allem, was der Garten hergibt. Je unterschiedlicher die Sorten, desto eher ist gewährleistet, dass ein möglichst breitgefächertes Vitaminspektrum auf Ihrem Teller liegt. Essen Sie eine Portion rohes Gemüse als Salat oder Rohkost. Eine Portion Obst können Sie gern als Saft oder Smoothie genießen. Natürlich dürfen Sie auch mehr Portionen essen, sofern Sie es vertragen. Der hohe Ballaststoffanteil kann vor allem bei längeren Läufen unangenehme Begleiterscheinungen hervorrufen. Planen Sie Ihre Ernährung deshalb ebenso gut wie Ihre Trainingseinheiten und testen Sie, was Ihnen bekommt und welche Obst- oder Gemüsesorten Sie lieber an Ruhetagen genießen.

Erstes Obergeschoss: Vollkornprodukte und Hülsenfrüchte

In dieser Etage wird es kräftig, denn hier finden Sie unter anderem Brot, Nudeln und Kartoffeln. Drei Portionen täglich dürfen es sein, im Idealfall mindestens zwei in der Vollkornvariante. Eine Portion entspricht 75 bis 125 Gramm Brot oder 60 bis 100 Gramm an rohen Hülsenfrüchten wie Linsen oder Kichererbsen. Bei Kartoffeln 180 bis 300 Gramm nehmen, bei Teigwaren planen Sie 45 bis 75 Gramm Rohgewicht ein. Und für jede Stunde Training zusätzlich, also ab neun Stunden Training pro Woche, darf es eine Extra-Portion aus dieser Etage sein. Gerade bei langen Trainingseinheiten oder außergewöhnlich stressigen Tagen können Sie eine Portion auch durch Sportprodukte (60 bis 90 Gramm Riegel, 50 bis 70 Gramm Kohlenhydrat-Gel, 30 bis 40 Milliliter Regenerationsgetränk) ersetzen.

Zweites Obergeschoss: Milch, Fleisch, Eier

Vier Portionen täglich stehen auf dem Plan. Eine davon sollte aus Fleisch, Fisch, Eiern, Käse oder einer anderen Eiweißquelle wie Tofu bestehen. Auch hier ist Abwechslung erwünscht. Eine Portion entspricht dabei 100 bis 120 Gramm Fleisch oder Fisch, zwei bis drei Eiern oder 100 bis 120 Gramm Tofu. Die weiteren drei Portionen sollten Sie in Form von Milch oder Milchprodukten (jeweils 150 bis 200 Gramm Milch / Joghurt / Quark, 30 bis 60 Gramm Hartkäse, 150 bis 200 Gramm Hüttenkäse) verzehren und dabei die fettreduzierten Varianten vorziehen.

Drittes Obergeschoss: Öle, Fette und Nüsse

Die Lebensmittel dieser Etage stehen bei vielen Triathleten auf dem Index – zu Unrecht! Fette liefern zwar von allen Nährstoffen die höchste Kaloriendichte (neun Kilokalorien pro Gramm Lebensmittel), sie sind aber lebensnotwendig. Pro Tag sollten 20 bis 30 Gramm Fett aus pflanzlichen Quellen konsumiert werden. Verteilen Sie sie auf Salat- und Bratöl (bevorzugt Rapsöl) sowie auf Streichfett und Nüsse. Achten Sie auf kaltgepresste, hochwertige Öle für die kalte Küche sowie auf das Label „hoch erhitzbar" für die Bratpfanne. Andernfalls können sich beim Erhitzen chemische Verbindungen bilden, die im Verdacht stehen, krebserregend zu sein. In Ihren Salat können Sie statt Öl natürlich auch eine Handvoll Nüsse (20 bis 30 Gramm täglich, auch ideal als Zwischensnack) geben. Leicht angeröstet entfalten sie ihr volles Aroma und sorgen für ordentlich Biss im Grünzeug.

Dachgeschoss: Süßigkeiten, salzige Snacks und Sportprodukte

Hier oben ist die Luft schon merklich dünn – die Seele fühlt sich dafür umso wohler. Im Obergeschoss befindet sich alles, was gern als „Sünde" bezeichnet wird. Wenn Sie sich dieser nicht hingeben wollen, machen Sie einen Bogen um das Dachgeschoss. Schokolade, Gummibärchen oder Chips sind für den Körper definitiv nicht lebensnotwendig. Sehen Sie diese Etage daher als Belohnung für eine besonders harte Einheit, ein erreichtes Trainingsziel oder einfach als Genuss außerhalb der Reihe. Apropos Training: Auch Energiegels, Riegel und Iso-Getränke finden hier im Dachgeschoss ihren Platz, denn streng genommen sind diese Produkte Süßigkeiten gar nicht so unähnlich. Auch sie bestehen primär aus Zucker und sollten daher nur zu ihrem ursprünglichen Zweck – als Energiespender im Training und Wettkampf – verzehrt werden (siehe erstes Obergeschoss). Lassen Sie alle Kleinigkeiten aus diesem Stockwerk etwas Besonderes sein und genießen Sie jede Portion in vollen Zügen.

Rezeptvorschläge für den Trainingsalltag

Frühstück

Porridge mit Banane, geriebenem Apfel und Nüssen

Haferbrei ist auch allgemein unter der englischen Bezeichnung Porridge bekannt. Er ist nahrhaft, preiswert, schnell zuzubereiten und bietet eine nahezu unendliche Bandbreite an Variationsmöglichkeiten. Die Zutaten in diesem Rezept sind nur Vorschläge, die Sie ganz nach Ihrem Geschmack abwandeln können. Statt Äpfel und Bananen, die das ganze Jahr über erhältlich sind, können im Sommer auch gut Beeren oder Aprikosen und Pfirsiche verwendet werden. Wer es exotisch mag, probiert den Haferbrei mal mit Mangowürfeln und ein paar 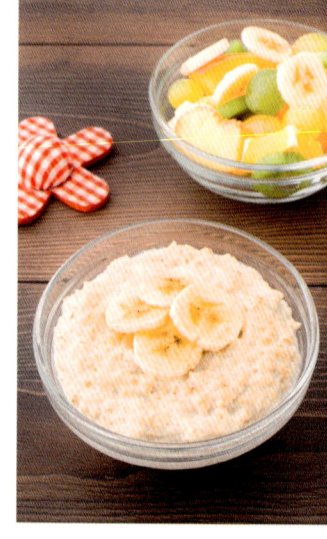 Kokosflocken. Weihnachtlich wird das Frühstück mit kleingeschnittenen Mandarinen und einer Prise Zimt. Und wer gar nichts Frisches im Haus hat, kann auch einmal ein paar Trockenfrüchte wie Rosinen, Datteln, Aprikosen oder Feigen dazugeben. Ihrer Fantasie sind keine Grenzen gesetzt. Grundsätzlich liefert dieses Frühstück Kohlenhydrate, Ballaststoffe sowie Eiweiß und ungesättigte Fettsäuren.

Für 2 Portionen

150 g zarte Haferflocken

300 ml fettarme Milch

1 kleiner Apfel

1 Banane

4 EL gehackte Nüsse (Walnusskerne, Haselnüsse, Mandeln)

etwas Honig, Ahornsirup oder Agavendicksaft zum Süßen

Haferflocken mit der Milch in einen Topf geben und bei mittlerer Hitze unter Rühren zu einem Brei kochen. Nun die Banane in dünne Scheiben schneiden, den Apfel raspeln und mit den Nüssen unter den Haferbrei heben. Ja nach gewünschter Konsistenz noch etwas Milch oder Wasser zugeben und nach Belieben süßen.

Wenn es mal schnell gehen muss: Haferflocken und Milch in eine mikrowellengeeignete Schüssel geben und für zwei Minuten in der Mikrowelle bei 900 Watt erhitzen. Kurz umrühren und eventuell noch mal für eine Minute in die Mikrowelle geben. Dann die restlichen Zutaten hinzugeben und genießen.

Nährwert pro Portion: ca. 600 kcal, 92 g Kohlenhydrate, 19 g Eiweiß, 17 g Fett

Vollkornbrötchen mit Ei-Kräuter-Quark und Gemüsesticks

Dieses Frühstück lässt sich ideal vorbereiten und in Vorratsdosen verpackt beispielsweise mit zum Arbeitsplatz nehmen. Wer bereits vor dem Frühstück trainiert hat, kann so seine Natriumspeicher gut wieder auffüllen. Die Kombination aus Kohlenhydraten und Eiweiß ist ideal, um die Glykogenspeicher aufzuladen und die strapazierte Muskulatur zu regenerieren. Der Ei-Kräuter-Quark lässt sich auch prima in einer größeren Menge zubereiten und am nächsten Tag als Beilage zu Pellkartoffeln verzehren. Für eine ordentliche Dosis biologische Wertigkeit – Sie wissen schon, oder?

Ein Tipp: Fragen Sie den Bäcker nach den genauen Inhaltsstoffen seiner Backwaren. Inhaltsstoffe von Lebensmitteln, insbesondere Allergene, müssen (seit Dezember 2014) generell ausgewiesen werden. Jeder Bäcker muss also eine entsprechende Liste parat haben. Vollkorn bedeutet natürlich nicht nur, dass das Brötchen voller Körner sein soll. Ein „Vollkorn"-Brötchen oder -Brot muss aus mindestens 90 Prozent Vollkornmehl hergestellt werden. Man sollte sich nicht durch die dunkle Färbung mancher Backwaren täuschen lassen. Gerade beim Discounter sind diese häufig mit Malzsirup dunkel gefärbt und der Anteil an tatsächlichem Vollkornmehl ist verschwindend gering. Probieren Sie doch auch mal Brötchen aus Dinkelmehl oder Brot aus ursprünglichen Getreidesorten wie Emmer, Kamut oder Einkorn.

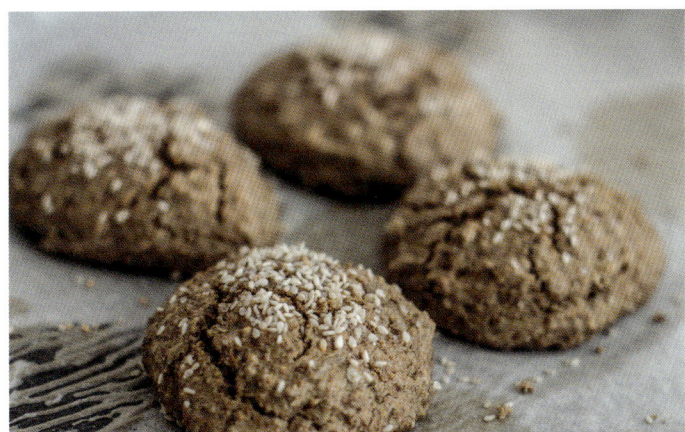

Für 2 Portionen

2 Vollkornbrötchen oder 4 Scheiben Vollkornbrot

2 hartgekochte Eier

¼ Bund Frühlingszwiebeln

250 g Magerquark

1 EL Leinöl

½ Becher saure Sahne (10 % Fett)

2 EL Sahne

je ½ Bund Schnittlauch und Petersilie

Salz, Pfeffer, Zitronensaft, eine Prise Zucker,

Paprikapulver

1 Paprika

1 Karotte

Frühlingszwiebeln und Schnittlauch in Ringe schneiden, die Petersilie fein hacken. Die Eier schälen, halbieren. Das Eigelb mit der Sahne vermengen und unter den Quark rühren. Das Eiweiß in kleine Würfel schneiden und beiseite stellen. Öl und saure Sahne nach und nach unter den Quark geben. Alles mit Salz, Pfeffer, Zitronensaft, Zucker und Paprikapulver abschmecken. Nun die Frühlingszwiebeln sowie die gehackten Kräuter dazugeben und zum Schluss das Eiweiß unterheben.

Dann die Paprika waschen, die Karotte schälen und jeweils in mundgerechte Streifen schneiden.

Die Brötchen halbieren und jede Hälfte mit dem Quark bestreichen. Die Gemüsesticks in den Quark dippen und dazu essen.

Nährwert pro Portion: ca. 600 kcal, 60 g Kohlenhydrate, 37 g Eiweiß, 23 g Fett

Urgetreide – Renaissance der alten Sorten

Vor Tausenden von Jahren gehörten Emmer, Dinkel, Einkorn und Kamut zu den gängigen Getreidesorten. Im Laufe der vergangenen Jahrzehnte wurden die Sorten durch den ertragreicheren Weizen, so wie wir ihn heute kennen, immer mehr verdrängt. Das Urgetreide geriet in Vergessenheit und erlebt erst seit einiger Zeit eine Renaissance. Seit wenigen Jahren gibt es Emmer und Einkorn wieder in Deutschland zu kaufen. Dinkel seit ungefähr 20 Jahren.

Einkorn enthält überdurchschnittlich viel Protein, Mineralstoffe und Carotinoide, insbesondere Lutein und Zeaxanthin, was dem Einkornmehl seine leicht gelbliche Farbe verleiht. Mit 30 Prozent ist vor allem der Ballaststoffanteil des Einkorns bemerkenswert.

Emmer ist ebenfalls sehr eiweißreich, eignet sich wegen seines kräftigen Geschmacks hauptsächlich für herzhafte Sauer- und Pizzateige. Der sogenannte Perl-Emmer eignet sich auch gut als Reis-Alternative, Emmerflocken geben Müslis den besonderen Kick und eine Extra-Portion Eisen, Magnesium und Zink.

Dinkel ist ein Nachfahre des Emmers und enthält im Gegensatz zu Weizen mehr Eiweiß, Magnesium und Zink. Die Struktur des Dinkelkorns ist lockerer als die des Weizens, weshalb es mittlerweile das beliebteste Korn für Backwaren ist. Es ist zudem leichter verdaulich und daher auch gut für Menschen geeignet, die an Verdauungsproblemen leiden.

Kamut, das vom wilden Emmer abstammt, enthält bis zu 40 Prozent mehr Eiweiß als herkömmlicher Weizen, dazu 35 Prozent mehr Magnesium und Zink. Zudem liefern 100 Gramm Kamut-Mehl 10 Gramm Ballaststoffe.

Rührei mit Tomaten, Zwiebeln und Schnittlauch auf geröstetem Vollkornbrot

Dieses Frühstück ist ideal nach einer ersten Trainingseinheit am Wochenende oder eine perfekte Basis am Morgen, wenn Sie am Nachmittag vorhaben, länger aufs Rad zu steigen. Es sättigt gut, liefert Kohlenhydrate und Eiweiß und lässt sich auch nach Belieben variieren. Die einfachen Zutaten finden sich meistens noch im Vorratsschrank beziehungsweise Sie können für das Rührei alles verwenden, was der Kühlschrank oder das Tiefkühlfach noch hergibt. Neben frischen Tomaten schmecken auch Brokkoliröschen, Schinken- oder Paprikastreifen. Frische Kräuter lassen sich übrigens wunderbar einfrieren, so haben Sie sie immer zur Hand.

Und wer sich einmal etwas gönnen will: Räucherlachs oder Shrimps passen perfekt in dieses Rührei und liefern eine zusätzliche Portion Eiweiß und Omega-3-Fettsäuren.

Für 2 Portionen
4 Eier
einen Schuss Milch
1 kleine Zwiebel
2 Tomaten
¼ Bund Schnittlauch
1 EL Öl
4 Scheiben Vollkornbrot
Salz, Pfeffer

Die Eier mit der Milch und einer Prise Salz und Pfeffer in einer Schüssel verquirlen. Die Zwiebeln fein würfeln, den Schnittlauch in Röllchen und die Tomaten in dünne Schiffchen schneiden.

Öl in einer beschichteten Pfanne erhitzen und die Zwiebeln darin glasig andünsten. Die Hitze reduzieren und die Eiermasse dazugeben. Leicht anstocken lassen, dann die Tomaten hinzugeben und unterrühren. Zum Schluss ⅔ des Schnittlauchs dazugeben. Parallel das Vollkornbrot toasten oder in einer Pfanne ohne Öl leicht anrösten. Das Rührei auf dem Vollkornbrot verteilen und den restlichen Schnittlauch darüber geben.

Nährwert pro Portion:
ca. 470 kcal,
47 g Kohlenhydrate,
25 g Eiweiß, 20 g Fett

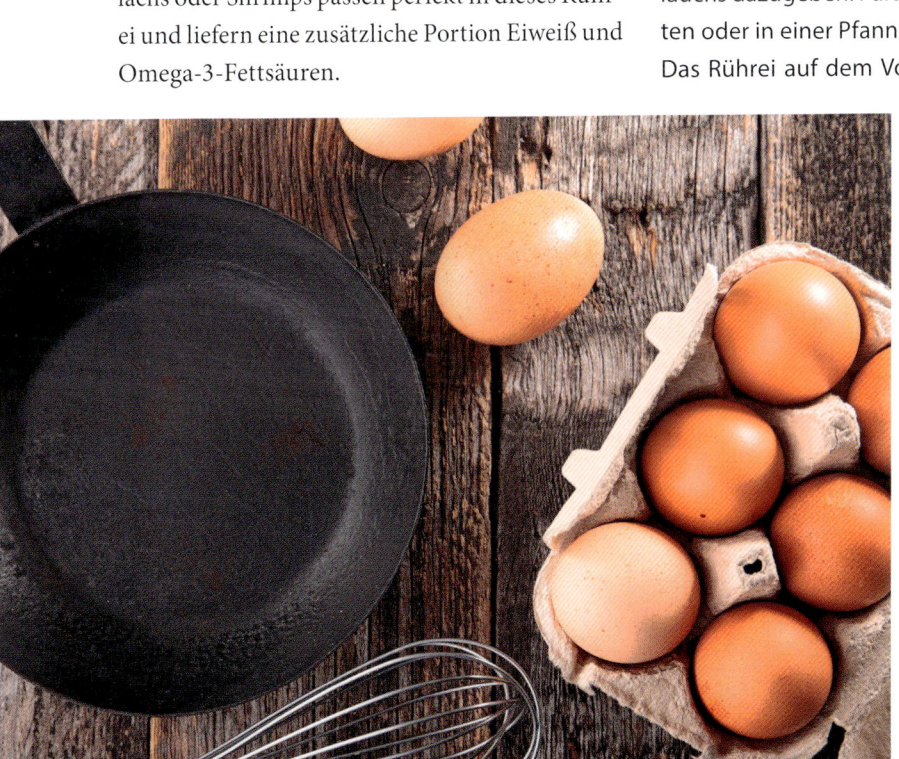

Mittagessen

Bunter Salat mit Hühnerbrust, Croûtons und Kräuter-Vinaigrette

Dieser Salat ist ein leichtes Mittagessen, das sich gut vorbereiten und auch am Arbeitsplatz verzehren lässt. Dafür einfach die Vinaigrette in ein Glas mit Schraubverschluss geben und kurz vor dem Essen mit dem Salat vermischen. Die Aus-

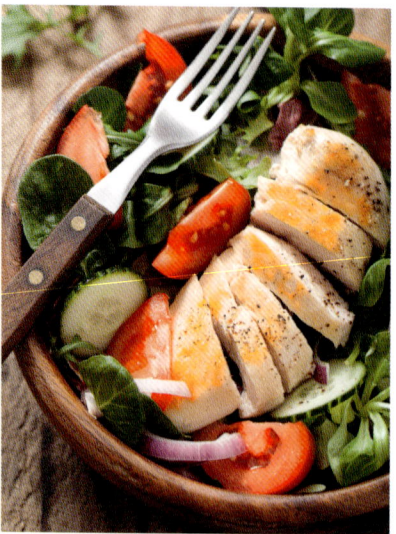

wahl der Zutaten können Sie je nach Appetit und Saison variieren. Im Sommer passen beispielsweise auch Melonenstücke oder Beeren perfekt zum Hühnchen. Im Herbst und Winter geben Chicorée und Mandarinen eine besondere Note. Nehmen Sie nur bitte den Namen des Rezepts wörtlich – „bunt" sollte der Salat sein, denn so ist das Spektrum an enthaltenen Vitaminen und Mineralstoffen am breitesten.

Und wenn es ein bisschen mehr sein darf: Ein hartgekochtes Ei passt ebenso wunderbar wie etwas Couscous. Instant-Couscous ist in wenigen Minuten fertig und kann einfach mit den Gemüsewürfeln vermengt und über den Salat gegeben werden.

Für 2 Portionen

2 Hühnerbrustfilets à 120 g
4 Handvoll geputzter grüner Salat
1 gelbe Paprika
2 Tomaten
⅓ Gurke
1 Handvoll Sprossen (Mungbohnen, Alfalfa, Brokkoli, Rauke etc.)
2 Scheiben Toastbrot
1 EL Olivenöl
frische Kräuter (Petersilie, Schnittlauch, Kerbel, Majoran, Basilikum)
1 kleine Schalotte
1 EL Rotweinessig
3 EL Leinöl
eine Prise Zucker oder etwas Honig
Salz, Pfeffer

Für die Kräuter-Vinaigrette die Schalotte fein hacken und mit Essig, Salz und Pfeffer nach Belieben in einer Schüssel vermengen. Dann langsam das Leinöl unterrühren. Den geputzten Salat in eine Schüssel geben, Paprika, Tomaten und Gurken in grobe Würfel schneiden und die Sprossen darüber geben. Das Toastbrot in Würfel schneiden und in einer Pfanne mit dem Olivenöl knusprig braten. Wenn die Croûtons goldgelb sind, auf einem Küchenpapier abtropfen lassen. Die Hühnerbrüste waschen, trocken tupfen und salzen und pfeffern. Anschließend in einer Pfanne von beiden Seiten braten, bis das Fleisch gar ist. Nun die Kräuter unter den Salat mischen, mit der Vinaigrette vermengen und auf einen Teller geben. Die Hühnerbrust in Streifen schneiden und mit den Croûtons darüber geben.

Nährwert pro Portion: ca. 440 kcal, 25 g Kohlenhydrate, 33 g Eiweiß, 22 g Fett

Mediterrane Fischsuppe

Diese Suppe schmeckt herrlich nach Mittelmeer und ist eine wahre Eiweißbombe. Je nachdem welches Fischfilet Sie verwenden, liefert es neben Eiweiß auch noch viele Omega-3-Fettsäuren (Thunfisch, Makrele, Lachs, Sardine). Ohne zusätzliche Beilage ist die Suppe ein sehr leichtes Gericht, das nicht schwer im Magen liegt und optimal ist, wenn am Abend noch eine längere Trainingseinheit ansteht. Wenn Sie großen Hunger haben, können Sie die Mahlzeit durch etwas Vollkornbaguette oder geröstetes Vollkornbrot ergänzen. Oder Sie erhöhen einfach den Kartoffelanteil in der Suppe ein wenig.

Für 2 Portionen

500 g Fischfilet (ideal sind Hecht, Kabeljau, Steinbutt oder Lachs)

150 g Shrimps oder Garnelen

½ Zitrone

100 g Kartoffeln (festkochend)

100 g Karotten

100 g geschälte Tomaten aus der Dose

1 ½ Zwiebeln

1 Knoblauchzehe

½ Bund Petersilie, gehackt

3 EL Olivenöl

Salz, Pfeffer

Den Fisch waschen, trocken tupfen, in mundgerechte Stücke schneiden und in einer Schüssel mit dem Zitronensaft beträufeln. Alles für circa 20 Minuten im Kühlschrank marinieren lassen. In der Zwischenzeit die Kartoffeln, Karotten und Zwiebeln schälen und in kleine Stücke schneiden. Die Tomaten grob würfeln und in ihren Saft zurückgeben. Den Knoblauch schälen und fein hacken. Das Olivenöl in einen Topf geben und erhitzen. Die Kartoffeln, Karotten und Zwiebeln dazugeben und leicht andünsten. Die Tomaten mit dem Saft sowie den Knoblauch hinzugeben. Mit 750 Milliliter Wasser auffüllen und mit Salz und Pfeffer würzen. Alles zugedeckt für 30 Minuten bei mittlerer Hitze köcheln lassen. Nun die Fischfilets mit dem Zitronensaft hinzugeben und alles für weitere 15 Minuten gar ziehen lassen. Zum Schluss noch die Shrimps oder Garnelen sowie die Petersilie hinzugeben, kurz aufkochen lassen und mit Salz, Pfeffer und Zitronensaft abschmecken.

Nährwert pro Portion: ca. 500 kcal, 14 g Kohlenhydrate, 68 g Eiweiß, 18 g Fett

Mangoldnudeln mit Putenbrust

Dieses Gericht macht richtig satt und glücklich und füllt nach einer langen Trainingseinheit die Glykogenspeicher wieder auf. Wenn Sie gerade keinen Mangold zur Hand haben, eignet sich auch (tiefgekühlter) Blattspinat hervorragend. In dem Fall den frischen Blattspinat einfach wie Mangold verarbeiten beziehungsweise die Tiefkühlware auftauen lassen, ausdrücken und weiterverarbeiten. Wenn Sie keine Vollkornnudeln mögen, können Sie natürlich auch reguläre Hartweizennudeln verwenden. Allerdings liefern diese weniger Ballaststoffe. Probieren Sie auch mal Dinkelnudeln: Diese schmecken weniger kräftig als Vollkornnudeln und haben trotzdem einen höheren Anteil an Eiweiß, Ballast- und Mineralstoffen.

Für 2 Portionen

200 g Vollkornnudeln, roh
(Penne, Fusilli, Rigatoni)

2 Putenbrustfilets à 100 g

6 Blätter Mangold, ca. 400 g

1 ½ rote Paprika

1 Knoblauchzehe

1 kleine Zwiebel

2 EL Olivenöl

50 ml Sahne

2 EL Crème fraîche mit Kräutern

2 Messerspitzen Hühnerbrühe

Salz, Pfeffer

Die Putenbrust waschen, trocken tupfen und in mundgerechte Stücke schneiden. Zwiebel und Knoblauch fein hacken, die Paprika waschen, entkernen und in grobe Würfel schneiden. Nun die Mangoldblätter waschen und die Enden herausschneiden. Anschließend die Blätter halbieren und in feine Streifen schneiden. Zeitgleich einen Topf mit Wasser zum Kochen bringen, Salz hinzugeben und die Nudeln darin gar kochen. Olivenöl in einer Pfanne erhitzen, Zwiebeln und Knoblauch darin andünsten. Dann die Putenbrust dazugeben und alles zehn Minuten goldbraun braten. Nun die Paprika sowie den Mangold mit einer Prise Salz und Pfeffer dazugeben und alles für weitere sechs Minuten garen. Nudeln abgießen, in die Pfanne geben und alles gut vermischen. Zum Schluss Crème fraîche, Sahne und das Brühpulver unterrühren und für drei Minuten erhitzen.

Nährwert pro Portion: ca. 750 kcal, 75 g Kohlenhydrate, 45 g Eiweiß, 28 g Fett

Abendessen

Nussiger Hackfleisch-Gemüse-Topf mit Vollkornreis

Dieser deftige Eintopf hat durch die Erdnüsse eine leicht asiatische Note. Um diese noch zu intensivieren, können ein paar Ananasstücke mitgekocht oder anstelle von Salz etwas Soja- oder Worcestersoße verwendet werden. Wer keinen Vollkornreis mag, kann natürlich auch Langkornreis verwenden. Auch Kartoffeln sind eine gute, sättigende und kohlenhydratreiche Beilage, die zudem viel Kalium liefern. Bei der Kartoffelvariante würde ich persönlich aber keine Ananas dazugeben.

Für 2 Portionen

120 g roher Vollkornreis

240 g mageres Rinderhack

2 Knoblauchzehen

1 Zwiebel

200 g grüne Bohnen

400 g Tomaten

1 gelbe Paprika

1 kleine Zucchini

1 EL Erdnussbutter

2 EL gehackte Erdnüsse

1 Chilischote

1 TL Thymian

1 gute Prise Piment

1 EL Sesam- oder Olivenöl

2 Messerspitzen Gemüsebrühe

Salz, Pfeffer

Zucchini, Tomaten, Paprika und grüne Bohnen waschen, trocken tupfen. Nun das Gemüse inklusive Zwiebel in Stücke schneiden. Knoblauch schälen und zusammen mit der Chilischote fein hacken. Das Öl in einem Topf erhitzen und die Zwiebel mit Knoblauch und Chili darin anschwitzen. Dann das Hackfleisch dazugeben und für circa acht Minuten braten. Anschließend das Gemüse hinzugeben und alles mit Gemüsebrühe, Thymian, Piment, Salz und Pfeffer würzen. Alles rund zwei Minuten kochen lassen und 100 Milliliter Wasser dazugeben. Alles für 15–20 Minuten köcheln lassen und bei Bedarf noch etwas Wasser angießen. In der Zwischenzeit den Reis kochen. Zuletzt Erdnussbutter und die gehackten Erdnüsse unter das Hackfleisch rühren. Noch einmal kurz aufkochen und mit dem Reis servieren.

Nährwert pro Portion: ca. 650 kcal,
65 g Kohlenhydrate, 50 g Eiweiß, 20 g Fett

Ofengemüse mit Basilikum-Dip und Rindersteak

Hier gilt: Aufs Blech kommt, was schmeckt! Tolle Varianten sind beispielsweise Karotten, Fenchel, grobe Zwiebelspalten oder Rote Beete. Einen besonderen Kick bekommt das Ofengemüse, wenn Sie es nach dem Garen mit ein paar Spritzern weißem Balsamico-Essig würzen und ein paar frische Rucola-Blätter unterheben. Das Rindersteak lässt sich natürlich auch durch ein Putensteak oder Hühnerbrustfilet ersetzen, allerdings enthält weißes Fleisch weniger Eisen, das gerade für Athletinnen besonders wichtig ist.

Für 2 Portionen

2 Rindersteaks à 120 g

500 g Kartoffeln

150 g Zucchini

150 g Champignons

100 g Cocktailtomaten

60 ml Gemüsebrühe

1 ½ EL Olivenöl

1 Zweig Rosmarin

½ Bund Basilikum

100 g saure Sahne (10 % Fett)

150 g Joghurt

Salz, Pfeffer

Den Backofen auf 200 Grad vorheizen. Die Kartoffeln schälen und in Stücke schneiden. Auf ein tiefes Backblech geben, mit Salz und Pfeffer würzen und mit dem Öl beträufeln. Mit Rosmarin-Nadeln bestreuen und für 30 Minuten im Ofen garen. Zwischenzeitlich die Zucchini in Stücke schneiden und am Ende der Garzeit mit den Pilzen zu den Kartoffeln geben. Alles für weitere 15 Minuten garen lassen. Nun die Tomaten mit der Brühe zum Gemüse geben und noch einmal fünf Minuten garen. Das Gemüse mit Salz und Pfeffer würzen. Während das Gemüse gart, den Basilikum fein hacken, mit saurer Sahne und Joghurt verrühren und mit Salz und Pfeffer abschmecken. Außerdem die Rindersteaks in einer Pfanne von beiden Seiten scharf anbraten, aus der Pfanne nehmen und ein paar Minuten mit Alufolie abgedeckt ruhen lassen. Gemüse mit dem Steak anrichten und den Basilikum-Dip separat dazu reichen.

Nährwert pro Portion: ca. 575 kcal,
45 g Kohlenhydrate, 50 g Eiweiß, 21 g Fett

Spinat-Lachs-Lasagne

Typische Lasagne vom Italiener ist ein richtiges Schwergewicht. Deftiges Hackfleisch, dazu eine üppige Béchamel-Soße und mit einer Extra-Portion Käse überbacken. Lecker, keine Frage – aber außer viel gesättigten Fettsäuren, etwas Eiweiß und kurzkettigen Kohlenhydraten ist nicht viel enthalten. Diese Spinat-Lachs-Lasagne ist eine deutlich leichtere Alternative, ideal für Triathle-

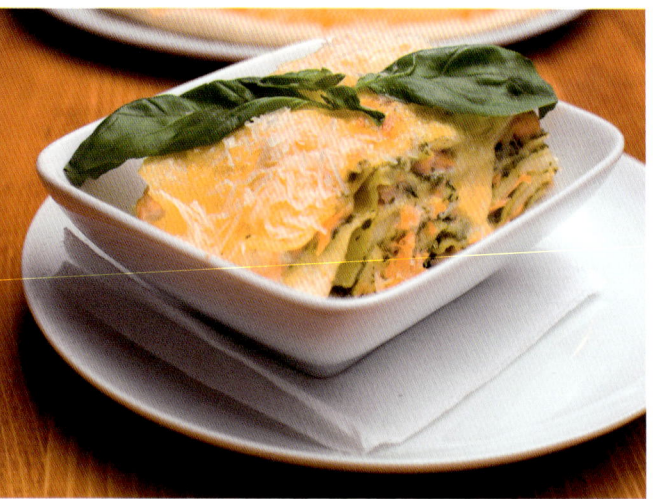

ten. Der Lachs liefert wertvolle Omega-3-Fettsäuren, der Spinat Eisen und Vitamine. Um die gesättigten Fettsäuren im Rezept zu reduzieren, sollte man fettarme Milchprodukte verwenden. Die Lasagne gelingt natürlich auch in der vollfetten Variante, aber dadurch wird sie logischerweise etwas mächtiger.

Kleiner Tipp: Edamer ist von Natur aus ein verhältnismäßig fettarmer Käse (30 Prozent Fett in der Trockenmasse), der sich auch gut zum Überbacken eignet.

Für 2 Portionen

400 g Rahmspinat (TK)

400 g Tomaten

8 Lasagneplatten

250 g Lachs

200 ml Milch

100 ml Sahne zum Kochen (7 % Fett)

1 kleine Zwiebel

1 Knoblauchzehe

1 TL Gemüsebrühe

40 g geriebener Gouda (16 % Fett absolut)

Salz, Pfeffer

Den Ofen auf 180 Grad (Umluft) vorheizen. Die Tomaten waschen und würfeln, die Zwiebeln sowie den Knoblauch schälen und hacken. Den Lachs waschen, trocken tupfen und in grobe Stücke schneiden. Den Spinat in einem Topf erwärmen. Nun die Zwiebeln und den Knoblauch in einem Topf mit etwas Olivenöl anschwitzen, die Tomatenstücke hinzugeben und fünf Minuten köcheln lassen. Anschließend Milch, Sahne, Gemüsebrühe sowie den Lachs in den Topf geben und mit Salz und Pfeffer würzen. Eine Auflaufform mit vier Lasagneplatten auslegen. Darauf die Tomaten-Lachs-Soße geben. Darauf wieder vier Lasagneplatten legen. Nun den Spinat darauf schichten. Die Lasagne mit dem Gouda bestreuen und für circa 40 Minuten im Ofen backen.

Nährwert pro Portion: ca. 650 kcal,
65 g Kohlenhydrate, 51 g Eiweiß, 18 g Fett

Low Carb

Wenn es ums Abnehmen geht, ist die Low-Carb-Ernährung mittlerweile fast schon ein Klassiker. Auch Studien zeigen, dass Diätwillige mit einer Ernährung, die viel Eiweiß und Fett, aber wenig Kohlenhydrate enthält, leichter an Gewicht verlieren als diejenigen, die an Fett sparen. Doch ums Abnehmen soll es hier ja nicht gehen, sondern um Leistungsfähigkeit in Training und Wettkampf. Und in diesem Zusammenhang klingt die Entscheidung für eine Low-Carb-Ernährung zunächst vielleicht etwas grotesk. Schließlich sind Kohlenhydrate der Treibstoff der Muskulatur – und ohne Kohlenhydrate ist der Körper nicht in der Lage, hart und ausdauernd zu arbeiten. Oder etwa doch?

Das Prinzip Low Carb versteckt sich hinter unterschiedlichen Namen: Manche sagen lieber Paleo dazu, andere nennen es Steinzeitkost. Zugegeben, die Konzepte unterscheiden sich durchaus in einigen Details, vor allem, was den Verzehr von Milchprodukten betrifft. Grundsätzlich stehen aber bei allen die Kohlenhydrate auf der schwarzen Liste.

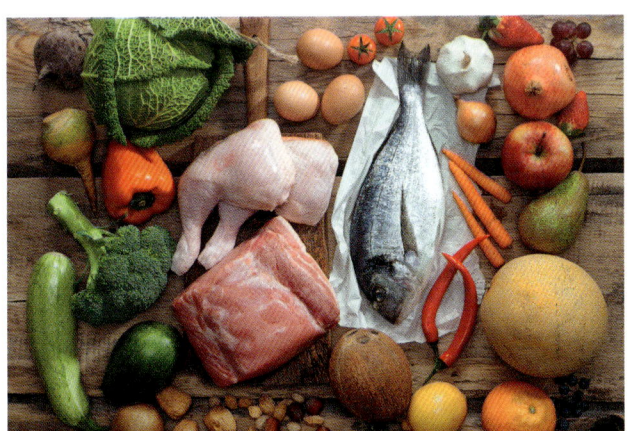

Ohne Kohlenhydrate zu einem höheren Leistungsniveau?

Was passiert nun bei kohlenhydratarmer Ernährung im Körper? Der menschliche Organismus ist auf Überleben getrimmt. Die Energie, die er zur Aufrechterhaltung aller lebensnotwendigen Körperfunktionen benötigt, bezieht er am liebsten aus Kohlenhydraten. Stehen die allerdings nicht zur Verfügung, muss eine andere Quelle erhalten – und das ist Fett. Zum einen nutzt der Körper die Fettkalorien, die bei einer kohlenhydratarmen Ernährung über die Nahrung zugeführt werden, zum anderen kann er auf die körpereigenen Fettdepots zurückgreifen. Diese sind bei einem gesunden Menschen nahezu unerschöpflich. Mehr als 40.000 Kilokalorien, gespeichert in Form von Fett, trägt jeder von uns tagtäglich mit sich herum. Noch mal kurz zur Erinnerung: Die Kohlenhydratreserven liegen bei nur 2.000 Kilokalorien. Der Abbau von Fett aus den Polstern an Hüfte, Po, Oberschenkeln und Bauch funktioniert allerdings nicht, wenn Insulin im Blut ist. Genau das ist der Gedanke, warum ein übermäßiger Konsum von Kohlenhydraten zu Übergewicht beziehungsweise der Verzicht darauf zur Gewichtsabnahme führen soll.

Aus sportwissenschaftlicher Sicht gibt es noch einen weiteren Aspekt, warum Low Carb durchaus seine Berechtigung hat. Fehlen dem Körper jegliche Kohlenhydratquellen, lernt er seine Energie effektiv aus Fett zu beziehen – und das Gelernte behält er bei. Das ist das Prinzip des Nüchtern- beziehungsweise Fettstoffwechseltrainings. Auf muskulärer Ebene führt ein häufiges Training ohne Kohlenhydratzufuhr dazu, dass die Anzahl der Mitochondrien in den Muskelzellen zunimmt. Mitochondrien sind ja die Kraftwerke der Zellen. Und je mehr Mitochondrien die Muskeln besitzen, desto besser ist der Fettstoffwechsel und damit die aerobe Kapazität, also die Ausdauer.

Ganz vereinfacht könnte man den sportlichen Vorteil einer kohlenhydratarmen Ernährung so zusammenfassen:

Training ohne Kohlenhydrate
= mehr Mitochondrien
= höhere Leistung in Training und
   Wettkampf

Geben Sie Ihrem Körper Zeit

Die Bildung von mehr Mitochondrien funktioniert allerdings nicht von heute auf morgen. Dementsprechend dauert es auch einige Zeit, bis sich der Körper effizient auf die Verstoffwechselung von Fetten umgestellt hat. Mindestens drei Wochen ohne Kohlenhydratzufuhr – beziehungsweise mit einer Kohlenhydratzufuhr von maximal 50 Gramm pro Tag – müssen Sie ein-

planen, bis Ihr Körper gelernt hat, Fett effektiv als Energiequelle heranzuziehen. Diese Umstellungsphase ist in erster Linie für die Organe wichtig, die eigentlich von Glukose abhängig sind: das Gehirn und die Blutzellen. Sie können die Fettsäuren, die aus den Depots freigesetzt werden, nicht direkt verwerten. Zuerst müssen die Fettsäuren in der Leber in sogenannte Ketone umgebaut werden. Diese können dann nach einer Zeit gut von Gehirn sowie Blutzellen zur Energiegewinnung herangezogen werden. Diese Anpassungsphase nennt man Ketoadaption und sie dauert wie erwähnt durchschnittlich mindestens drei Wochen.

Diese zeitlich doch recht lange Anpassungsphase ist genau der Grund, warum viele Menschen eine Low-Carb-Ernährung als „schwierig" oder schlecht durchzuhalten ansehen. In den ersten Wochen meldet das Gehirn beinahe permanent das Signal der Unterversorgung. Sie fühlen sich müde, ausgelaugt, können sich nicht konzentrieren und schlafen schlecht. Tatsächlich ist die Theorie, dass durch Low Carb die Bildung von mehr Mitochondrien bewirkt werden kann und somit eine kohlenhydratarme Ernährung leistungssteigernd wirkt, wissenschaftlich nicht belegt. Wenn Sie sich dazu entschließen, würde ich Ihnen empfehlen, vorab einen Sportmediziner aufzusuchen und sich einer Leistungsdiagnostik zu unterziehen. So haben Sie den Status quo festgehalten und ein möglicher Erfolg einer kohlenhydratfreien Ernährung wird im Anschluss messbar.

Je länger die Distanzen sind, auf denen Sie unterwegs sind, desto stärker können Sie theoretisch von einer Low-Carb-Kost profitieren, denn umso

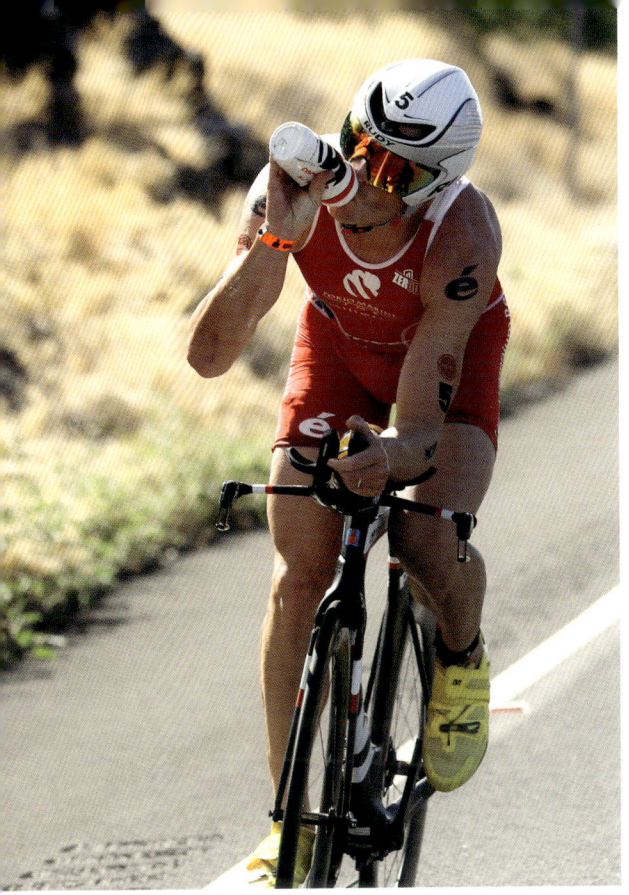

Essen gemäß des Trainingsplans

Wie sieht eine an den Trainingsplan angepasste Low-Carb-Ernährung konkret aus? An Trainingstagen nehmen Sie je nach Intensität des Trainings Kohlenhydrate zu sich. Ruhe- und Regenerationstage kommen beispielsweise mit sehr wenigen Kohlenhydraten aus. Ihren restlichen täglichen Kalorienbedarf sollten Sie grundsätzlich durch stärkearmes Gemüse, zuckerarmes Obst, Milchprodukte, Fleisch und Fisch decken.

Ruhe- oder Regenerationstage und Grundlagentraining

An Tagen, an denen Sie entweder ruhen, nur eine Regenerationseinheit absolvieren oder im Grundlagenbereich trainieren, verzehren Sie nicht mehr als 50 bis 70 Gramm Kohlenhydrate pro Tag. Das trainiert den Fettstoffwechsel optimal. Und bei ruhigen Einheiten werden schließlich keine großen Mengen an Kohlenhydraten zur Regeneration benötigt.

Trainingstage mit moderater Belastung

Je intensiver die Einheiten werden, desto mehr Kohlenhydrate sollten Sie auch zu sich nehmen. An einem durchschnittlichen Trainingstag von einer bis maximal zwei Stunden dürfen es 80 bis 120 Gramm Kohlenhydrate sein. Verzehren Sie einen Großteil der erlaubten Menge idealerweise im zeitlichen Zusammenhang mit der Trai-

wichtiger wird für Sie ein gut trainierter Fettstoffwechsel. Und es gibt tatsächlich einige Profitriathleten, die sich erfolgreich nach dem Low-Carb-Konzept ernähren. Die meisten von ihnen verfolgen das Prinzipt „Train Low – Race High“. Konkret bedeutet das: Sie nehmen im Trainingsalltag und in der direkten Vorbereitung auf ein Rennen wenig Kohlenhydrate zu sich, greifen am Renntag und im Wettkampf selbst jedoch auf Kohlenhydrate zurück. Das Prinzip lässt sich noch etwas modifizieren, beispielsweise durch eine Mengenanpassung der verzehrten Kohlenhydrate an den Trainingsplan, um ein optimales Trainingsziel zu erreichen. Eine Strategie, die nicht nur leistungsfördernd sein kann, sondern sich im Alltag deutlich einfacher umsetzen und vor allem durchhalten lässt.

ningseinheit mit der höchsten Belastung. Wenn Sie also morgens eine ruhige, längere Schwimmeinheit geplant haben und abends noch einen Lauf mit kurzen Intervallen, essen Sie die Kohlenhydrate kurz vor und während des Lauftrainings. Der Grund: Sportliche Belastung wirkt ähnlich wie Insulin. Wenn Sie die Kohlenhydrate also kurz vor und während des Trainings verzehren, ist die Insulinausschüttung geringer, als wenn Sie die gleiche Menge Kohlenhydrate in Ruhe essen würden. Und je geringer die Insulinmenge im Blut ist, desto besser kann der Fettstoffwechsel arbeiten. Außerdem erzielen Sie mit dieser Taktik noch einen zweiten Effekt: Sie bringen Ihrem Magen-Darm-System bei, auch unter Belastung Kohlenhydrate aufzunehmen. Etwas, das Sie später im Rennen dringend brauchen.

Hochintensive Einheiten und Vorbereitungswettkämpfe

An Tagen mit überdurchschnittlich intensiver Belastung, also besonders langen Trainingseinheiten von mehr als drei Stunden am Tag oder hochintensiven Einheiten wie Vorbereitungswettkämpfen, ist die zugeführte Kohlenhydratmenge am höchsten. 130 bis 200 Gramm Kohlenhydrate können insgesamt an diesen Tagen verzehrt werden – wieder im zeitlichen Zusammenhang mit der sportlich höchsten Belastung des Tages.

Wie bereits erwähnt dauert es einige Zeit, bis sich Ihr Körper an die neue Ernährungssituation gewöhnt hat. Die Zeit sollten Sie sich und Ihrem Organismus unbedingt geben. Wenn Sie sich für das

Low-Carb-Prinzip entschieden haben oder es ausprobieren wollen, arbeiten Sie sich schrittweise an die empfohlenen Kohlenhydratangaben heran. Versuchen Sie im ersten Schritt vielleicht, hochverarbeitete Kohlenhydratquellen zu reduzieren. Damit sind Produkte aus Auszugsmehlen, Süßigkeiten, Kuchen und süße Brotaufstriche gemeint. Diese enthalten sehr viele einfache Kohlenhydrate und in der Regel sowieso keine weiteren Nährstoffe, die der Körper dringend braucht. Versuchen Sie Ihren Kohlenhydratbedarf stattdessen durch naturbelassene Lebensmittel wie Kartoffeln, Hülsenfrüchte oder auch Reis zu decken. Je angepasster Ihr Stoffwechsel und Organismus ist, desto mehr können Sie auch die stärkehaltigen Gemüsesorten streichen und durch nicht-stärkehaltige Varianten ersetzen. Eine Übersicht über den Kohlenhydratgehalt verschiedenster Gemüse- und Getreidesorten finden Sie in der Tabelle. Am Anfang ist es sicherlich hilfreich, die Kohlenhydratmengen genau zu berechnen. Mit der Zeit sind Ihnen die Kohlenhydratgehalte der in Ihrem Speiseplan üblichen Lebensmittel sicherlich so geläufig, dass Sie keinen Taschenrechner mehr benötigen, um Ihre Mahlzeiten zu planen.

Gerade der Verzicht auf Brot, Nudeln und Reis hält viele davon ab, sich für dieses Ernährungskonzept zu entscheiden. Doch zum Glück essen die Augen mit – und der Geschmackssinn lässt sich ein bisschen austricksen. Denn auch Gemüse kann aussehen wie Nudeln oder Reis und sogar ein Marmeladenbrot kann „Low Carb" sein. Glauben Sie nicht? Dann seien Sie mal gespannt. Ich wünsche schon einmal viel Spaß beim Ausprobieren!

Kohlenhydratgehalt verschiedener Lebensmittel pro 100 Gramm

Industriell hergestellte Produkte

Zucker (Glukose, Fruktose, Laktose, Saccharose)	100 g
Nudeln (Hartweizen, ungekocht)	87 g
Glasnudeln	83 g
Cornflakes	80 g
Salzstangen	75 g
Muffins	75 g
Zwieback	73 g
Marmelade	71 g
Gummibärchen	71 g
Agavensirup	70 g
Ahornsirup	66 g
Kekse	60 g
Rührkuchen	58 g
Weißbrot	55 g
Popcorn	55 g
Schokolade	55 g
Orangensaft	47 g
Müsliriegel	44 g
Kartoffelchips	40 g
Pumpernickel	37 g
Bagel	20 g
Kartoffelpüree	13 g
Limonade	12 g

Vollkorngetreide

Natur-Basmatireis	76 g
Naturreis	73 g
Wildreis	73 g
Buchweizen	71 g
Dinkel	70 g
Weizen	67 g
Kamut	67 g
Couscous	63 g
Quinoa	61 g
Roggen	61 g
Hafer	60 g

Stärkehaltige Gemüsesorten

Linsen	52 g
Esskastanien	41 g
Kichererbsen	41 g
weiße Bohnen	40 g
Kidneybohnen	37 g
Süßkartoffeln	24 g
Yamswurzeln	22 g
Kartoffeln	15 g

Nicht-stärkehaltige Gemüsesorten

Soja	5 g
Weißkohl	4 g
Kohlrabi	4 g
Wirsing	4 g
Rosenkohl	3 g
Lauch	3 g
Rotkohl	3 g
grüne Bohnen	3 g
Schalotten	3 g
Paprika	3 g
Fenchel	3 g
Tomaten	3 g
Artischocken	3 g
Aubergine	3 g
Brokkoli	3 g
Blumenkohl	2 g
Sellerie	2 g
Zucchini	2 g
Spargel	2 g
Radieschen	2 g
Rettich	2 g
Gurke	2 g
Oliven	2 g
Sauerkraut	2 g
Rhabarber	1 g
Grünkohl	1 g
grüner Salat	1 g
Bambussprossen	<1 g
Mangold	<1 g
Champignons	<1 g
Spinat	<1 g
Avocado	<1 g

Obst

Banane (getrocknet)	75 g
Datteln (getrocknet)	65 g
Rosinen	64 g
Apfel (getrocknet)	57 g
Feigen (getrocknet)	54 g
Datteln (frisch)	37 g
Banane (frisch)	21 g
Granatapfel	17 g
Kaki	17 g
Mirabellen	16 g
Weintrauben	15 g
Kirschen	13 g
Feigen (frisch)	13 g
Mango	13 g
Ananas	12 g
Birne	12 g
Honigmelone	12 g
Nektarine	12 g
Apfel (frisch)	11 g
Mandarinen	10 g
Pflaumen	10 g
Grapefruit	9 g
Aprikosen	9 g
Stachelbeeren	9 g
Orange	8 g
Brombeeren	6 g
Heidelbeeren	6 g
Johannisbeeren	6 g
Physalis	6 g
Erdbeeren	5 g
Wassermelone	5 g
Himbeeren	5 g
Papaya	2 g

Rezeptvorschläge für den Trainingsalltag

Frühstück

Omelette mit Tomate und Rucola

Omelette oder Rührei ist der Klassiker unter den Low-Carb-Gerichten. Das Schöne daran: Auch hier sind Ihrer Fantasie keine Grenzen gesetzt. Ob vegetarisch mit frischen Tomaten wie in diesem Rezept oder mit Schinken, Käse oder Lachs – erlaubt ist, was schmeckt! Und wenn Sie richtig

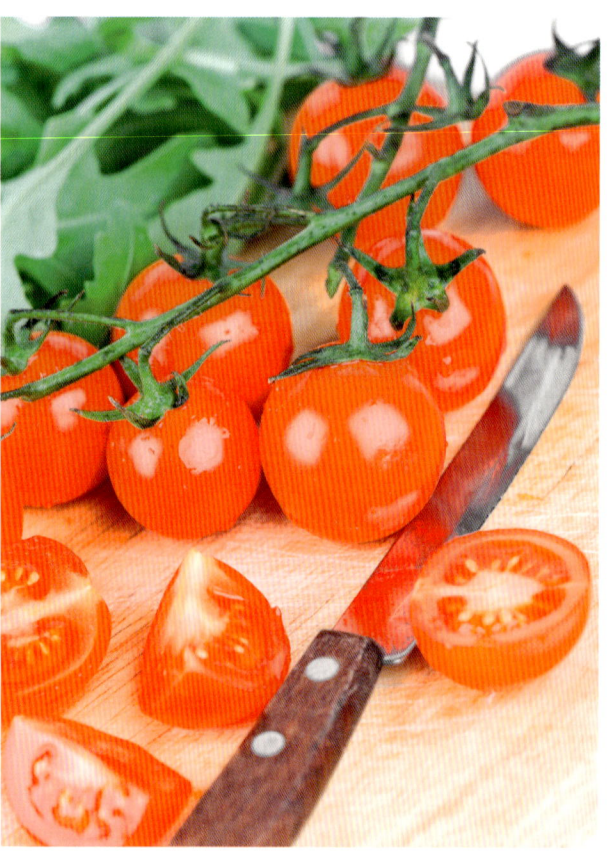

viel Hunger haben, können Sie auch ein Ei mehr pro Person verwenden oder genießen eine Scheibe Low-Carb-Brot (siehe Seite 71f.) dazu.

Für 2 Portionen
6 Eier
1 Handvoll Rucola
8 Cocktailtomaten
3 Frühlingszwiebeln
Salz und Pfeffer
1 EL Butter

Eier in einer Schüssel aufschlagen und mit Salz und Pfeffer verquirlen. Rucola und Tomaten waschen und abtrocknen. Den Rucola in mundgerechte Stücke zupfen, die Tomaten jeweils in drei Scheiben schneiden. Frühlingszwiebeln waschen, putzen und in feine Röllchen schneiden. Rucola, Frühlingszwiebeln und Tomaten zu den Eiern geben und vorsichtig vermischen. ½ EL Butter in einer Pfanne erhitzen und die Hälfte der Eiermasse vorsichtig braten. Wenden und zu Ende garen. Das zweite Omelette ebenso zubereiten.

Nährwert pro Portion: ca. 350 kcal, 4 g Kohlenhydrate, 25 g Eiweiß, 26 g Fett

Eiweiß-Pfannkuchen

Wer nicht schon morgens Gemüsesuppe oder Salat essen mag und von Omelette und Rührei bereits etwas übersättigt ist, für den sind diese Pfannkuchen eine tolle Alternative. Sie schmecken frisch aus der Pfanne, können aber auch kalt genossen werden. Je nachdem welches Eiweißpulver Sie als Mehlersatz verwenden, ergeben sich auch verschiedene Geschmacksvarianten. Sehr lecker schmecken Vanille und Schokolade, aber auch Kaffee oder Kokos eignen sich ideal. Molkeneiweiß lässt sich vom Körper am besten verwerten, aber das Rezept funktioniert mit Mehr-Komponenten-Eiweiß, Weizeneiweiß oder Soja natürlich ebenso.

Für 2 Portionen

2 Eier

2 gehäufte EL Magerquark

30 g Eiweißpulver

3 EL gemahlene Mandeln

1 TL Backpulver

25 ml Milch

flüssiger Süßstoff / Stevia oder Streusüße nach Geschmack

Eiweißpulver, Mandeln und Backpulver in einer Schüssel verrühren. Anschließend Eier, Magerquark und Milch hinzufügen und alles mit einem Handrührgerät zu einem glatten Teig verrühren. Zum Schluss Süßstoff nach Geschmack unterheben. Nun eine beschichtete Pfanne mit etwas Öl auf höchster Stufe erhitzen, Temperatur deutlich reduzieren und etwa 30–60 Sekunden später mit einer Kelle etwas Teig in die Pfanne geben. Wenn sich erste Blasen bilden, den Pfannkuchen wenden und auch auf der anderen Seite goldbraun braten. Unbedingt die Hitze reduziert halten und nicht zu heiß braten, sonst verbrennen die Pfannkuchen schnell.

Nährwert pro Portion: ca. 227 kcal, 4 g Kohlenhydrate, 30 g Eiweiß, 15 g Fett

Low-Carb-Brot mit Chia-Beeren-Marmelade

Brot mit Marmelade passt nicht zu einer Low-Carb-konformen Ernährung? Von wegen! Allerdings enthält Obst von Natur aus Zucker, weshalb es bei strikten „Low Carbern" etwas verpönt ist. Der Kohlenhydratgehalt von Beerenfrüchten, Papaya oder Rhabarber hält sich aber durchaus in Grenzen. Die Früchte punkten dafür mit einer ordentlichen Portion Vitamine sowie sekundären Pflanzenstoffen.

Die Chia-Marmelade wird nicht wie üblich mit Gelierzucker gekocht, sondern mithilfe von Chia-Samen angedickt. Dadurch wird sie „Low Carb", ist allerdings auch nur für einige Tage im Kühlschrank haltbar. Am besten bevorraten Sie sich mit Tiefkühl-Beeren oder frieren selbst frische Sommerfrüchte für Herbst und Winter ein. Diese einfach kurz vor der Zubereitung auftauen lassen und weiterverarbeiten. Wem die Marmelade pur zu sauer ist, kann natürlich mit einem Süßungsmittel seiner Wahl nachsüßen.

Das Brot besteht aus Zutaten, die Sie in jedem Supermarkt bekommen und enthält rund 80 Prozent weniger Kohlenhydrate als normales Mischbrot. Zusätzlich sind durch die Zugabe von Weizenkleie und Leinsamen 100 Prozent mehr Ballaststoffe enthalten.

Das Brot lässt sich in Scheiben geschnitten prima einfrieren und kann unaufgetaut im Toaster geröstet werden. So haben Sie immer frisches Brot zur Hand. Mittlerweile gibt es in vielen Bäckereien und sogar beim Discounter „Eiweißbrot" –

eine praktische Alternative im stressigen Trainingsalltag. Wenn Sie Ihr Brot allerdings selbst backen, wissen Sie genau, was drin ist. Ein gutes Gefühl, wie ich finde.

Zwischen Brot und Marmelade passt klassischerweise etwas Butter. Damit Ihr Körper auch noch eine Portion Eiweiß bekommt, empfehle ich entweder noch etwas Magerquark oder Hüttenkäse.

Für einen kleinen Laib Brot (ca. 10 Scheiben)

150 g Magerquark

4 Eier

50 g gemahlene Mandeln

50 g geschroteter Leinsamen

2 EL Weizenkleie

1 EL Mehl

½ Päckchen Backpulver

½ TL Salz

1 EL Sonnenblumenkerne zum Bestreuen

Den Ofen auf 150 Grad (Umluft) vorheizen und alle Zutaten (bis auf die Kerne) mit einem Handrührgerät zu einem glatten Teig vermischen. Eine kleine Kastenform mit Backpapier auslegen, den Teig hineingeben und glatt streichen. Die Sonnenblumenkerne darüber streuen. Das Brot für 30–40 Minuten backen, bis es gut gebräunt ist. Um zu testen, ob es durchgebacken ist, ein dünnes Holzstäbchen in das Brot stecken und herausziehen. Wenn kein Teig mehr daran haftet, ist es durchgebacken. Das Brot kurz auskühlen lassen und genießen.

Nährwert pro Scheibe: ca. 110 kcal, 2 g Kohlenhydrate, 8 g Eiweiß, 7 g Fett

Chia-Marmelade

Für 1 Marmeladenglas mit 150–200 ml

250 g Beeren (Himbeeren, Brombeeren, Johannisbeeren, Erdbeeren)

1 ½ EL Chiasamen

1 Messerspitze gemahlene Bourbon-Vanille

flüssiger Süßstoff / Stevia oder Streusüße nach Geschmack

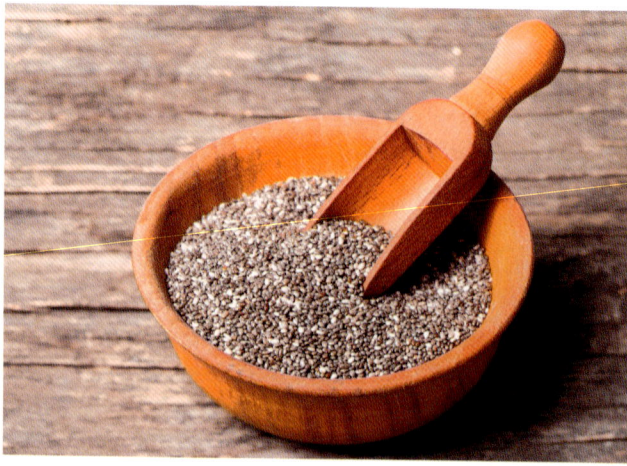

Beeren mit einer Gabel zerdrücken oder mit dem Pürierstab pürieren. Das Fruchtmus in einen Topf geben und unter ständigem Rühren einmal kurz aufkochen lassen. Topf von der Herdplatte nehmen und auskühlen lassen. Nun die Vanille sowie die Chiasamen unterrühren und nach Belieben süßen. Die Marmelade in ein Glas füllen und mindestens sechs Stunden (besser über Nacht) im Kühlschrank quellen lassen, zwischendurch bei Gelegenheit kurz durchrühren, damit die Chiasamen gleichmäßig quellen und nicht verklumpen.

Nährwert pro Glas: ca. 175 kcal, 21 g Kohlenhydrate, 7 g Eiweiß, 5 g Fett

Chiasamen

Langsam entwickeln sich Chiasamen auch in Deutschland zum absoluten Trendlebensmittel. Dabei sind die dunklen, gerösteten Samen uralt und waren schon vor Tausenden von Jahren ein Grundnahrungsmittel der Azteken. Chiasamen enthalten viele Omega-3-Fettsäuren, 18–23 Prozent Eiweiß und wertvolle Ballaststoffe. Diese sind auch für die besonderen Eigenschaften der Chiasamen verantwortlich. Gibt man zu Chiaamen Wasser, saugen sich die Ballaststoffe um das Neun- oder Zehnfache ihres eigenen Gewichts mit Wasser voll und bilden ein Gel. Chiasamen können aber auch pur, zum Beispiel im Müsli, genossen werden oder in Saft eingerührt werden.

Mittagessen

Kürbis-Tomaten-Suppe mit Shrimps

Kürbissuppe ist für viele der Inbegriff von Herbst und es gibt zahlreichen Varianten – ob mit Kokosmilch, Ingwer, Karotten oder Orangensaft. Vor allem für die Low-Carb-Küche eignet sich Kürbis perfekt, denn er enthält pro 100 Gramm nur rund 5 Gramm Kohlenhydrate. Und trotzdem wird die Suppe schön sämig und sättigend. Bei optimaler Lagerung ist Kürbis theoretisch das ganze Jahr über genießbar, da Kürbisse rund ein Jahr haltbar sind. Ein guter Grund also, sich zur Saison im Herbst mit diesem Power-Gemüse einzudecken. Für die schnelle Küche sind Hokkaido-Kürbisse ideal. Sie sind mit 1 bis 2 Kilogramm pro Stück handlich und haben eine kräftige orange Farbe und enthalten damit eine Menge an wertvollen Carotinoiden. Und: Sie müssen nicht geschält werden. Die Schale des Hokkaido-Kürbis kocht sich weich und kann am Ende mit dem Fruchtfleisch püriert werden. Am besten kaufen Sie einen Bio-Kürbis: So können Sie sicher sein, dass sich keine Spritzmittel auf der Schale befinden, die dann in Ihrem Essen landen.

Für 2 Portionen

400 g Kürbis

100 g Tomaten (frisch oder aus der Dose)

150 g Shrimps oder Nordseekrabben

400 ml Gemüsebrühe

75 ml Sahne

1–2 Knoblauchzehen

1 Zwiebel

1 EL Tomatenmark

1 EL Butter

Salz

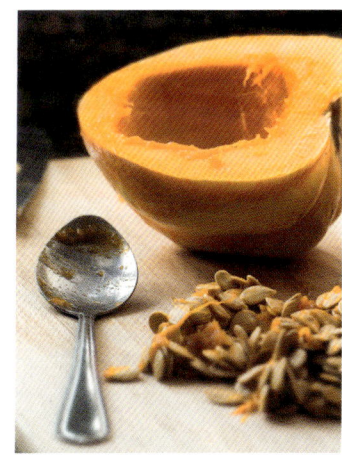

Den Kürbis halbieren und das Kerngehäuse mit einem Löffel herauslösen. Den Kürbis schälen (sofern es kein Hokkaido ist) und in Würfel schneiden. Zwiebel und Knoblauch schälen und hacken. Die Tomaten in Stücke schneiden. In einem Topf etwas Butter zerlassen und die Zwiebeln sowie den Knoblauch darin glasig dünsten. Das Tomatenmark hinzugeben und etwas mitrösten. Nun die Kürbiswürfel in den Topf geben, salzen und ebenfalls kurz andünsten. Mit Brühe ablöschen, aufkochen lassen und bei kleiner Hitze 20 Minuten gar ziehen lassen. Nach zehn Minuten die Tomaten dazugeben und ebenfalls mit ziehen lassen. Währenddessen die Shrimps oder Krabben in einer Pfanne mit etwas Knoblauch anbraten. Nach der Garzeit den Topf vom Herd nehmen, die Sahne dazugeben und alles mit dem Pürierstab pürieren. Die Shrimps in die Suppe geben und servieren.

Nährwert pro Portion: ca. 336 kcal,
17 g Kohlenhydrate, 21 g Eiweiß, 19 g Fett

Riesenchampignons mit Hackfleisch-Frischkäse-Füllung an Rucolasalat

Riesenchampignons gibt es in Weiß und Braun. Abgesehen von der Größe unterscheiden sie sich nicht von ihren kleinen Artgenossen. Die braunen Riesenchampignons werden auch häufig unter dem Namen „Portobello" verkauft. Champignons sind mit rund 20 kcal pro 100 Gramm sehr kalorienarm, im Verhältnis dazu aber reich an Eiweiß, B-Vitaminen und Mineralstoffen. Und für alle Low-Carber wichtig: Der Kohlenhydratgehalt liegt bei nur 0,6 Gramm pro 100 Gramm. Als weitere Eiweißquellen dienen in diesem schnellen Rezept Hackfleisch und Käse. Wer zusätzlich auf den Fettgehalt achtet, kann statt Rinderhack auch magereres Tatar verwenden. Und für die vollkommene „Käse-Dröhnung" empfehle ich, noch etwas frischen Parmesan über den Salat zu hobeln.

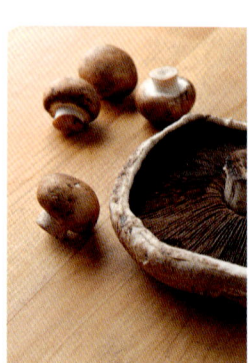

Für 2 Portionen

2 Riesenchampignons
80 g Rinderhackfleisch
60 g Frischkäse
20 g Ziegenkäse
frische Kräuter nach Wahl
Salz, Pfeffer, Paprikapulver
200 g Rucola
8 Cocktailtomaten
1 rote Zwiebel
4 EL Balsamicoessig
2 EL Olivenöl

Den Backofen auf 200 Grad (Umluft) vorheizen. Das Hackfleisch mit den Gewürzen vermischen, dann den Frischkäse sowie den Ziegenkäse untermischen. Zuletzt die Kräuter unterrühren. Die Champignons mit einem Pinsel oder einem Küchenkrepp putzen und den Stiel herausdrehen. Eventuell noch etwas vom Inneren abschneiden – es muss genug Platz sein, um den Champignonkopf zu füllen. Den Hackfleisch-Käse-Kräuter-Mix in die Champignons füllen und in einer Auflaufform für circa 20 Minuten backen. In dieser Zeit den Rucola waschen, trocken schütteln und in mundgerechte Stücke rupfen. Die Tomaten waschen, halbieren und unter den Rucola heben. Die Zwiebel fein hacken und mit dem Balsamico sowie dem Olivenöl vermischen. Dressing salzen und pfeffern und mit dem Rucola und den Tomaten vermischen.

Nährwert pro Portion: ca. 350 kcal,
7 g Kohlenhydrate, 23 g Eiweiß, 24 g Fett

Gebratener Asia-„Reis"

Keine Sorge – Reis suchen Sie hier in der Zutatenliste vergeblich. Denn für dieses leckere Rezept greifen wir ganz tief in die Low-Carb-Trickkiste. Geraspelter Blumenkohl sieht Reis nämlich zum Verwechseln ähnlich. Zugegeben, er schmeckt nicht exakt wie Reis, aber das muss er ja auch nicht. Denn statt Kohlenhydraten liefert er Kalzium, Folsäure, Kalium und Zink.

Für 2 Portionen

300 g roher Blumenkohl

300 g Hähnchenbrust

3 Frühlingszwiebeln

120 g Zucchini

150 g Champignons

1 Handvoll Sojasprossen

2 Eier

1 Knoblauchzehe

2 EL Sesamöl

3 EL Sojasoße

2 EL geröstete, gehackte Erdnüsse

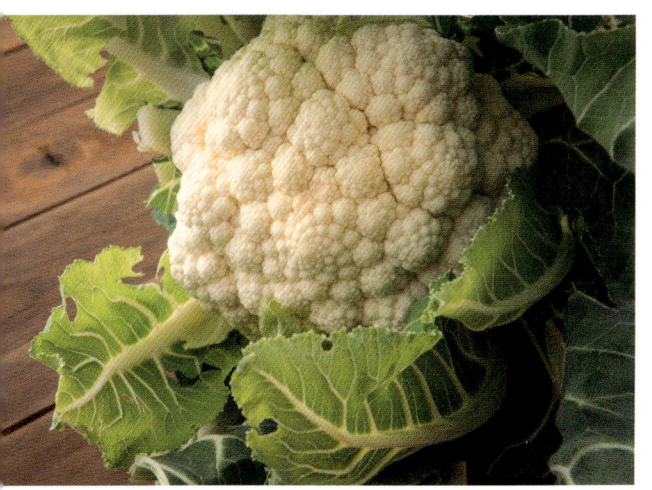

Den rohen Blumenkohl mit einer Gemüsereibe reiben oder ganz fein hacken, bis er optisch Reiskörnern ähnelt. Gewaschene Zucchini und Champignons in Stücke schneiden, ebenso die gewaschene, trocken getupfte Hähnchenbrust. Den Knoblauch hacken und die Frühlingszwiebeln in feine Röllchen schneiden. Das Öl im Wok oder einer tiefen Pfanne erhitzen und das Fleisch darin von allen Seiten knusprig anbraten. Mit 1 EL Sojasoße würzen. Dann das Gemüse, die Frühlingszwiebeln und den Knoblauch dazugeben und für circa fünf Minuten mitbraten. Dann erneut 1 EL Sojasoße dazugeben. Nun den Blumenkohl, die Sprossen und bei Bedarf noch etwas Öl sowie die restliche Sojasoße hinzugeben und für weitere zwei Minuten braten. Zum Schluss die Eier über der Pfanne aufschlagen und schnell verrühren und alles in noch mal circa drei Minuten fertig braten. „Reis" auf einen Teller geben und mit den Erdnüssen bestreuen.

Nährwert pro Portion: ca. 475 kcal,
11 g Kohlenhydrate, 54 g Eiweiß, 23 g Fett

Abendessen

„Zudeln" mit Bolognesesoße

Pastaparty auf „Low Carb": Hinter der Wortschöpfung „Zudeln" verstecken sich Zucchininudeln. Nein, keine Nudeln mit Zucchini, sondern Nudeln aus Zucchini. Das klingt aufwendiger, als es es tatsächlich ist – die Zucchininudeln sind ebenso schnell zubereitet wie herkömmliche Pasta. Alles, was Sie dafür brauchen, ist ein Spiralschneider, den es ab 20 Euro im gut sortierten Haushaltswarengeschäft oder

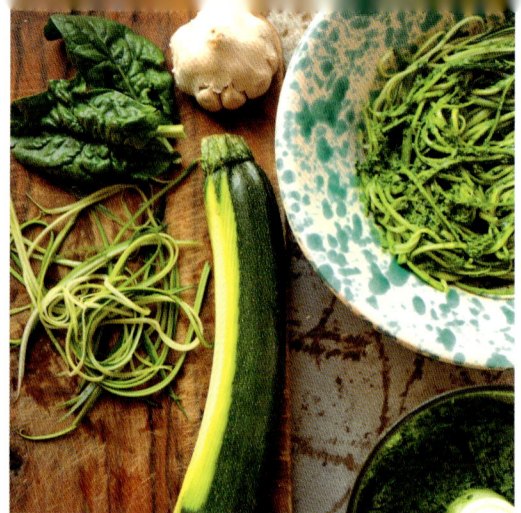

Online-Versand gibt. Alternativ tut es aber auch ein einfacher Spargelschäler. Die „Zudeln" ähneln dann allerdings eher Bandnudeln statt Spaghetti.

Die Bolognese schmeckt am besten, wenn sie mindestens zwei (ideal sind fünf!) Stunden schmurgeln kann. Deshalb ist sie wie gemacht für eine Zubereitung in einem großen Topf und portionsweises Einfrieren des Restes. Noch einmal aufgewärmt schmeckt sie beinahe noch besser und erinnert an das letzte Trainingslager in Bella Italia.

Die Bolognesesoße ist selbstverständlich nur ein Vorschlag. Die „Zudeln" können Sie natürlich auch mit Ihrer persönlichen Lieblingssoße kombinieren. Pesto schmeckt ebenso dazu wie eine Carbonara mit Speck und Ei oder die klassische Tomatensoße mit frisch geriebenem Parmesan.

Für 2 Portionen

4 kleine Zucchini

300 g Rindfleisch

1 Knoblauchzehe

1 Karotte

1 Stange Staudensellerie

1 Zwiebel

1 EL Tomatenmark

1 Dose Tomaten

40 g Butter

150 ml Milch

etwas gekörnte Hühnerbrühe

1 EL Olivenöl

ein Schuss Weißwein

Salz, Pfeffer

Zwiebel, Karotte, Knoblauch sowie Staudensellerie waschen, putzen und ganz fein hacken. Butter und Olivenöl in einer tiefen Pfanne erhitzen, das Gemüse hinzugeben und auf kleiner Flamme für circa 30 Minuten ganz langsam weich dünsten. Nun in einer weiteren Pfanne das Rinderhack scharf anbraten, das Tomatenmark dazugeben und mitrösten. Dann alles mit einem guten Schuss Weißwein ablöschen. Anschließend die Milch dazugeben und gut verrühren. Alles noch mal aufkochen lassen und dann die in Stücke geschnittenen Dosentomaten hinzu geben. Zuletzt das geschmorte Gemüse dazugeben. Nun die Soße auf kleiner Flamme mindestens zwei Stunden langsam und vorsichtig köcheln lassen. Kurz vor Ende der Garzeit die Zucchini waschen, trocknen und mit dem Spiralschneider in Spaghettiform bringen. Alternativ mit dem Spargelschäler dünne „Bandnudeln" abschälen. Die Bolognese mit Salz, Pfeffer und eventuell gekörnter Hühnerbrühe abschmecken. Dann die „Zudeln" in einer tiefen Pfanne bei mittlerer Hitze ohne Fett rund fünf Minuten erwärmen, die Soße dazugeben, alles gut verrühren und servieren.

Nährwert pro Portion: ca. 580 kcal, 18 g Kohlenhydrate, 54 g Eiweiß, 29 g Fett

Kabeljau im Sesammantel mit Grünkohlgemüse

Vergessen Sie Ihren chinesischen Lieferservice, denn mit diesem Rezept zaubern Sie selbst in Ihrer heimischen Küche den Geschmack Asiens auf den Tisch. Kabeljau, den man vor der Geschlechtsreife als Dorsch bezeichnet, gehört mit einem Prozent Fettanteil zu den mageren Seefischen – ist dafür aber ein Spitzenlieferant für Jod. Der Clou bei diesem Rezept ist zum einen der knusprige Sesammantel des Fisches, der eine kohlenhydrathaltige Panade ersetzt und nicht frittiert wird, sondern fettarm im Ofen gebacken. Zum anderen wird der Kabeljau in Teriyakisoße mariniert. Diese Mischung aus Sojasoße und Reiswein sowie etwas Honig (das gibt einen schönen Glanz) ist eine Grundzutat in der japanischen Küche. Mittlerweile gibt es die Soße aber auch im Supermarkt fertig zu kaufen. Wenn Sie keinen Fisch mögen: Das Rezept gelingt auch wunderbar mit Hühnchen. Achten Sie nur darauf, dass die Filets nicht zu dick sind, damit sie in 20 Minuten im Ofen gar werden.

Für 2 Portionen

400 g Kabeljau

2 EL Teriyakisoße

2 EL Sesamsaat

½ EL Mehl

200 g Grünkohl

400 g Kidneybohnen

2 rote Paprika

1 EL Olivenöl

etwas Sojasoße

Salz, Pfeffer

Den Ofen auf 180 Grad (Umluft) vorheizen. Das Kabeljau-Filet für 20 Minuten im Kühlschrank mit der Teriyakisoße marinieren. Währenddessen den Sesam mit dem Mehl vermischen und mit Salz und Pfeffer würzen. Den Fisch nun mit dem Sesammix panieren und in eine Auflaufform oder auf ein mit Backpapier ausgelegtes Backblech legen und im Ofen für rund 20 Minuten backen, bis er goldbraun ist. Währenddessen den Grünkohl hacken sowie die Paprika waschen, entkernen und in kleine Würfel schneiden. In einer Pfanne etwas Olivenöl erhitzen, das Gemüse zusammen mit den abgetropften Bohnen dazugeben und fünf Minuten braten. Mit etwas Sojasoße würzen.

Nährwert pro Portion: ca. 520 kcal, 36 g Kohlenhydrate, 60 g Eiweiß, 14 g Fett

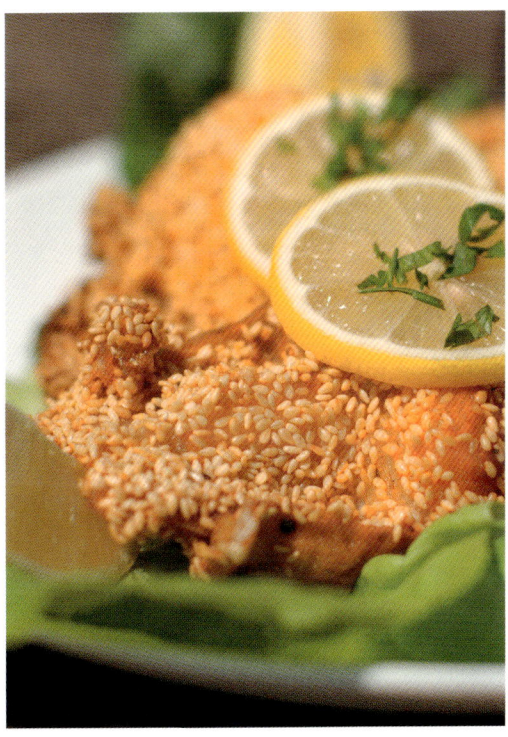

Hähnchen-Gyros mit Tsatsiki und griechischem Salat

Glauben Sie mir, das Fladenbrot wie beim Griechen nebenan werden Sie hier nicht vermissen. Das Hähnchen liefert wertvolles Eiweiß, ebenso das Tsatsiki und der Feta im Salat. Tomaten, Gurken und Paprika bringen dafür noch ordentlich Vitamine und Mineralstoffe in dieses Abendessen. Das Tsatsiki bekommt einen extra Kick, wenn Sie noch ein paar Minzblätter hacken und darunter geben. Wer mag, kann den Salat noch mit ein paar Oliven ergänzen.

Für 2 Portionen

300 g Hähnchenbrust

2 Zwiebeln

1 EL Olivenöl

1 rote Paprika

12 Cocktailtomaten

1 Gurke

120 g Schafskäse

150 g Magerquark

150 g Joghurt

75 g Frischkäse

1 Knoblauchzehe

Salz, Pfeffer, Paprikapulver

Die Cocktailtomaten, ⅔ der Gurke, die Paprika sowie den Feta in mundgerechte Würfel schneiden. Dann die Hähnchenbrust sowie die Zwiebeln in Streifen schneiden und beides in Olivenöl knusprig anbraten. Mit Salz, Pfeffer und Paprikapulver würzen. Die restliche Gurke fein raspeln und das Wasser herausdrücken. Magerquark, Joghurt und Frischkäse miteinander glatt rühren, salzen und pfeffern und die Gurkenraspeln unterrühren. Knoblauchzehe zerdrücken und ebenfalls unter das Tsatsiki geben. Den Fetasalat mit etwas Salz und Pfeffer würzen und mit dem Gyros sowie dem Tsatsiki servieren.

Nährwert pro Portion: ca. 665 kcal, 22 g Kohlenhydrate, 66 g Eiweiß, 33 g Fett

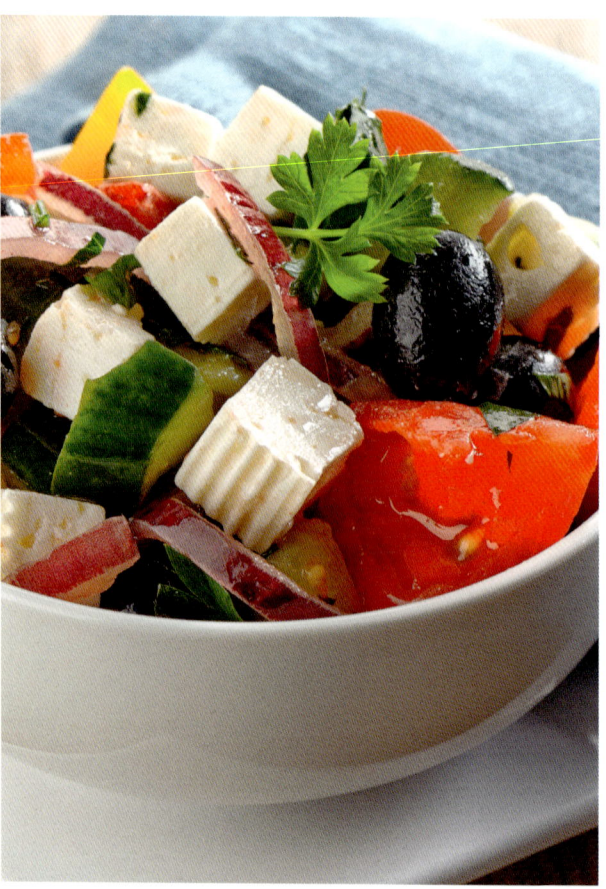

Low Fat

Fette sind mit neun Kilokalorien pro Gramm die Schwergewichte unter den Makronährstoffen. Typische fettreiche Speisen wie Schnitzel mit Pommes oder Pasta mit Käse-Sahne-Soßen sind vor allem aufgrund ihres Fettgehalts wahre Kalorienbomben und landen – im Übermaß genossen – direkt an Bauch und Po. Zusätzlich trainiert es sich nach einer solchen Mahlzeit deutlich mühevoller und schwerfälliger. Jeder, der nach einer Familienfeier mit üppigem Mittagessen und ausgedehnter Kaffeetafel noch in die Laufschuhe geschlüpft oder gar ins Wasser gesprungen ist, weiß, dass sich ein optimales Trainingsgefühl dann nur schwer einstellen mag. Zudem steht Fett als Hauptverantwortlicher für Herz-Kreislauf-Erkrankungen im Verruf.

Für viele Athleten steht aus diesen Gründen Nahrungsfett auf dem Index – und das nicht nur in Form von Panaden, Frittiertem oder Sahnetorte. Manch einer trinkt seinen Kaffee lieber schwarz als zur Tüte mit Vollmilch zu greifen. Oder fettarm muss es sein. Das gilt für Soßen, Fleisch und Wurst, Käse sowie Milchprodukte im Allgemeinen. Doch ist das für Triathleten überhaupt sinnvoll? Darauf eine pauschale Antwort zu geben ist schwierig. Wie bei einer Low-Carb-Ernährung definiert das Low-Fat-Prinzip keine exakte „zulässige" Tagesmenge an Fett. Das heißt, Sie persönlich entscheiden, wie viel Öl Sie über den Salat geben, ob Sie zu einem fettarmen Joghurt greifen oder lieber die Magerstufe wählen und ob

bei Ihnen hauptsächlich nahezu fettfreies Hähnchenbrustfilet auf den Teller kommt oder auch mal ein Stück marmoriertes Rindersteak.

Wie viel Fett ist zu wenig Fett?

An gesättigten Fetten zu sparen, die hauptsächlich in tierischen Lebensmitteln enthalten sind, hat an sich keine negativen Auswirkungen auf Ihre Leistungsfähigkeit – vorausgesetzt, Sie unterschreiten durch das exzessive Sparen an Fett nicht täglich Ihre benötigte Kalorienzufuhr. Wissenschaftler fanden heraus, dass Athleten, die ein hohes Trainingspensum absolvierten und durch eine fettarme Ernährungsweise zu wenig Energie zu sich nahmen, ein erhöhtes Risiko hatten, an Infekten zu erkranken. Das betraf vor allem diejenigen, die täglich weniger als 25 Prozent ihrer benötigten Energiemenge aus Fetten zuführten. Bei einem Tagesbedarf von 2.500 Kilokalorien entsprechen 25 Prozent 625 Kalorien aus Fett. Das ist eine Fettmenge von 70 Gramm pro Tag. Dies deckt sich auch mit den Zahlen der Deutschen Gesellschaft für Ernährung, die eine Tageszufuhr an Fett von 60 bis 80 Gramm – allerdings für Menschen mit einer durchschnittlichen Aktivitätsrate – empfiehlt. Die American Heart Association unterteilt diese Menge noch mal und empfiehlt nicht mehr als fünf bis sechs Prozent der täglichen Energiemenge aus gesättigten Fettsäuren zu beziehen, das entspricht bei 2.500 Kilokalorien maximal 14 bis 16 Gramm.

Neben dem Einfluss auf das Immunsystem spielt die Fettzufuhr auch eine wichtige Rolle für die Ausdauerleistung. In Studien wurde gezeigt, dass Athleten mit einer Fettzufuhr von 42 bis 55 Prozent pro Tag eine deutlich bessere maximale Ausdauerleistung zeigten als Athleten, die nur 10 bis 15 Prozent ihrer Tagesenergiemenge aus Fett zuführten. Je niedriger die Intensität war, desto größer war der Effekt. Die Schlussfolgerung dieser Studie war eine Basisdiät für Athleten, die sich aus 20 Prozent Eiweiß, 30 Prozent Kohlenhydraten und 30 Prozent Fett zusammensetzt. Die übrigen 20 Prozent teilen sich je nach der geplanten Belastung auf. Wer also einen Trainingstag mit kurzen, intensiven Einheiten plant, sollte eher mehr zu Kohlenhydraten greifen. Bei längeren, ruhigen Einheiten, die auf eine Verbesserung der Grundlagenausdauer abzielen, empfiehlt sich ein höherer Fettanteil.

Ernährungspyramide à la Low Fat

Die Ernährungspyramide beim Low-Fat-Prinzip unterscheidet sich nicht grundlegend von der der Vollköstler. Gerne können Sie sich an der auf Seite 53 gezeigten Pyramide orientieren und die für Sie passenden Portionsgrößen und Lebensmittelmengen auswählen. Die Basis bilden die Getränke, danach kommen Obst und Gemüse (von Natur aus fettfrei – zumindest größtenteils), gefolgt

von Getreideprodukten, Fleisch und Milchprodukten. Erst in der Spitze finden sich besonders fettreiche Lebensmittel wie Nüsse, Saaten, Öle, Butter oder auch Schokolade. Hier können Sie selbst bestimmen, wie viel Sie davon verzehren möchten und was noch in Ihre Definition von Low Fat passt beziehungsweise wie viel Sie davon verzehren müssen, um am Ende des Tages mit einer ausgeglichenen Kalorienbilanz ins Bett zu gehen.

Wie sinnvoll ist „Low Fat 30"?

30 Prozent der Tagesenergiemenge aus Fett – dieses Konzept wurde schon vor etlichen Jahren in vielen Magazinen und Büchern als „Low Fat 30" und hauptsächlich zur Gewichtsreduktion beworben. Das Prinzip besagt, dass alle Nahrungsmittel erlaubt sind, die maximal 30 Prozent der enthaltenen Kalorien durch Fett liefern.

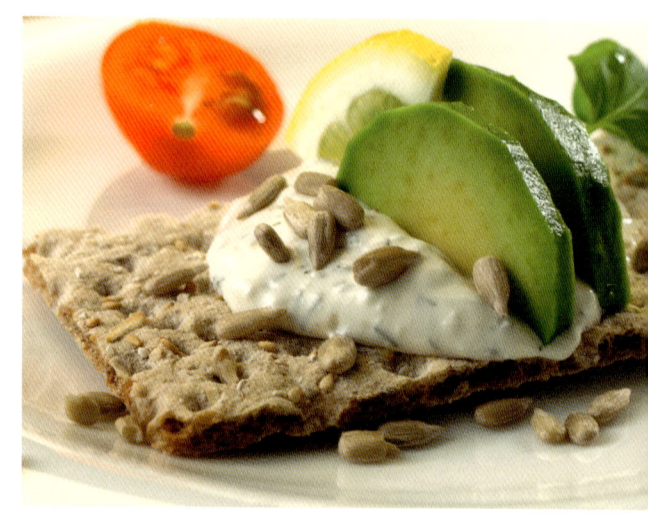

100 Gramm rohe Vollkornnudeln liefern rund 320 kcal und 2,5 Gramm Fett. 2,5 Gramm Fett entsprechen 22,5 Kilokalorien beziehungsweise 5,6 Prozent der gesamten Energiemenge. Nach dem Low-Fat-30-Prinzip sind Vollkornnudeln also erlaubt.

100 Gramm Vollmilchjoghurt haben circa 66 kcal und 3,8 Gramm Fett, die wiederum 34 kcal entsprechen. 34 kcal sind knapp 41 Prozent, daher ist Vollmilchjoghurt bei einer Low-Fat-30-Ernährung nicht erlaubt.

100 Gramm Avocado liefern rund 220 kcal und 23,5 Gramm Fett. Das entspricht 211 Fettkalorien, also sage und schreibe 94 Prozent der Gesamtkalorien einer Avocado – eigentlich ein absolutes „No go" in der Low-Fat-Lehre.

Nicht an gesunden Fetten sparen

Das Low-Fat-30-Konzept wurde damals hauptsächlich zur Gewichtsreduktion angepriesen. Dabei macht die Berechnung der Fettprozente aber keinen Unterschied zwischen gesunden Fetten – zum Beispiel aus Seefischen, hochwertigen Salatölen, Nüssen, Saaten oder eben Avocado – und ungesünderen Varianten wie durchwachsenem Bauchspeck oder Sahnejoghurt, der viele gesättigte Fettsäuren enthält.

An tierischen Fettquellen können Sie durchaus sparen (Veganer nehmen ja beispielsweise auch keinerlei tierisches Fett auf), pflanzliche Fettquel-len sollten Sie aber keinesfalls komplett aus Ihrem Speiseplan streichen, denn diese haben viele positive Einflüsse auf Ihre Gesundheit – und damit auch auf Ihr Leistungspotenzial.

Gesunde Fette …

- reduzieren das Risiko für Herz-Kreislauf-Erkrankungen

Einfach und mehrfach ungesättigte Fettsäuren spielen hierfür eine besondere Rolle. Einfach ungesättigte Fettsäuren finden sich beispielweise in Nüssen (Mandeln, Cashews, Pekannüssen, Pistazien, Haselnüssen und Macadamias), Oliven und Avocados. Außerdem liefern diese Lebensmittel neben gesunden Fettsäuren auch eine Menge an pflanzlichen Proteinen sowie sekundäre Pflanzenstoffe, die einen positiven Effekt auf das Herz-Kreislauf-System haben.

Auch Omega-3-Fettsäuren spielen eine wichtige Rolle für die Herzgesundheit. Wertvolle Quellen hierfür sind Lachs, aber auch Walnüsse, Lein- oder Chiasamen.

- verbessern die Blutfette

Im ersten Moment klingt das nach einem Widerspruch. Doch tatsächlich haben pflanzliche Fette die Eigenschaft, das für Gefäßverkalkung verantwortlich gemacht „schlechte" LDL-Cholesterin zu senken und das „gute" HDL-Cholesterin zu erhöhen. Mit einfach ungesättigten Fettsäuren aus Erdnüssen, Oliven, aber auch Maiskeimöl bleiben die Blutgefäße immer schön durchlässig.

Außerdem haben diese Fettquellen einen positiven Einfluss auf den Insulin- beziehungsweise Blutzuckerspiegel.

■ helfen bei der Gewichtskontrolle

Auch das klingt vielleicht erst einmal merkwürdig, schließlich gehören Fette zu den Makronährstoffen mit der höchsten Kaloriendichte. Allerdings haben Sie in Form von Avocados, Nüssen und einem Spritzer kaltgepresstem Leinöl über dem Salat auch die Eigenschaft, die Mahlzeit sättigender und befriedigender zu machen. Das verhindert, dass Sie am Ende noch mal auf „Snacksuche" gehen, um Ihren Appetit endgültig zu stillen. Wer auf seine Knabbereien nach einem erfolgreich absolvierten Trainingspensum nicht verzichten will, kann sich natürlich die Nüsse über dem Salat „sparen" und sie hinterher mit Genuss pur wegnaschen.

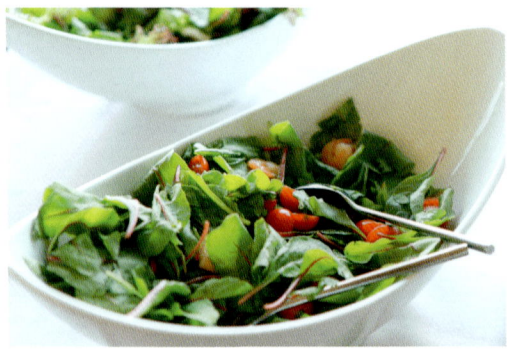

Einer Low-Fat-Ernährung, die mindestens 25 Prozent der Gesamtkalorienzufuhr aus Fett enthält, steht also nichts im Wege, solange Sie dadurch nicht zu wenige Kalorien aufnehmen und pflanzliche Fettquellen in Ihren Speiseplan integrieren.

Rezeptvorschläge für den Trainingsalltag

Frühstück

Grießbrei mit gemischten Beeren

Grießbrei ist für viele ein klassisches Dessert und weckt zudem Kindheitserinnerungen. Doch eigentlich ist der warme Brei auch ein ideales Sportlerfrühstück. Zum einen lässt er sich gut vorbereiten, zum anderen kann man ihn ganz einfach ganz nach seinem persönlichen Geschmack verfeinern. Ob mit bunt gemischten Beeren, Apfelstückchen oder auch tropisch mit Mango und Kokos: Grießbrei ist ziemlich wandelbar und eine tolle Kombination aus leicht verdaulichen Kohlenhydraten sowie Eiweiß, wodurch er zu einem perfekten Regenerationsfrühstück nach der ersten Trainingseinheit wird. Das Rezept sieht den Zusatz von Eiweißpulver vor, was den Eiweißgehalt natürlich deutlich erhöht. Wer keines zur Hand hat oder generell kein Eiweißpulver verwenden möchte, kann ganz zum Schluss auch etwas steifgeschlagenes Eiklar (hierbei dann unbedingt auf die Frische des Eis achten) unter den Grießbrei rühren.

Um den Fettgehalt möglichst niedrig zu halten, verwende ich in diesem Rezept Magermilch. Wem das zu dünn schmeckt, kann selbstverständlich auch zur fettarmen oder Vollfettvariante greifen. Auch Soja- oder Nussdrinks sind zur Zubereitung von Grießbrei geeignet.

Für 2 Portionen

600 ml entrahmte Milch

150 g Weichweizengrieß

2 TL Agavendicksaft oder Honig

40 g Eiweißpulver Vanille

300 g bunt gemischte Beeren

(frisch oder aufgetaut)

Die Milch zum Kochen bringen. Währenddessen die Beeren waschen und in kleine Stücke schneiden. Wenn die Milch aufgekocht ist, den Agavendicksaft unterrühren und den Weizengrieß unter ständigem Rühren einrieseln lassen. Alles vier Minuten unter ständigem Rühren köcheln lassen. Nun das Eiweißpulver hinzugeben, kräftig verrühren und die Hälfte der Beeren vorsichtig unterheben. Den Brei gleich warm genießen oder erkalten lassen und mit den restlichen Beeren servieren.

Nährwert pro Portion: ca. 490 kcal, 80 g Kohlenhydrate, 34 g Eiweiß, 2 g Fett

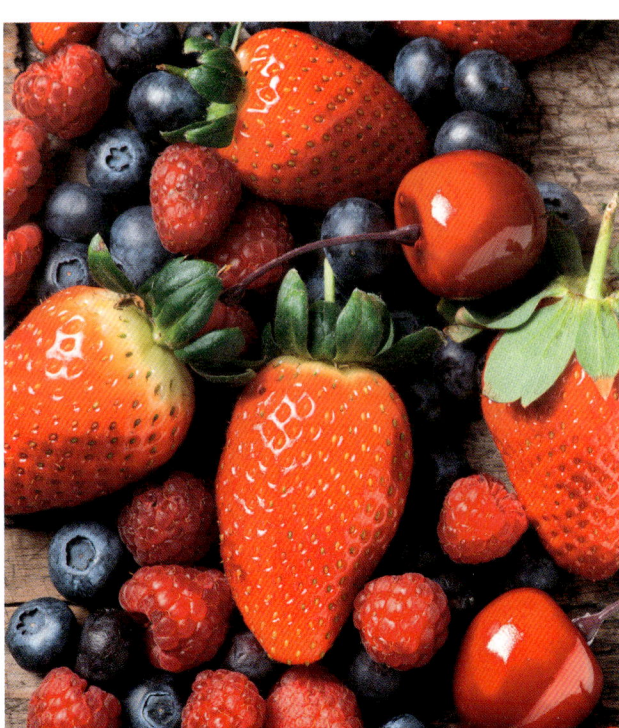

Apfel-Hüttenkäse auf geröstetem Vollkornbrot

Manchmal ist es einfach verzwickt und die Zeit reicht hinten und vorne nicht – vor allem morgens, wenn sowieso alles schnell gehen muss. Gut, denken Sie sich, dann fahre ich eben auf dem Weg ins Büro schnell beim Bäcker vorbei und kaufe mir ein belegtes Brötchen. Auch wenn die Snackauswahl in vielen Bäckereien in den letzten Jahren deutlich an Qualität gewonnen hat – dort ein richtig vollwertiges Frühstück zu bekommen, ist trotzdem oft noch eine Herausforderung. Aber jetzt, wo Sie dieses Buch in den Händen halten und das auf der nächsten Seite beschriebene Rezept gefunden haben, werden Sie sich in Zukunft überlegen, ob Sie den Abstecher zum Bäcker wirklich brauchen. Denn die Zubereitung dieses Frühstücks dauert nicht länger, als Sie womöglich beim Bäcker in der Schlange stehen. Wenige Zutaten, fix zusammengerührt, trotzdem reich an Ballaststoffen, Kohlenhydraten und magerem Eiweiß – und ganz klar, lecker ist es auch noch!

Wenn Sie im Büro frühstücken, können Sie den Hüttenkäse und das Brot separat verpacken oder Sie basteln sich einfach ein Sandwich daraus und nehmen es in einer Vorratsdose mit an den Arbeitsplatz.

Kulinarischer Extra-Kick: Je nachdem wie streng Ihr Low-Fat-Anspruch ist, können Sie noch ein paar Mandelblättchen oder gehackte Walnusskerne unter den Hüttenkäse rühren.

Und wer es lieber herzhaft mag, tauscht den Apfel gegen eine Möhre und würzt den Hüttenkäse mit Salz, Pfeffer, einer Prise Paprika und etwas gehacktem Schnittlauch.

Für 2 Portionen

6 Scheiben Vollkornbrot

300 g Hüttenkäse (Magerstufe)

1 großer Apfel

2 TL Honig

2 TL Zitronensaft

2 Prisen Zimt

Das Vollkornbrot im Toaster rösten. Währenddessen den Apfel waschen, raspeln und mit Zitronensaft beträufeln. Den Hüttenkäse mit Honig und Zimt verrühren und den Apfel daruntergeben. Gut durchrühren und auf das geröstete Brot streichen.

Nährwert pro Portion: ca. 500 kcal, 83 g Kohlenhydrate, 31 g Eiweiß, 4 g Fett

Frühstücks-Burger

Ja, Sie haben richtig gelesen! Heute gibt es Burger zum Frühstück. Manchmal muss es eben was Herzhaftes sein, aber auf vor Fett triefendes Hack, Käse und Mayonnaise verzichten wir selbstverständlich. Stattdessen gibt es ein knuspriges Vollkornbrötchen mit magerem Putensteak oder Hähnchenschnitzel, dazu viele Vitamine und Spurenelemente in Form von Tomaten, Gurken, Schnittlauch und Sprossen. Wer morgens noch nicht mit der Bratpfanne hantieren möchte, kann statt Putensteak selbstverständlich auch geräucherte Putenbrust verwenden.

Für 2 Portionen

2–3 Vollkorn- oder Dinkelbrötchen

4 TL fettarmen Frischkäse

4 Scheiben Gurke

6 Scheiben Tomate

2 Putensteaks oder Hähnchenschnitzel à 120 g

½ EL Olivenöl

eine Handvoll Sprossen (Alfalfa, Brokkoli, Mungbohnen etc.)

2 TL Schnittlauch, in Röllchen geschnitten

Salz, Pfeffer

Die Putensteaks würzen und mit dem Öl in einer Pfanne von beiden Seiten goldbraun braten. Währenddessen das Brötchen halbieren, jede Hälfte mit etwas Frischkäse bestreichen und mit den Tomaten- und Gurkenscheiben belegen. Etwas salzen und pfeffern und das fertig gebratene Steak darauf legen. Sprossen und Schnittlauch darauf verteilen und mit der zweiten Brötchenhälfte den Burger fertigbauen.

Nährwert pro Portion: ca. 430 kcal, 37 g Kohlenhydrate, 37 g Eiweiß, 10 g Fett

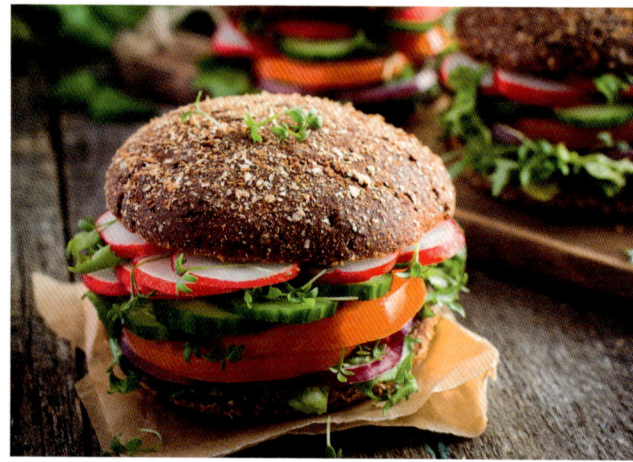

Mittagessen

Thunfisch-Wraps

Wraps sind genial, wenn Sie mich fragen. Denn in der Tortilla können Sie so ziemlich alles verpacken, was sich noch in Ihrem Kühlschrank befindet – zum Beispiel die Reste vom letzten Grillabend. Üblicherweise findet sich da fertig gegartes Hähnchenschnitzel oder Rindersteak, der halbe Salatkopf, der nicht mehr in die Schüssel passte, die fünf letzten Gabeln Tomate-Mozzarella oder das bisschen Grillsoße, das noch in der Flasche ist. Immer schön hinein damit in die Tortilla! Auf der anderen Seite gibt es kaum eine Mahlzeit, die man so wunderbar aus Vorräten zusammenstellen kann. Die Tortillas selbst sind verpackt und einige Zeit haltbar, eine Dose Thunfisch auf Reserve nimmt selbst in der kleinsten Küche wenig Platz weg. Und etwas frisches Gemüse oder notfalls eine Dose Mais und Bohnen findet sich bestimmt auch noch irgendwo. Das Allerbeste an Wraps ist allerdings, dass sie weder nach Resteverwertung aussehen noch danach schmecken. Damit für Sie als Triathleten aus den Tortillas aber auch noch sportgerechte kleine Kraftpakete werden, achten Sie auf ein paar Grundregeln:

1. Immer viel Gemüse mit hineinpacken!

2. Wenn Sie die Wahl haben, entscheiden Sie sich für Tortillas aus Vollkornmehl.

3. Möchten Sie die Wraps unterwegs essen oder vorbereiten, trocknen Sie das Gemüse, also Salat, Gurken und Ähnliches vorher gut ab und geben Sie Soßen erst kurz vor dem Verzehr darauf.

Sonst weichen die Tortillas durch und Sie haben den Inhalt des Wraps nicht im Mund, sondern hauptsächlich auf der Hose.

Auch wenn Sie nach dem Low-Fat-Prinzip leben, sollten gesunde Fette regelmäßig auf Ihrem Speiseplan stehen. Probieren Sie den Wrap deshalb auch mal mit Räucherlachs oder etwas Avocado!

Für 2 Wraps

2 Tortillas aus Vollkornmehl
(alternativ aus Weizen- oder Maismehl)
1 Dose Thunfisch in eigenem Saft
2 mittelgroße Tomaten
1 Römersalat
eine Handvoll Rucola
2 EL Mayonnaise (4 % Fett)
4 EL Kräuterfrischkäse (0,2 % Fett)
2 Peperoni
6 schwarze Oliven ohne Stein
Salz, Pfeffer

Den Thunfisch abtropfen lassen und in eine Schüssel geben. Mit zwei Esslöffeln Frischkäse und der Mayonnaise zu einer glatten Creme verrühren. Die Peperoni und die Oliven trockentupfen und in feine Würfel schneiden. Beides unter die Thunfischcreme rühren, die Creme salzen und pfeffern. Vom Salatkopf die einzelnen Blätter ablösen, waschen und gut abtrocknen. Die Tomaten waschen und in feine Scheiben schneiden. Bei Bedarf, also wenn Ihnen die Füllung sonst zu feucht ist, die Kerne entfernen. Den Rucola ebenfalls waschen und abtrocknen. Nun eine Pfanne ohne Fett erhitzen und die Tortillas darin von beiden Seiten für je eine Minute knusprig anrösten. Auf jeder Tortilla einen Esslöffel Frischkäse verstrei-

chen. Zwei Blätter Salat darauf geben, ein paar Rucola-
blätter darauf verteilen und mit den Tomatenschei-
ben belegen. Dann die Hälfte der Thunfischcreme
darauf geben und verstreichen. Ein Ende der Tortilla
ein wenig zur Mitte hin falten, damit sich eine kleine
Tasche bildet und nichts herausfallen kann. Dann den
Wrap wie einen Pfannkuchen zusammenrollen.

Nährwert pro Portion: ca. 500 kcal,
83 g Kohlenhydrate, 31 g Eiweiß, 4 g Fett

Afrikanischer Gemüsetopf

Dieses Gericht lässt die Sonne aufgehen – wie
über der Steppe Afrikas. Es ist vollgepackt mit
Gemüse, die Kartoffeln füllen die entleerten
Glykogenspeicher wieder auf, Chilis heizen ordentlich ein und die Erdnussbutter lässt die Ge-
schmacksknospen auf die Reise zu einem anderen
Kontinent gehen. Von dieser Mahlzeit lohnt es
sich, einen großen Topf auf Vorrat zu kochen und
ihn portionsweise, allerdings ohne die gehackten Nüsse, einzufrieren. So haben Sie eine ener-
giespendende Vitaminbombe im Tiefkühlfach.
Neben dem vorgeschlagenen Gemüse können
Sie sich auch etwas daran orientieren, was der
Wochenmarkt gerade hergibt, das heißt welche Gemüsesorten aktuell Saison haben. Fein
geschnittener Spitzkohl und Kichererbsen sind
beispielsweise traditionelle Zutaten der afrika-
nischen Küche und passen ebenfalls gut in den
Eintopf. Statt der Kartoffeln können Sie auch gekochten Reis hinzugeben. Fleischliebhaber können etwas gebratenes Geflügel dazugeben. Auch
Blattspinat macht sich noch hervorragend darin, ebenso wie eine zusätzliche Prise Curry!

Für 2 Portionen

200 g grüne Bohnen

400 g Tomaten aus der Dose

2 kleine Zucchini

½ EL Olivenöl

4 Kartoffeln (vorwiegend festkochend)

1 EL gehackte Erdnüsse

1 TL Thymian

1 Zwiebel

2 Knoblauchzehen

2 getrocknete Chilischoten

2 EL Erdnussbutter

2 Messerspitzen Gemüsebrühe

Salz, Pfeffer

Die Kartoffeln schälen, Zucchini, Tomaten (ohne
Saft) und grüne Bohnen waschen und alles in Stücke schneiden. Die Zwiebel und den Knoblauch
schälen, hacken und zusammen mit den Chilischoten in einer tiefen Pfanne mit dem Öl anschwitzen. Nach circa 4 Minuten die Tomaten sowie das restliche Gemüse und die Kartoffeln
dazugeben. Mit Gemüsebrühe, Salz, Thymian und
Pfeffer würzen und für weitere 2–3 Minuten köcheln lassen. Mit einem Schuss Wasser ablöschen
und bei geschlossenem Deckel 15–20 Minuten bei
mittlerer Hitze kochen lassen. Gegebenenfalls zwischendurch noch etwas Tomatensaft hinzufügen.
Zum Schluss die Erdnussbutter dazugeben und
gut unterrühren. Vor dem Servieren jeden Teller
noch mit ein paar gehackten Erdnüssen (oder
Cashewkernen) bestreuen.

Nährwert pro Portion: ca. 440 kcal,
48 g Kohlenhydrate, 17 g Eiweiß, 13 g Fett

Penne mit Linsen-Gemüse-Bolognese

Linsen-Bolognese klingt erst einmal merkwürdig, schmeckt aber außergewöhnlich gut und ist für Triathleten eine geradezu perfekte Pastasoße. Linsen enthalten 40 bis 45 Prozent Kohlenhydrate, zwischen 20 und 25 Prozent Eiweiß, sind äußerst reich an Ballaststoffen, Eisen und Zink und nahezu fettfrei. Verwenden Sie für dieses Rezept am besten Belugalinsen, die auch unter der Bezeichnung Kaviarlinsen verkauft werden, da sie glänzen und optisch an Störrogen erinnern. Belugalinsen entwickeln beim Kochen ein feines Maronenaroma, bleiben dabei aber fest und werden nicht mehlig. Sie brauchen also nicht zu befürchten, dass Sie sich am Ende eine unansehnliche matschige, braune Pampe über die Nudeln gießen müssen.

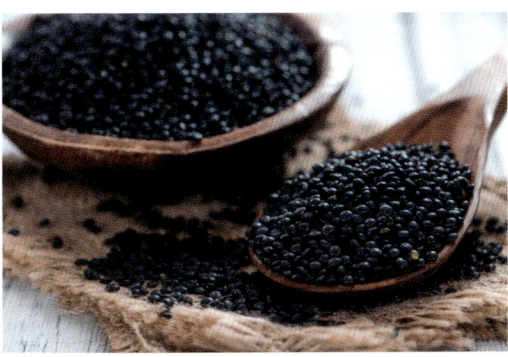

Neben den Linsen enthält diese Soße noch kräftiges Gemüse, unter anderem Staudensellerie – zugegeben, das ist nicht jedermanns Sache. Man kann statt Stauden- auch einfach Knollensellerie verwenden, der eine etwas längere Kochzeit, aber dafür einen feineren Geschmack als Staudensellerie hat.

Die Soße benötigt rund 40 Minuten Kochzeit. Da Linsen und Bolognese aufgewärmt fast noch besser als frisch gekocht schmecken, lässt sich die Soße perfekt – zum Beispiel am Wochenende oder an Ihrem Ruhetag – vorbereiten und ist schnell erhitzt, wenn Sie nach einer anstrengenden Einheit hungrig nach Hause kommen. Und die Nudeln kochen von allein, während Sie unter die Dusche springen!

Für 2 Portionen

65 g Belugalinsen, roh

250 ml Gemüsebrühe

1 Stange Staudensellerie

1 Karotte

1 Zwiebel

2 Knoblauchzehen

1 EL Olivenöl

1 EL Ajvar (Würzpaste aus Paprika, alternativ etwas mehr Tomatenmark)

½ EL Tomatenmark

90 ml Rinderbrühe (oder wer mag: trockener Rotwein)

200 g Vollkornpasta, roh

etwas frische, gehackte Petersilie

nach Belieben etwas frischen, geriebenen Parmesan

Salz, Pfeffer

Die Linsen abspülen, mit der Gemüsebrühe in einen Topf geben und einmal kurz aufkochen lassen. Dann bei mittlerer Hitze für circa 20 Minuten garen lassen. Inzwischen den Staudensellerie waschen, putzen und notfalls von Fasern befreien. Die Karotte schälen und zusammen mit dem Sellerie in feine Würfel schneiden. Die Zwiebel und den Knoblauch schälen und beides fein hacken.

Das Olivenöl in einem schweren Topf erhitzen und das Gemüse darin für 7–8 Minuten anschwitzen. Dann alles kräftig mit Salz und Pfeffer würzen. Nun das Ajvar sowie das Tomatenmark hinzugeben und mitrösten. Das Gemüse mit Rotwein ablöschen und bei reduzierter Hitze langsam einköcheln lassen. Inzwischen die Pasta in kochendes Salzwasser geben und nach Packungsanleitung garen. Die Linsen mit der Gemüsebrühe zum Gemüse geben und die Soße noch mal kurz erhitzen. Vor dem Servieren die Soße mit den Nudeln mischen und mit gehackter Petersilie sowie etwas Parmesan bestreuen.

Nährwert pro Portion: ca. 480 kcal, 74 g Kohlenhydrate, 17 g Eiweiß, 8 g Fett

Abendessen

Hähnchen-Bohnen-Topf mit Reis

Weiße Bohnen mit Hähnchen sind ein idealer Eiweißlieferant, dessen Aminosäuremuster sich so gut ergänzen, dass wir es besonders gut verwerten können. Weiße Bohnen gehören mit 25 bis 30 Prozent Eiweißanteil zu den Spitzenreitern der pflanzlichen Eiweißquellen. Zum Vergleich: Fleisch enthält aufgrund seines hohen Wassergehalts ähnlich viel Eiweiß. Dazu liefern weiße Bohnen noch beträchtliche Mengen an Magnesium, Zink, Eisen sowie Vitamin B5 und B6, beides wichtige Elemente im Kohlenhydrat- und Eiweißstoffwechsel. Nicht zu verachten ist auch der Ballaststoffanteil der Bohnen, der bei rund 17 Prozent liegt.

Einen kleinen Haken haben die weißen Bohnen, wie auch jede andere Bohnensorte, allerdings. Sie enthalten den Dreifachzucker Raffinose, den der menschliche Körper nicht abbauen kann. Deshalb gelangt der Zucker unverdaut in den Dickdarm und wird dort von den Bakterien zersetzt. Was dann geschieht, haben Sie sicherlich am eigenen Leibe schon mal gespürt. Es bilden sich Gase, die grundsätzlich und im Training sowieso unangenehm werden können. Wenn Sie also direkt am nächsten Morgen eine Laufeinheit geplant haben, würde ich Ihnen eher ein anderes Gericht empfehlen.

Für 2 Portionen

120 g Vollkornreis, roh

300 g Hähnchenbrust

2 rote Paprika

400 g passierte Tomaten

4 EL Tomatenmark

2 Chilischoten

400 g weiße Bohnen aus der Dose

1 Knoblauchzehe

1 Zwiebel

4 EL Petersilie

2 TL Paprikapulver

Salz, Pfeffer

Den Reis mit der doppelten Menge Wasser und einer Prise Salz in einen Topf geben und nach Packungsanleitung gar kochen. Währenddessen die Hähnchenbrust waschen, trocken tupfen und in Würfel schneiden. Die Paprika und Chilischoten waschen und ebenfalls würfeln, den Knoblauch und die Zwiebeln schälen und hacken. Eine Pfanne erhitzen und die Zwiebeln und den Knoblauch anschwitzen. Dann die Hähnchenbrust dazugeben und für zehn Minuten mitbraten. Nun die Paprika sowie die Chilischoten hinzufügen und ebenfalls für einige Minuten mitbraten, dann alles mit Salz und Pfeffer würzen. Anschließend die Tomaten sowie die Bohnen dazugeben, mit dem Paprikapulver sowie der Petersilie würzen und alles für rund zehn Minuten köcheln lassen. Den feurigen Hähnchen-Bohnen-Topf mit dem Reis servieren.

Nährwert pro Portion: ca. 600 kcal, 83 g Kohlenhydrate, 55 g Eiweiß, 4 g Fett

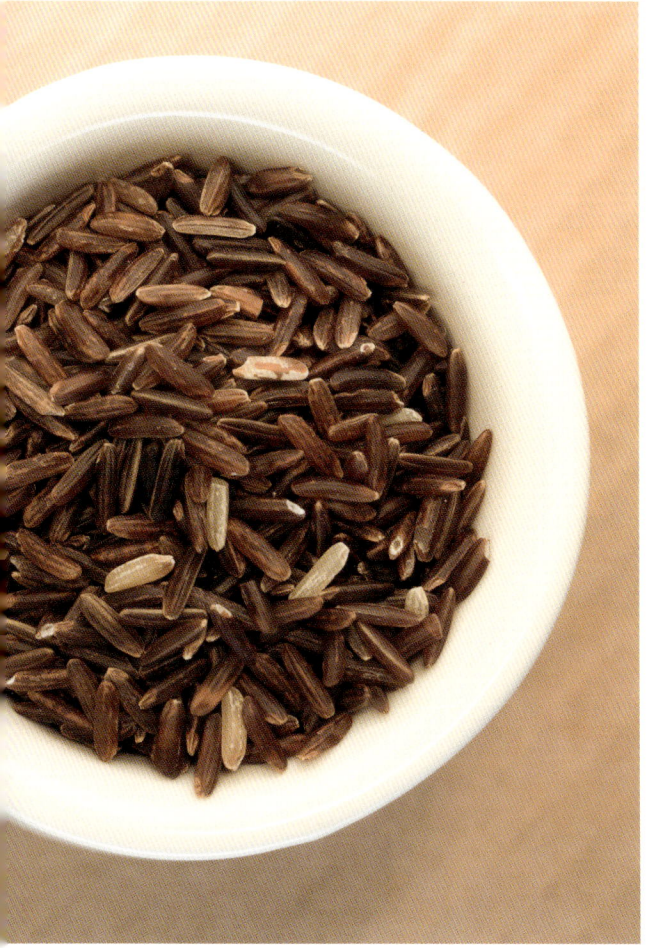

Gurken-Avocado-Bulgur

Ich bin ein ausgesprochener Avocado-Fan. Ob als Guacamole, Pastasoße oder auch in Scheiben auf einem Burger – für mich veredelt die Frucht, die botanisch gesehen eigentlich eine Beere ist, fast jedes Gericht. Und das nicht nur durch ihren Geschmack, denn die Avocado punktet vor allem mit ihren Inhaltsstoffen. Neben den vorhin erwähnten einfach und mehrfach ungesättigten Fettsäuren ist die Avocado sehr ballaststoffreich (über 6 Gramm pro 100 Gramm Avocado), sie liefert ein breites Spektrum an Mineralstoffen (Kalium, Magnesium, Phosphor, Kalzium, Eisen) sowie die Vitamine E, D, K, einige B-Vitamine und Provitamin A. Außerdem ist 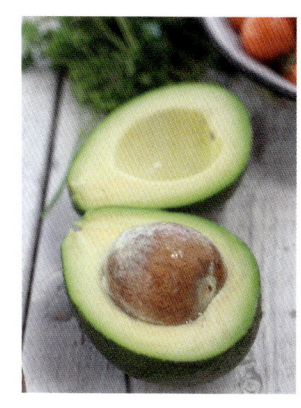 die Avocado reich an essenziellen Aminosäuren, allen voran Tryptophan, das für die Bildung des Schlafhormons Melatonin benötigt wird. Am Abend verzehrt, lässt Sie die Avocado also auch noch selig schlummern. Der einzige Haken: Hitze und Sauerstoff verträgt die Avocado nicht. Hitze lässt sie bitter werden (daher Avocado niemals kochen), Sauerstoff färbt sie unappetitlich braun. Ein paar Spritzer Zitronensaft verzögern den Oxidationsprozess ein wenig, komplett aufhalten können Sie ihn allerdings nicht. Deshalb sollten Sie dieses Gericht am besten sofort nach der Zubereitung servieren beziehungsweise die Avocado erst kurz vor dem Verzehr dazugeben. Das restliche Teil des Gericht lässt sich wiederum wunderbar vorbereiten.

Hauptbestandteil des Gerichts ist Bulgur – ein vorgekochter, geschroteter Weizen, der optisch Couscous ähnelt und auch perfekt durch diesen ersetzt werden kann. Sie können den Salat als vegetarisches Hauptgericht essen oder zum Beispiel als Beilage zu einem gegrillten Stück Hähnchen oder Fisch. Und wenn sich in Ihrem Kühlschrank noch Reste von Paprika, Tomaten oder Zucchini finden – immer hinein damit. Wer keinen Koriander mag, nimmt einfach etwas Petersilie. Ein paar Spritzer Tabasco geben dem Salat eine pikante Schärfe.

Für 2 Portionen

150 g Bulgur

400 ml Gemüsebrühe

1 Zwiebel

½ EL Olivenöl

1 Zitrone

½ Salatgurke

1 Knoblauchzehe

1 Avocado

1 EL frischer Koriander

1 EL Worcestersoße

Salz, Pfeffer

Die Zwiebel schälen und fein hacken. Das Öl in einem Topf erhitzen und die Zwiebel sowie den Bulgur darin anschwitzen. Dann die Brühe angießen und alles für etwa zehn Minuten quellen lassen. Den Topf von der Kochstelle nehmen und den Bulgur abkühlen lassen.

In der Zwischenzeit die Gurke schälen und sehr fein raspeln. Den Knoblauch pressen und zu den Gurkenraspeln geben. Beides mit Salz, Pfeffer und Worcestersoße pikant abschmecken. Die gewürz-

te Gurke unter den abgekühlten Bulgur geben und gut vermischen. Nun die Avocado halbieren, den Kern entfernen und das Fruchtfleisch kreuzweise einschneiden. Die Schale umstülpen und die Avocadowürfel mit einem Löffel herausschaben und zerdrücken. Sofort mit dem Zitronensaft beträufeln und unter den Bulgur heben. Zuletzt den Koriander dazugeben und mit etwas Zitronensaft abschmecken.

Nährwert pro Portion: ca. 560 kcal, 62 g Kohlenhydrate, 12 g Eiweiß, 28 g Fett

Mediterrane Garnelen-Pfanne

Dieses Gericht heizt richtig ein! Die Chilischoten enthalten viel Capsaicin – ein Stoff, der zum einen für die Schärfe verantwortlich ist und zum anderen auch unser Immunsystem richtig in Schwung bringt. Capsaicin dockt im Körper an Schmerzrezeptoren an, weshalb viele die Schärfe auch als richtiggehend schmerzhaft empfinden. Ein typischer Nebeneffekt des Chiligenusses, den Sie sicher auch schon mal beobachtet haben, ist, dass die Nase zu laufen beginnt. Gut, ständiges Naseputzen am Tisch ist vielleicht nicht sonderlich toll, allerdings putzen Sie so Ihre Schleimhäute von Viren und Bakterien frei und das ist doch mehr als positiv, oder? Außerdem enthalten Chilis richtig viel Vitamin C – ebenfalls gut für die Abwehrkräfte. Und Chili weitet die Blutgefäße, was letztendlich blutdrucksenkend wirkt. Trauen Sie sich also öfter mal scharf zu essen, besonders nach einer richtig knackigen Einheit. Denn auf extreme Belastung reagiert der Körper mit einer Drosselung seiner Abwehrkräfte. Chilis

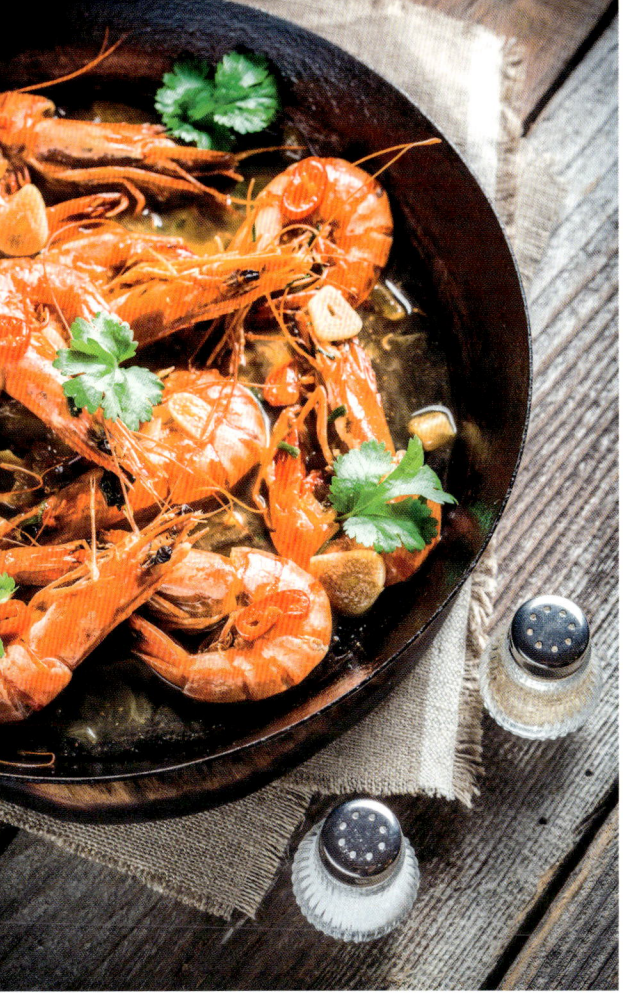

Als Beilage zur Garnelenpfanne passt entweder Vollkornbaguette, brauner Reis, Couscous oder Dinkelnudeln, ganz wie Sie möchten oder was Sie gerade im Haus haben.

Für 2 Portionen

320 g Garnelen

2 rote Chilischoten

1 Zwiebel

2 Knoblauchzehen

4 mittelgroße Tomaten

1 EL Olivenöl

150 ml trockener Weißwein

50 g Rucola

1 EL Kapern

Salz, Pfeffer

Garnelen abspülen und trocken tupfen. Chilischoten waschen, längs halbieren, Kerne inklusive der weißen Häutchen entfernen und waschen. Zwiebel und Knoblauch schälen und hacken. Die Tomaten waschen, vierteln, entkernen und fein würfeln. Nun das Öl in einer Pfanne erhitzen, die Garnelen leicht salzen und mit den Chilischoten circa eine Minute von allen Seiten scharf anbraten. Die Garnelen aus der Pfanne nehmen und Zwiebeln, Knoblauch und Tomaten im Bratfett rund zwei Minuten anschwitzen. Mit Weißwein ablöschen und die Garnelen wieder in die Pfanne geben. Alles zwei Minuten köcheln lassen und mit Salz und Pfeffer würzen. Nun noch den Rucola waschen, kurz trocken schütteln und die Kapern abtropfen lassen. Die Rucolablätter grob in Stücke zupfen und mit den Kapern unter die Garnelen rühren.

Nährwert pro Portion: ca. 320 kcal, 10 g Kohlenhydrate, 37 g Eiweiß, 8 g Fett

können helfen, erste anfliegende Viren sowie Bakterien und damit eine Erkältung gleich im Keim zu ersticken. Das meiste Capsaicin befindet sich übrigens in den Kernen. Je weniger Sie davon also entfernen, desto schärfer wird das Gericht. Ich empfehle zum Verarbeiten der Chili Einweghandschuhe zu tragen, die es in jedem Drogeriemarkt gibt. Denn wer sich hinterher nicht gründlich die Hände wäscht und später aus Versehen Kontakt mit seinen Schleimhäuten in der Nase bekommt oder sich ein Auge reibt, hat für die nächsten Minuten richtig viel Spaß. Es brennt höllisch. Daher bitte achtgeben und sorgfältig arbeiten.

Vegan / Vegetarisch

Ehemalige Ironman-Profis wie der Kanadier Brendan Brazier oder der amerikanische Ultraläufer Scott Jurek haben es vorgemacht – und mittlerweile gibt es immer mehr Ausdauerathleten, die vegan leben oder sich vegan ernähren. Ob aus gesundheitlichen oder ethischen Gründen, macht für die Alltagsernährung erst mal keinen Unterschied. Vegan ist Trend – und das allgemeine Bild eines Veganers heute hat nichts mehr mit dem stereotypen Biolatschen-tragenden „Körnerfresser" der 1990er-Jahre gemein. Auch ich habe es ausprobiert und ernährte mich vegan – zuerst aus Neugierde, dann aus Überzeugung.

Vegane Ernährung ist nicht automatisch gleichbedeutend mit einer gesunden, ausgewogenen Ernährung. Schokolade, Pudding, Kuchen, Kekse – es gibt heutzutage alles in veganen Varianten. Das Veganlabel allein oder weil Sie die Kekse im Biomarkt oder Reformhaus gekauft haben, macht das Gebäck vielleicht ethisch korrekt, aber noch lange nicht wertvoll für Ihren Körper. Und ob Sie nun Agavendicksaft statt Honig zum Süßen verwenden, macht ernährungsphysiologisch auch keinen großen Unterschied. Triathleten, die sich vegan ernähren, sollten daher noch einen zweiten Begriff in ihren Wortschatz aufnehmen – und zwar „pflanzenbasiert". Damit ist in erster Linie Obst und Gemüse gemeint, als Kohlenhydratquelle dienen (neben Brot) primär Kartoffeln, Reis oder Pseudogetreide wie Quinoa, Amaranth oder Couscous. Diese drei Pflanzen sind botanisch gesehen kein Getreide, sehen aber optisch so aus und werden deshalb auch als Pseudogetreide bezeichnet.

Prinzipiell sieht die Ernährungspyramide für Vegetarier und Veganer vom Aufbau her nicht anders aus als die für Vollköstler. Sie können sich also an der Gewichtung der einzelnen Lebensmittelgruppen sowie an den jeweiligen Portionsangaben im Abschnitt ab Seite 53 orientieren und im entsprechenden Stockwerk die für Sie passenden Lebensmittel auswählen. Die Basis bilden also Getränke, danach sollten Sie primär Obst und Gemüse verzehren, gefolgt von Getreideprodukten sowie eiweißreichen Lebensmitteln. Noch weiter oben zu finden sind Fette und Öle mit einem besonderen Augenmerk auf Omega-3-Fettsäuren. Die Spitze der Pyramide bilden Süßigkeiten, Fertigprodukte und Alkohol, die nur sehr bewusst und sparsam zum Zuge kommen sollten.

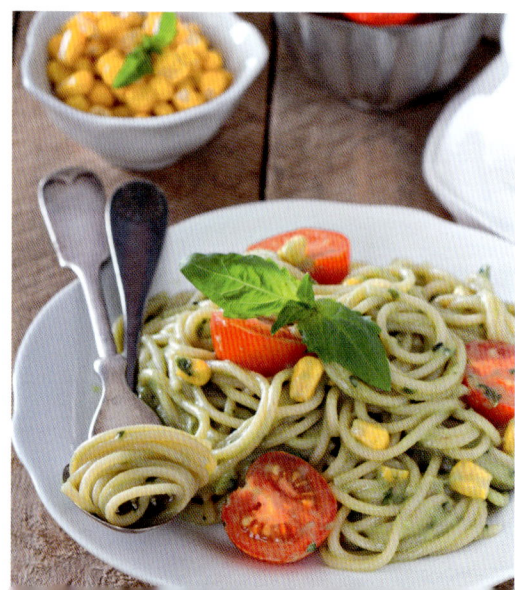

Es gibt allerdings vier Nährstoffe, die für Triathleten eine wichtige Rolle spielen und besonders in einer veganen Ernährungsweise kritisch werden können. Das sind Eiweiß, Kalzium, Eisen sowie Vitamin B12. Wenn Sie Vegetarier sind und sowohl Milchprodukte als auch Eier verzehren, haben Sie in der Regel keine Schwierigkeiten, Ihren Eiweiß- und Kalziumbedarf zu decken. Den Tagesbedarf an Eisen und Vitamin B12 zu erreichen, kann aber auch für Vegetarier schwierig werden. Die folgenden Tipps sollen Ihnen zeigen, wie Sie diese Nährstoffe trotz ausschließlicher Pflanzenkost in ausreichendem Maße zuführen können.

Kritische Nährstoffe

Eiweiß

Rund 1,2 bis 1,4 Gramm Eiweiß pro Kilogramm Körpergewicht sollten Ausdauerathleten täglich zu sich nehmen. Und das ist bei Verzicht auf Fleisch, Fisch, Eier und Milchprodukte gar nicht so einfach. Denn auch wenn pflanzliche Lebensmittel ebenfalls Eiweiß enthalten können, kommen sie nie auf den Gehalt von Fleisch oder Fisch. Eine einfache Variante, den täglichen Eiweißbedarf zu decken, ist schlichtweg über Eiweißpulver, das entweder aus Molkenprotein (vegetarisch) oder aus Soja oder Weizen (vegan) gewonnen wird. Doch der Griff in die Supplementkiste ist gar nicht zwingend nötig, denn es gibt einige pflanzliche Lebensmittel, die hochwertiges Eiweiß liefern und dafür besonders gut zur Deckung des täglichen Eiweißbedarfs geeignet sind. Unschlagbar mit rund 75 Prozent Ei-

weißgehalt ist Seitan, ein Produkt aus Weizeneiweiß, das zudem eine fleischartige Konsistenz aufweist. Im ungewürzten Zustand ist es sehr geschmacksneutral, kann daher aber auch nach Belieben gewürzt und abgewandelt werden. Im Bioladen oder Reformhaus gibt es bereits fertige

Gute Eiweißquellen für Vegetarier und Veganer	
Lebensmittel	Eiweißgehalt in Gramm pro 100 g bzw. 100 ml Lebensmittel
Tofu	12–16
Seitan	75
Joghurt aus Kuhmilch	4–6
Soja-Joghurt-Alternative	3–4
Nussmus (Erdnuss, Cashew, Mandel)	20–25
Milch	3–4
Sojadrink	3–4
Bohnen (Kidney, weiße, gekocht)	6–8
Linsen (roh)	25–27
Quinoa	14

Seitanmischungen, die nur noch mit Wasser angerührt, in Brühe gekocht und im Anschluss gebraten werden müssen. Man kann das Weizeneiweiß auch selbst aus Weizenmehl isolieren. Das ist ein wenig aufwändiger, aber deutlich günstiger. Im Internet gibt es zahlreiche Videoanleitungen, die die Herstellung von Seitan aus Weizenmehl Schritt für Schritt beschreiben.

Ebenfalls sehr gute Eiweißquellen sind Tofu (gepresster Quark aus Sojabohnen), Joghurt aus

Kuh- (für Vegetarier) oder Sojamilch sowie Hülsenfrüchte wie Bohnen oder Linsen. Eine sehr eiweißreiche Pflanze ist beispielsweise Quinoa. Quinoa stammt aus Südamerika und war in den Hochebenen der Anden neben Amaranth ein unverzichtbares Grundnahrungsmittel der Inkas. Daher wird das glutenfreie Pseudogetreide auch gerne als Inkareis bezeichnet. Quinoa gibt es in vielen Varianten: Es kann beispielsweise gepufft oder gepresst wie Cornflakes im Müsli gegessen werden, gekocht schmeckt es wie Reis zu vielen Gerichten.

Auch bei pflanzlichen Eiweißlieferanten gilt das Prinzip der biologischen Wertigkeit. Ernähren Sie sich daher abwechslungsreich und versuchen Sie verschiedene Eiweißquellen in Ihren Speiseplan zu integrieren, um möglichst alle essenziellen Aminosäuren aufzunehmen.

Kalzium

Kalzium gilt generell als kritischer Nährstoff. In Deutschland schafft es nur rund die Hälfte aller Einwohner, die tägliche Zufuhrempfehlung der Deutschen Gesellschaft für Ernährung von 1.000 Milligramm zu erreichen. Sportler verlieren zusätzlich durchschnittlich 40 Milligramm Kalzium mit jedem Liter Schweiß, was ebenfalls in die Tagesbilanz miteingerechnet werden muss.

Die einfachste und effektivste Art, den Kalziumbedarf zu decken, ist über Milchprodukte. Vegetarier, die Milch und Milchprodukte verzehren, haben in der Regel keine geringere Aufnahme von Kalzium über die Nahrung als Vollköstler. Bei Veganern sieht die Sache schon anders ein. Die meisten Veganer erreichen nur ungefähr die Hälfte des empfohlenen Tagesbedarfs und haben damit ein erhöhtes Risiko, durch eine geringere Knochendichte an Osteoporose zu erkranken.

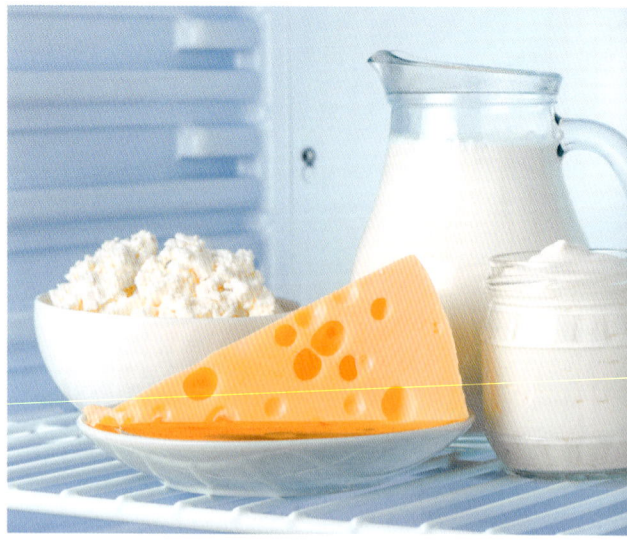

Die geringe Kalziumaufnahme bei Veganern hängt also zum einen mit dem Verzicht auf Milchprodukte zusammen, zum anderen enthalten pflanzliche Lebensmittel verhältnismäßig wenig Kalzium, liefern dafür aber verschiedene Hemmstoffe wie Oxal- und Phytinsäure oder bestimmte Ballaststoffe, die Kalzium im Darm binden können. Dadurch kann der Körper das Kalzium nicht aus der Nahrung aufnehmen. Eine hohe Kochsalzzufuhr fördert zusätzlich die Ausscheidung von Kalzium. Phytinsäure ist in erster Linie in Getreide enthalten, kalziumbindende Oxalsäure findet sich in Spinat. Auch Koffein hat einen negativen Einfluss auf die Kalziumverfügbarkeit.

Lebensmittel mit hohem Eisengehalt	
Lebensmittel	Eisengehalt in Milligramm pro 100 g bzw. 100 ml Lebensmittel
Getreide und Getreideprodukte	
Amaranth	9,0
Hirse	6,9
Quinoa	4,6
Haferflocken (Vollkorn)	4,5
Vollkornnudeln (roh)	3,8
Naturreis (roh)	3,2
Weizenvollkornbrot	2,0
Weißbrot	0,7
Gemüse	
Spinat (roh)	4,1
Schwarzwurzel (gekocht)	2,9
Fenchel (roh)	2,7
Feldsalat	2,0
Frühlingszwiebel	1,9
Rucola	1,5
Trockenfrüchte	
Pfirsich	6,5
Aprikose	4,4
Dattel	1,9
Hülsenfrüchte	
Fleischalternative aus Soja	11,0
Linsen (getrocknet)	8,0
Kichererbsen (getrocknet)	6,1
Tofu	5,4
Nüsse und Ölsamen	
Kürbiskerne	12,5
Sesamsamen (auch Tahin/Sesammus)	10,0
Pistazien	7,3
Sonnenblumenkerne	6,3

Trotzdem gibt es eine Vielzahl an pflanzlichen Lebensmitteln, die beitragen können, den Kalziumhaushalt aufzustocken. Das sind dunkle Blattgemüse wie Grünkohl und Mangold oder auch Fenchel und Rucola. Viele Milchalternativen wie Soja- oder Hafer- und Reisdrinks werden mittlerweile mit Kalzium angereichert und sind deshalb auch eine gute Mineralstoffquelle. Zudem sind Nüsse wie Mandeln, Haselnüsse, Paranüsse und Sesam gute Kalziumlieferanten. Besonders Tahin, eine aus Sesamsaat gewonnene Paste, die zum Beispiel in Hummus (Püree aus Kichererbsen) enthalten ist, ist reich an Kalzium.

Kalziumgehalt verschiedener Lebensmittel	
Lebensmittel	Kalziumgehalt in Milligramm pro 100 g bzw. 100 ml Lebensmittel
Emmentaler (45 % Fett)	1030
Sesammus (Tahin)	780
Mandeln	252
Fleischalternative aus Soja	250
Haselnüsse	225
Grünkohl (roh)	212
Feigen (getrocknet)	190
Rucola (roh)	160
Spinat (gekocht, Vorsicht: oxalsäurehaltig)	126
Kuhmilch (3,5 % Fett)	120
Sojadrink, Reisdrink (angereichert mit Kalzium)	bis 120
Tofu	105
Mineralwasser	10–800

Zusätzlich zur Auswahl kalziumreicher Lebensmittel können Sie noch einiges aktiv tun, um Ihre Kalziumversorgung zu verbessern.

1. Gehen Sie sparsam mit Kochsalz um!

Auch wenn Sie beim täglichen Training viel Natrium verlieren und dieses unbedingt ersetzen sollten, müssen Sie es mit der Salzzufuhr nicht

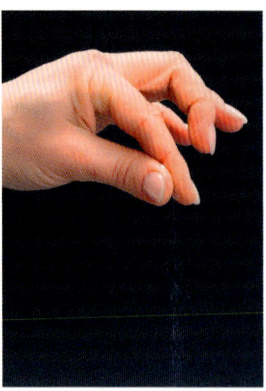

übertreiben. Die meisten von uns verwenden im Alltag viel mehr Salz als überhaupt nötig ist. Das hat zur Folge, dass vermehrt Kalzium ausgeschieden wird. Würzen Sie Ihre Speisen statt ausschließlich mit Salz zum Beispiel mit vielen frischen Kräutern oder natriumarmen Hefeflocken. Hefeflocken geben Salaten, Suppen oder Gemüsegerichten einen leichten, würzigen Geschmack nach Käse und sind zudem reich an Vitamin B1, B2, B6 sowie Pantothen- und Folsäure.

2. Achten Sie auf eine ausreichende Versorgung mit Vitamin D!

Vitamin D, das im Körper selbst durch Sonnenlicht produziert wird, fördert die Aufnahme von Kalzium. Im Sommer sind Sie in der Regel durch die vielen Trainingsstunden im Freien gut versorgt. Im Winter, wenn Sie das Rennrad eventuell gegen die Rolle und den Asphalt öfter gegen das Laufband tauschen, empfiehlt sich ein gutes Vitamin-D-Präparat mit mindestens 1.000 I. E.

Eisen

Egal ob Vegetarier, Veganer oder Vollköstler – vor allem Sportlerinnen haben oft mit ihrem Eisenstatus zu kämpfen. Laut der Weltgesundheitsorganisation ist Eisenmangel sogar weltweit der am meisten vorkommende Nährstoffmangel. Landläufig gilt rotes Fleisch als der Eisenlieferant schlechthin. Ihnen als Vegetarier und Veganer hilft das allerdings nicht viel. Dabei liefern 100 Gramm Rindfleisch „nur" 2,4 Milligramm Eisen und werden von Spinat und Mangold mit 3,5 beziehungsweise 2,7 Milligramm locker geschlagen. Allerdings ist pflanzliches Eisen für den Körper schlechter verfügbar – ähnlich wie beim Kalzium. Bei einer vegetarischen Ernährungsweise können nur rund zehn Prozent des in der Nahrung enthaltenen Eisens aufgenommen werden, bei Vollkost sind es durchschnittlich 18 Prozent. Der Unterschied ist allein auf den Fleischkonsum zurückzuführen.

An der Spitze der eisenhaltigen Lebensmittel steht übrigens Amaranth mit neun Milligramm pro 100 Gramm. Amaranth zählt zu den ältesten Nutzpflanzen der Menschheit und wurde schon vor über 9.000 Jahren in Mexiko angebaut. Optisch ähnelt es Quinoa und gehört ebenfalls zu den glutenfreien Pseudogetreiden. Es gibt Amaranth im Naturkostladen gepufft, als Flocken oder sogar als Mehl.

Der tägliche Bedarf an Eisen liegt für Triathleten bei 15 bis 20 Milligramm, bei Sportlerinnen sogar bei bis zu 30 Milligramm.

Um die größte Eisenaufnahme aus den pflanzlichen Quellen zu gewährleisten, sollten Sie auf einige wenige Punkte achten:

1. Greifen Sie zu Vitamin C! Ascorbinsäure erhöht die Eisenaufnahme signifikant. Trinken Sie also zu einer eisenhaltigen Mahlzeit ein Glas Orangensaft oder verwenden Sie im Salatdressing zusätzlich zum Essig etwas Zitronensaft.

2. Meiden Sie Kaffee! Kaffee und schwarzer Tee enthalten Stoffe, die die Eisenverfügbarkeit herabsetzen. Verzichten Sie nach einer eisenhaltigen Mahlzeit daher lieber auf einen Espresso und trinken Sie lieber ein Glas Orangensaft (s. o.).

3. Lieber öfter weniger statt einmal viel! Je mehr Eisen eine einzelne Mahlzeit enthält, desto weniger kann davon prozentual gesehen aufgenommen werden. Daher ist es besser, immer wieder eisenhaltige Lebensmittel in seine Mahlzeiten einzubauen als nur eine eisenreiche Speise zu verzehren.

Vitamin B12

Vitamin B12 ist ein richtiges „Sorgenkind" der Veganer, weil es kein pflanzliches Lebensmittel gibt, das dieses Vitamin enthält. Demnach weisen viele Vegetarier, die wenig tierische Produkte verzehren, und Veganer in Studien eine unzureichende Vitamin-B12-Versorgung auf.

Vitamin B12, oder auch Cobalamin, spielt eine wichtige Rolle bei der Zellteilung sowie bei der Funktion des Nervensystems. Für Sportler besonders wichtig ist die Aufgabe von Vitamin B12

zur Bildung von roten Blutkörperchen. Außerdem wirkt Vitamin B12 beim Fettsäureabbau sowie beim Eiweißaufbau mit.

In tierischen Lebensmitteln ist fast überall Vitamin B12 enthalten. Dort ist es an Eiweiß gebunden und kann durch das Einwirken von Magensäure herausgelöst und für den Körper verfügbar gemacht werden. Vitamin B12 ist auch in einigen Meeresalgen enthalten, die in der asiatischen Küche durchaus Verwendung finden. Allerdings ist man sich bis heute nicht sicher, inwieweit das in Algen enthaltene Vitamin B12 auch tatsächlich aufgenommen werden kann.

Vitamin-B12-Gehalt verschiedener tierischer Lebensmittel	
Lebensmittel	Vitamin-B12-Gehalt in Mikrogramm pro 100 g bzw. 100 ml Lebensmittel
Camembert	3,1
Emmentaler	3,1
Hühnereigelb	2,0
Edamer	2,0
Gouda	1,9
Hühnerei	1,8
Mozzarella	1,3
Frischkäse (mind. 10 % Fett)	1,0
Quark	0,9
Hüttenkäse	0,7
Schafsmilch	0,5
Kuhmilch	0,4
Joghurt	0,4
Hühnereiweiß	0,1

Vegetarier und Veganer haben daher nur über Nahrungsergänzungsmittel die Chance, ausreichend Vitamin B12 zuzuführen.

Die typischen Symptome eines Vitamin-B12-Mangels sind blasse Haut, eine Rückbildung der Schleimhäute an Mund, Zunge und Darm sowie unspezifische Symptome wie Schwindel, Schwäche und Müdigkeit.

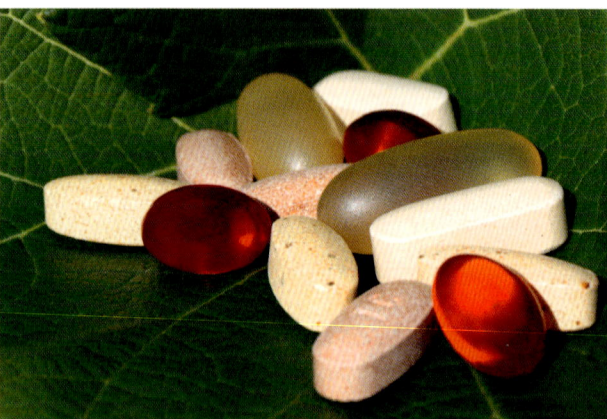

Die Empfehlung der Deutschen Gesellschaft für Ernährung zur täglichen Aufnahme liegt bei 0,3 µg pro Tag. Heutzutage sind viele (für Veganer und Vegetarier ausgewiesene) Produkte wie Cornflakes, Müslis, Sojaprodukte und Fruchtsäfte mit Vitamin B12 angereichert. Allerdings ist der Zusatz von Vitamin B12 laut der EG-Öko-Verordnung nicht erlaubt. Das heißt, dass nur konventionelle Lebensmittel und keine Bioprodukte angereichert werden dürfen. Wenn Sie durch Ihre Lebensmittelauswahl nicht auf die empfohlene Tagesmenge kommen, sollten Sie unbedingt auf ein Nahrungsergänzungsmittel zurückgreifen. Fragen Sie Ihren Arzt oder Apotheker, welches Mittel am besten für Sie geeignet ist.

Rezeptvorschläge für den Trainingsalltag

Die Entscheidung für eine vegetarische oder vegane Lebensweise mag auf den ersten Blick als eine große Herausforderung in der Küche erscheinen – zumindest, wenn man sich nicht ausschließlich von Salat ernähren möchte. Besonders die Veganer unter Ihnen kennen Äußerungen wie: „Dann darfst du ja gar nichts mehr essen!" oder: „Wie? Nicht mal Käse?" sicherlich zur Genüge. Dabei ernähren sich Vegetarier und Veganer meist viel abwechslungsreicher und entdecken mit der Entscheidung für diesen Ernährungsstil viele neue Geschmäcker und Lebensmittelkombinationen. Dazu gehören nicht nur Pseudogetreidesorten wie Amaranth und Quinoa. Mandelmus ist beispielsweise ein toller Käse- und Sahneersatz und Tofu kann – richtig gewürzt – tatsächlich richtig lecker schmecken. Und auch wenn Sie normalerweise Fleisch essen, kann ein Ausflug in die vegetarische oder vegane Küche kulinarisch durchaus eine Bereicherung sein.

Die Rezepte in diesem Kapitel sind in erster Linie vegan und damit selbstverständlich auch für Vegetarier geeignet. Je nachdem wie Sie es wünschen, können Sie Zutaten wie Sojasahne, Nussmilch, Mandelmus und so weiter jederzeit durch normale Sahne, Kuhmilch oder Käse ersetzen. Zu Vorschlägen für das Frühstück können Sie sich auch im Kapitel der „Vollköstler" umsehen. Dort sind alle Rezepte auch für Vegetarier geeignet.

Frühstück

Müsli mit Mandeldrink, Banane, Cashewkernen und Himbeeren

Müsli ist von Natur aus rein pflanzlich, der Knackpunkt ist die Milch, die hier als Eiweißlieferant dient. Veganer haben die Wahl zwischen verschiedenen Milchersatzprodukten. Wenn Sie gerade keine frischen Himbeeren bekommen, können Sie auf Tiefkühlware zurückgreifen oder stattdessen Heidelbeeren, blaue Weintrauben oder auch Cranberries verwenden.

Für 2 Portionen

150 g Haferflocken

300 ml (Nuss-/Soja-)Drink

1 Banane

200 g Himbeeren

2 EL Cashewkerne

Die Cashewkerne hacken und die Banane in Scheiben schneiden. Die Himbeeren waschen und trocken tupfen. Die Haferflocken mit den übrigen Zutaten mischen und mit der Milchalternative übergießen.

Nährwert pro Portion: ca. 530 kcal, 76 g Kohlenhydrate, 19 g Eiweiß, 15 g Fett

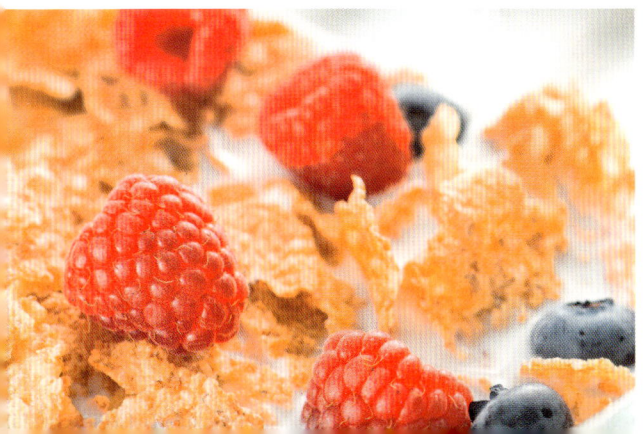

Selbst gemachter Mandeldrink

Mittlerweile gibt es eine Menge an Milchalternativen im Supermarkt zu kaufen, entweder auf Sojabasis oder auch aus Dinkel oder Hafer. Besonders Nussdrinks sind gerade groß im Kommen, allerdings sind sie mit durchschnittlich 2,50 Euro pro Liter nicht gerade ein Schnäppchen. Dabei kann man zum Beispiel einen Mandeldrink ganz schnell selbst machen. Dafür benötigen Sie nur einen leistungsfähigen Standmixer sowie einen Nussdrinkbeutel oder ein kleines Wäschenetz, das es schon für wenige Euro im Drogeriemarkt gibt. Der Drink eignet sich natürlich auch für alle, die unter Laktoseintoleranz leidet. Da der Drink weder pasteurisiert ist noch Konservierungsstoffe enthält, ist er im Kühlschrank nur rund 2 bis 3 Tage haltbar. Man sollte also lieber öfter den Mixer anwerfen als große Mengen zu produzieren. Der Drink ist aber wirklich schnell zubereitet. Das Rezept funktioniert auch mit anderen Nusssorten wie zum Beispiel Haselnüsse. Er schmeckt nicht nur im Müsli, sondern gibt auch Kaffee eine herrlich nussige Note oder kann zum Backen verwendet werden. Auch der übrige „Nusstrester", also das, was nach dem Auspressen des Drinks im Beutel zurückbleibt, kann zum Backen in Brot oder Kuchen verwendet werden. Oder Sie mischen es einfach direkt unter Ihr Müsli.

Für 1 l Mandeldrink

200 g ungeschälte Mandeln

1 l Wasser

Nach Belieben etwas Agavendicksaft

(oder auch Honig) zum Süßen

Die Mandeln für 8–12 Stunden, also am besten über Nacht, in Wasser einweichen. Das Wasser abgießen und die Nüsse mit 1 Liter Wasser in den Standmixer geben. Alles auf höchster Stufe durchmixen, bis eine sehr homogene, weiße Flüssigkeit entsteht. Den Nussbeutel oder das Wäschenetz in ein ausreichend großes Gefäß hängen und den Mandeldrink darin abseihen. Die in den Mandelrückständen enthaltene Flüssigkeit vorsichtig auspressen. Für eine etwas längere Haltbarkeit kann der Mandeldrink noch einmal kurz in einem Topf erhitzt werden. Dann den Drink in eine Glasflasche füllen, nach Belieben etwas süßen und im Kühlschrank aufbewahren.

Kokos-Erdbeer-Pfannkuchen

Dieses Frühstück ist eine richtige Belohnung nach einem harten Training. Herrliche Pfannkuchen, die ganz ohne Ei auskommen, nicht zu süß sind und dank Erdbeeren auch noch eine

Portion Vitamine liefern. Wenn gerade keine Erdbeersaison ist, können Sie auf Blaubeeren oder Tiefkühlware zurückgreifen. Im Winter schmecken die Pfannkuchen auch herrlich mit Apfelscheiben, einer Prise Zimt und Mandelblättchen.

Für 2 Portionen

140 g Dinkelmehl Typ 630
280 ml Kokos- und Sojadrink gemischt
(alternativ Mandeldrink oder Kuhmilch)
½ TL Backpulver
vier große Erdbeeren
3 EL Kokosflocken
eine Prise Salz
1–2 EL Rohrzucker
etwas Öl

Mehl, Salz und Backpulver mit dem Rohrzucker vermischen. Dann 2 EL Kokosflocken unterrühren. Kokos- und Sojadrink mischen und zu dem Mehlmix geben. Alles mit dem Schneebesen oder dem Handrührgerät zu einem glatten dickflüssigen Teig verarbeiten.

Die Erdbeeren waschen, trocken tupfen und in dünne Scheiben schneiden. Eine Pfanne mit etwas Öl erhitzen und einen Schöpflöffel Teig darin verteilen. Sofort die Erdbeerscheiben darauf legen und etwas Rohrzucker darüber geben. Wenn die untere Seite goldbraun ist, den Pfannkuchen einmal wenden. Vor dem Servieren noch mal ein paar Kokosflocken darüber geben.

Nährwert pro Portion: ca. 470 kcal,
67 g Kohlenhydrate, 14 g Eiweiß, 15 g Fett

Brotaufstrich Tomaten-Soja-„Frischkäse"

Für viele Veganer ist Käse das große Problem. Es gibt zwar einige Alternativprodukte auf dem Markt, allerdings haben diese – zumindest nach meinem Geschmacksempfinden – nichts mit richtigem Käse zu tun. Anders dieser „Frischkäse"! Er ist extrem simpel, um nicht zu sagen lächerlich einfach herzustellen. Alles, was er braucht, ist ein bisschen Zeit zum „Abhängen". Ob Sie den „Frischkäse" dann wie in diesem Rezept mit Tomatenwürfeln verfeinern oder im Sommer Ihren Kräutergarten plündern, ihn einfach nur mit Salz, Pfeffer und Chili würzen oder süß mit etwas Agavendicksaft (oder Honig) oder Bananenscheiben genießen, ist dann ganz Ihnen überlassen. Der Soja-„Frischkäse" schmeckt herrlich auf frischem Brot, aber auch auf Reiswaffeln oder zur Brezel.

4 Portionen
1 Becher ungesüßte Soja-Joghurt-Alternative
1 TL Tomatenmark
1 frische Tomate
Salz, Pfeffer
etwas gehackter Basilikum (frisch oder TK)

Einen Kaffeefilter mit einem Filterpapier über einen Messbecher hängen, sodass der Boden des Filters nicht den Boden des Messbechers berührt. Soja-Jogurt-Alternative in den Papierfilter gießen und mit Frischhaltefolie abgedeckt für 1–2 Tage in den Kühlschrank stellen. Während dieser Zeit tropft die „Molke" aus dem Joghurt in den Messbecher und der Joghurt verwandelt sich in eine streichfähige Masse. Sobald keine Flüssigkeit mehr

aus der Filtertüte tropft, ist der „Frischkäse" fertig. Nun alles in eine Schüssel geben, salzen, pfeffern und mit dem Tomatenmark verrühren. Die Tomate waschen, trocknen und in feine Würfel schneiden. Zum Schluss den Basilikum unterheben. Die „Molke" lässt sich übrigens auch noch weiterverwenden. Einfach mit gekühltem Orangensaft mischen und genießen!

Nährwert pro Portion: ca. 65 kcal,
6 g Kohlenhydrate, 4,5 g Eiweiß, 2 g Fett

Mittagessen

Orangen-Möhren-Koriander-Couscous

Mittags einen kleinen Ausflug in den Orient gefällig? Mit diesem wunderbaren Gericht, das zum einen schnell zubereitet ist, zum anderen auch perfekt mitgenommen werden kann, werden Sie sich fühlen wie in „1001 Nacht". Der Couscous liefert viele Kohlenhydrate, ohne dabei schwer im Magen zu liegen, die Möhren enthalten wichtige Carotinoide und die Orangen sorgen für ordentlich Vitamin C.

Das Rezept sieht Studentenfutter für eine süße, knackige Komponente vor. Wenn Sie keine Rosinen mögen, nehmen Sie einfach nur 30 Gramm Ihrer Lieblingsnusssorte.

Kleiner Tipp: Nehmen Sie Instant-Couscous aus Hirse. Dieser muss nur noch mit heißem Wasser, Brühe oder wie hier Orangensaft übergossen werden und fünf bis zehn Minuten ruhen und enthält deutlich mehr Eisen als Couscous aus Weizen. Werfen Sie vor der Zubereitung aber noch einen Blick auf die Zubereitungshinweise. Nicht jeder Couscous benötigt die gleiche Menge Flüssigkeit. Damit er am Ende nicht zu matschig oder zu trocken wird, passen Sie gegebenenfalls die Flüssigkeitsmenge des Rezepts an.

Das Rezept schmeckt übrigens ebenso gut mit Quinoa statt Couscous. Durch das Inkagetreide wird das Gericht besonders eiweißreich!

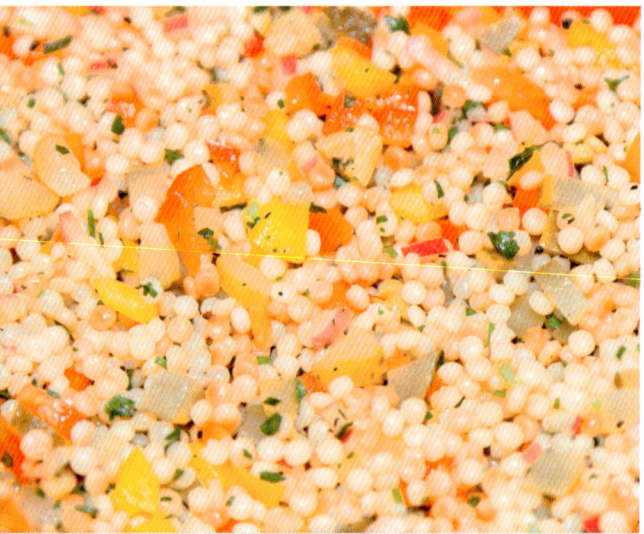

Für 2 Portionen

100 g Instant-Couscous (aus Hirse)

150 ml Orangensaft

½ TL Salz

150 g Möhren

1 ½ Lauchzwiebeln

1 EL Sesamöl

50 g Studentenfutter

die Hälfte einer unbehandelten Orange

½ Bund frischer Koriander

Den Couscous in eine Schüssel geben, salzen und mit dem Orangensaft sowie 250 ml heißem Wasser übergießen. Fünf Minuten ziehen lassen und immer wieder zwischendurch mit einer Gabel lockern. In der Zwischenzeit die Möhren schälen und in Würfel schneiden. Die Lauchzwiebeln waschen, putzen und in feine Ringe schneiden. In einer Pfanne etwas Sesamöl erhitzen und die Zwiebelringe darin andünsten. Anschließend die Lauchzwiebeln zum Couscous geben. Nun erneut etwas Öl in der gleichen Pfanne erhitzen und die Möhrenwürfel darin unter Rühren fünf Minuten lang anbraten. Den restlichen Orangensaft angießen und noch mal zugedeckt fünf Minuten lang köcheln lassen. Nun die Möhren unter den Couscous geben. Das Studentenfutter hacken, die Filets aus der Orange lösen und beides unter den Couscous mischen. Den Koriander waschen, trocken schütteln, hacken, über den Couscous streuen und alles gut vermischen.

Nährwert pro Portion: ca. 440 kcal, 60 g Kohlenhydrate, 13 g Eiweiß, 16 g Fett

Spinat-Pasta-Salat mit Erdnussdressing

Wer sich mit der veganen Küche beschäftigt, wird zwangsläufig über Lebensmittel stolpern, die er so vielleicht noch nie probiert, eventuell noch nicht mal gehört hat. Sobanudeln zum Beispiel. Die dünnen, bräunlichen Nudeln kommen aus der japanischen Küche und sind aus Buchweizenmehl. Buchweizen ist ein Pseudogetreide, das kein Gluten enthält und somit auch für Personen mit Zöliakie (Glutenunverträglichkeit) bestens geeignet ist. Die Nudeln sind nicht ganz günstig, haben aber einen ganz besonderen Geschmack, den es auszuprobieren lohnt. Außerdem besteht Buchweizen zu zehn Prozent aus Eiweiß und liefert zudem reichlich Vitamin E, B_1 und B_2 sowie Kalium, Eisen, Kalzium und Magnesium. Ein wahres Power-Pseudogetreide also. Falls Sie gerade keinen Spinat zur Hand haben, eignen sich auch Rucola oder Mangold sehr gut für dieses Gericht. Sie lieben Grünkohl? Kochen Sie ihn vor und ab damit in den Salat. Auch eine Kombination aus verschiedenen Gemüsen ist eine schmackhafte Variante!

Für 2 Portionen

200 g Babyspinat

120 g Sobanudeln

2 Karotten

1 Dose schwarze Bohnen (oder Kidneybohnen)

1 Avocado

125 g Tofu

1 EL Sojasoße

1 EL Olivenöl

2 TL Tahin (Sesammus)

2 TL Erdnussbutter

1 EL geröstete Erdnüsse

2 EL Zitronensaft

Salz, Pfeffer, Kräuter nach Wahl

Den Babyspinat waschen, putzen und in eine Schüssel geben. Die Karotten schälen und in kleine Würfel schneiden. Die Sobaudeln nach Packungsangabe kochen und abtropfen lassen. Die schwarzen Bohnen abspülen und ebenfalls gut abtropfen lassen. Die Avocado schälen, in Streifen schneiden und mit der Hälfte des Zitronensafts beträufeln. Alle Zutaten in die Schüssel zu dem

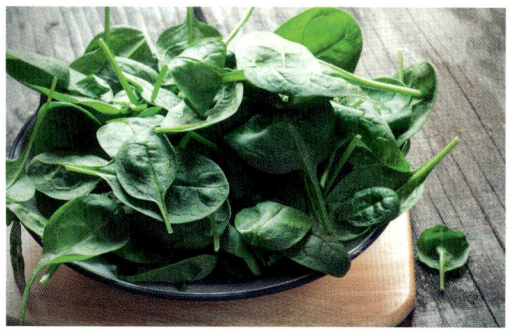

Babyspinat geben und gut vermischen. Etwas Öl in einer Pfanne erhitzen. Den Tofu würfeln und anbraten. Anschließend mit der Sojasoße beträufeln. Für das Dressing Olivenöl, Tahin, Erdnussbutter, die Hälfte der gehackten Erdnüsse, den restlichen Zitronensaft, Salz und Pfeffer mixen und über den Salat geben. Zuletzt die übrigen Erdnüsse sowie die Tofuwürfel darüber geben und mit Kräutern nach Wahl – sehr gut passt Kresse – verfeinern.

Nährwert pro Portion: ca. 675 kcal, 57 g Kohlenhydrate, 30 g Eiweiß, 34 g Fett

Risotto mit Tomaten und weißen Bohnen

Neben Mandelmus ist ein weiterer Geheimtipp für vegane Käseliebhaber Cashew-„Käse" – also „Käse" aus Cashewkernen. Dieser findet in diesem schnellen Risotto Verwendung, eignet sich aber auch gut als Brotaufstrich oder zu Crackern als kleiner Snack zwischendurch. Den „Käse" am besten schon am Vorabend zubereiten oder zumindest die Nusskerne schon mal einweichen. Aufgepeppt wird das Reisgericht durch eine Extra-Portion Eiweiß in Form von weißen Bohnen.

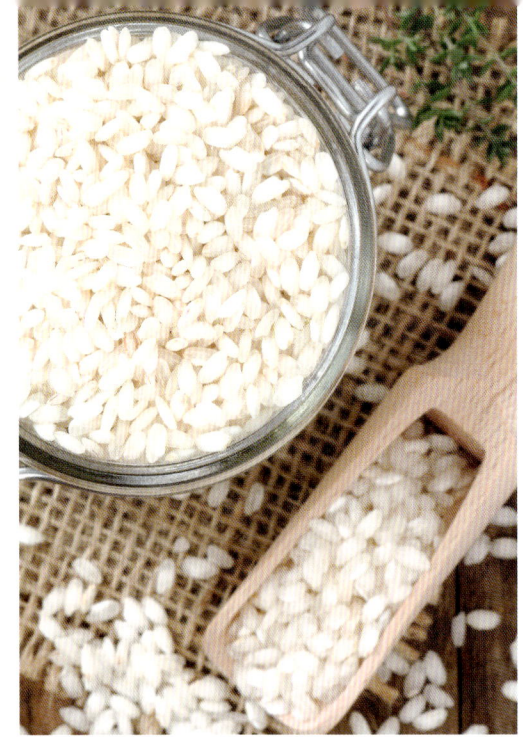

Für den Cashew-„Käse", 4 Portionen

(damit noch etwas als Brotaufstrich übrig bleibt)

150 Cashewkerne (ungeröstet und ungesalzen)

2 EL Zitronensaft

1 kleine Knoblauchzehe

Salz, Pfeffer

etwas Wasser zum Verdünnen

Gewürze nach Belieben

(Schnittlauch, Chili, Paprika, Curry)

Die Cashewkerne für 3–4 Stunden in Wasser einweichen und im Anschluss abgießen und abspülen. Die Kerne in ein hohes Gefäß geben, die übrigen Zutaten – bis auf das Wasser – hinzufügen und alles mit dem Pürierstab pürieren, bis eine cremige Masse entsteht. Wenn sie zu dick ist, einfach mit etwas Wasser verdünnen.

Nährwert pro Portion: ca. 230 kcal,
10 g Kohlenhydrate, 6 g Eiweiß, 18 g Fett

Für das Risotto, 2 Portionen

750 ml Gemüsebrühe

1 EL Olivenöl

1 kleine Zwiebel

je 1 EL gehackter Thymian und Rosmarin

¼ TL Paprikapulver

250 g Risottoreis

60 ml trockener Weißwein oder Gemüsebrühe

1 Dose Tomaten

1 Dose weiße Bohnen

Salz, Pfeffer

Die Zwiebel schälen und fein würfeln. Das Olivenöl in einem großen Topf erhitzen und die Zwiebel darin glasig anschwitzen. Die Hälfte des Rosmarins, den Thymian sowie das Paprikapulver dazugeben und kurz mit anrösten. Dann den Risottoreis hinzugeben und kurz unter Rühren mitbraten. Nun den Wein angießen und so lange rühren, bis er komplett verdunstet ist. Die Hälfte der Gemüsebrühe mit den Tomaten zum Reis geben und alles für 30 Sekunden kräftig verrühren. Dann alles ohne weiteres Rühren zum Kochen bringen. Hitze reduzieren und alles langsam köcheln lassen, bis die Flüssigkeit verdunstet ist. Ab und an umrühren, damit der Reis nicht am Topfboden anbrennen kann. Nun die restliche Gemüsebrühe dazugeben, noch mal kräftig für 30 Sekunden unterrühren. Erneut köcheln lassen, bis der Reis zu einer breiigen Konsistenz eingekocht ist. Dann die weißen Bohnen dazugeben, kurz umrühren und alles noch mal erwärmen. Risotto vom Herd nehmen und mit Salz und Pfeffer abschmecken und mit einem Klecks Cashew-„Käse" servieren.

Nährwert pro Portion: ca. 650 kcal,
118 g Kohlenhydrate, 20 g Eiweiß, 7,4 g Fett

Abendessen

Chili sin Carne

Chili con Carne kann schließlich jeder, oder? Ein superschnelles Abendessen, das nach einem langen Trainingstag richtig satt macht und wertvolles Eiweiß aus Hülsenfrüchten und Tofu liefert. Dabei schmeckt es so würzig, dass niemand richtiges Hackfleisch vermissen wird. Reste können am nächsten Tag noch mal aufgewärmt werden und schmecken dann noch mal so gut!

Für 2 Portionen

300 g Naturtofu

1 Zwiebel

1 Knoblauchzehe

1 EL Olivenöl

2 EL Tomatenmark

1 Dose stückige Tomaten

1 frische rote Chili oder getrocknete Chiliflocken

300 ml Gemüsebrühe

1 Dose Kidneybohnen

1 Dose Mais

2 EL (Soja-)Joghurt oder Sauerrahm

Den Tofu mit einer Gabel zu kleinen Bröckchen zerdrücken. Die Zwiebel, den Knoblauch sowie die Chilischote hacken. Die Bohnen und den Mais abtropfen lassen. In einem großen Topf das Öl erhitzen und

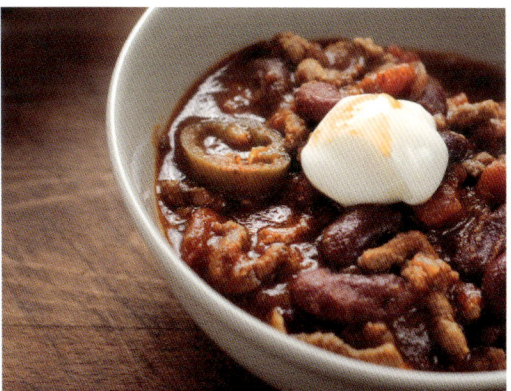

Zwiebeln und Knoblauch darin andünsten. Den Tofu dazugeben und ebenfalls anbraten. Das Tomatenmark sowie die Chilischote hinzufügen und kurz anrösten. Nun die Tomaten, die Bohnen, den Mais und die Gemüsebrühe dazugeben und alles rund fünf Minuten lang kochen lassen. Vor dem Servieren jeweils einen Esslöffel (Soja-)Joghurt über das Chili geben.

Nährwert pro Portion: ca. 530 kcal,
68 g Kohlenhydrate, 34 g Eiweiß, 16 g Fett

Dinkelspaghetti mit Rucolapesto und geschmolzenen Tomaten

Wer denkt, Pesto komme nicht ohne Käse und viel Olivenöl aus, der wird mit diesem Rezept eines Besseren belehrt. Statt Parmesan gibt weißes Mandelmus dem Pesto eine schöne Cremigkeit und ersetzt gleichzeitig die häufig verwendeten Pinienkerne. Und wenn Sie Ihr Pesto selbst machen, können Sie auch wählen, welches Öl Sie dafür verwenden. Da das Pesto nicht erhitzt wird, würde ich für eine Extra-Portion Omega-3-Fettsäuren Lein- anstatt Olivenöl verwenden.

Für 2 Portionen

250 g Dinkelspaghetti

250 g Rucola

2 gehäufte TL weißes Mandelmus

1–2 EL Leinöl

Saft einer halben Zitrone

8 Cocktailtomaten

2 Knoblauchzehen

1 TL Olivenöl

1 Schuss weißer Balsamico

Salz, Pfeffer

Den Rucola waschen, trocken schütteln und in grobe Stücke rupfen. In ein hohes Gefäß geben, Zitronensaft und Leinöl dazugeben und fein pürieren. Mit Salz und Pfeffer würzen und das Mandelmus unterrühren. Dann die Nudeln in kochendes Salzwasser geben und bissfest kochen.

Währenddessen die Tomaten waschen und halbieren. Den Knoblauch fein hacken. In einer Pfanne das Olivenöl heiß werden lassen und den Knoblauch darin andünsten. Dann die Tomaten hinzugeben und bei mittlerer Hitze etwas einkochen lassen. Salzen und pfeffern und einen Schuss weißen Balsamico darüber geben. Kurz bevor die Nudeln gar sind, zwei bis drei Esslöffel Kochwasser unter das Pesto geben und verrühren. Die Nudeln abgießen und zu den Tomaten in die Pfanne geben. Das Pesto hinzugeben, gut durchmischen und servieren.

Nährwert pro Portion: ca. 630 kcal,
80 g Kohlenhydrate, 23 g Eiweiß, 25 g Fett

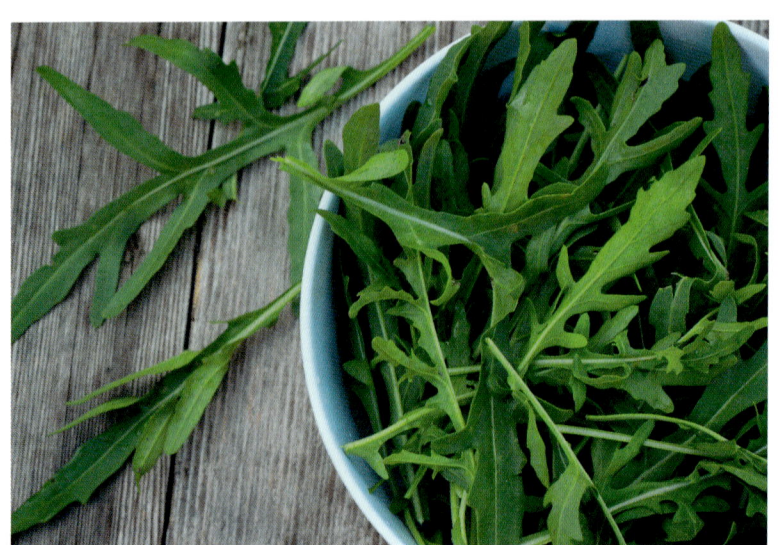

Guacamole-Pizza mit Pilzen und Räuchertofu

Diese Kombination klingt zugegebenermaßen außergewöhnlich. Die Pizza ist aber außerordentlich lecker und füllt die Kohlenhydratspeicher perfekt wieder auf. Tofu und Champignons liefern wichtige Aminosäuren und die Avocado in der Guacamole (die allein schon ein herrlicher, simpler Brotaufstrich ist) essenzielle Fettsäuren. Dieses Rezept zeigt, dass Pizza durchaus sportlergerecht und gesund sein kann. Den Käse auf der Pizza ersetzt für Veganer erneut weißes Mandelmus. Sie merken schon, die weiße Paste ist ein wahres Allround-Talent und ich persönlich bin ein bekennender Fan. Was den Pizzateig angeht, haben Sie viele unterschiedliche Optionen: Entweder Sie machen ihn selbst oder Sie greifen auf eine Backmischung zurück. Mittlerweile werden vor allem im Biomarkt zahlreiche Vollkornbackmischungen oder welche aus Dinkelmehl angeboten. Die Vollkornvariante ist ist hier der klare Favorit, weil der Teig dadurch noch wichtige Ballaststoffe liefert. Wenn es abends schnell gehen muss, man aber trotzdem seinen Teig selbst machen möchte: Bereiten Sie ihn schon am Vorabend zu und parken Sie ihn einfach im Kühlschrank. Dort lässt er sich locker 24 Stunden lang aufbewahren und Sie können sofort loslegen, wenn Sie vom Training mit ordentlich Hunger nach Hause kommen. Und noch ein Tipp: Pizzateig lässt sich sogar problemlos einfrieren!

Für ein Blech

1 vollreife Avocado (idealerweise Sorte „Hass")

1 mittelgroße Tomate

1 rote Zwiebel

Saft von einer Limette

Salz, Pfeffer

125 g Räuchertofu

200 g Pilze (weiße/braune Champignons,

Shiitake-Pilze, Kräuterseitlinge)

350 g Dinkelvollkornmehl

200 g passierte Tomaten

2 EL Mandelmus oder 70 g geriebener Käse

½ Würfel Hefe

190 ml lauwarmes Wasser

10 ml Olivenöl

1 Prise Zucker

Für den Hefeteig Mehl mit einer guten Prise Salz und Zucker vermischen. Die Hefe im Wasser auflösen und mit dem Mehl und dem Olivenöl zu einem glatten, nicht zu klebrigen Teig verkneten. An einem warmen Ort für mindestens 30 Minuten gehen lassen. Währenddessen das Fruchtfleisch der Avocados mit einem Löffel aus der Schale und vom Kern lösen und in einer Schüssel mit dem Limettensaft beträufeln. Nun das Fleisch mit einer Gabel zu Mus zerdrücken. Tomaten und Zwiebeln in kleine Würfel schneiden und unter die Avocado rühren. Alles salzen und pfeffern und die Guacamole beiseite stellen. Die Pilze putzen und in dünne Scheiben schneiden. Den Räuchertofu ebenfalls in dünne Scheiben schneiden. Den Ofen auf 225 Grad (Ober-/Unterhitze) vorheizen. Nun den fertig gegangenen Teig einmal durchkneten, auf einem Backpapier ausrollen und mit der Tomatensoße bestreichen. Mandelmus oder Käse darauf geben und die Pilze sowie den Räuchertofu auf der Pizza

verteilen. 20–30 Minuten (je nach gewünschtem Bräunungsgrad) backen. Die Pizza aus dem Ofen holen und in Stücke schneiden. Jedes Stück kurz vor dem Verzehr mit etwas Guacamole bestreichen.

Nährwert pro Blech: ca. 2.150 kcal, 233 g Kohlenhydrate, 74 g Eiweiß, 101 g Fett

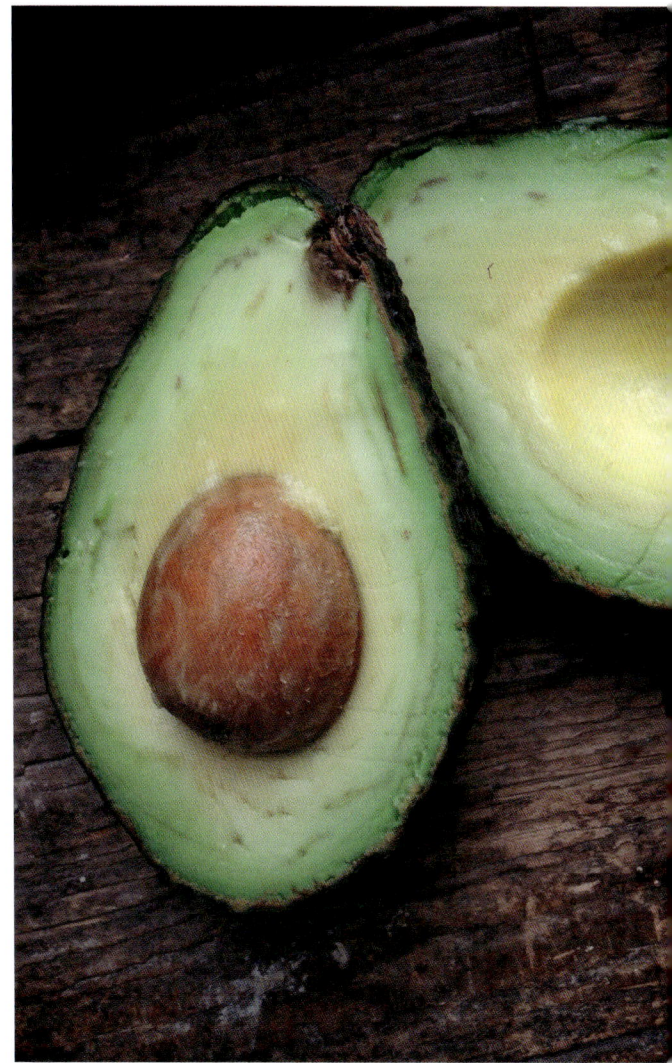

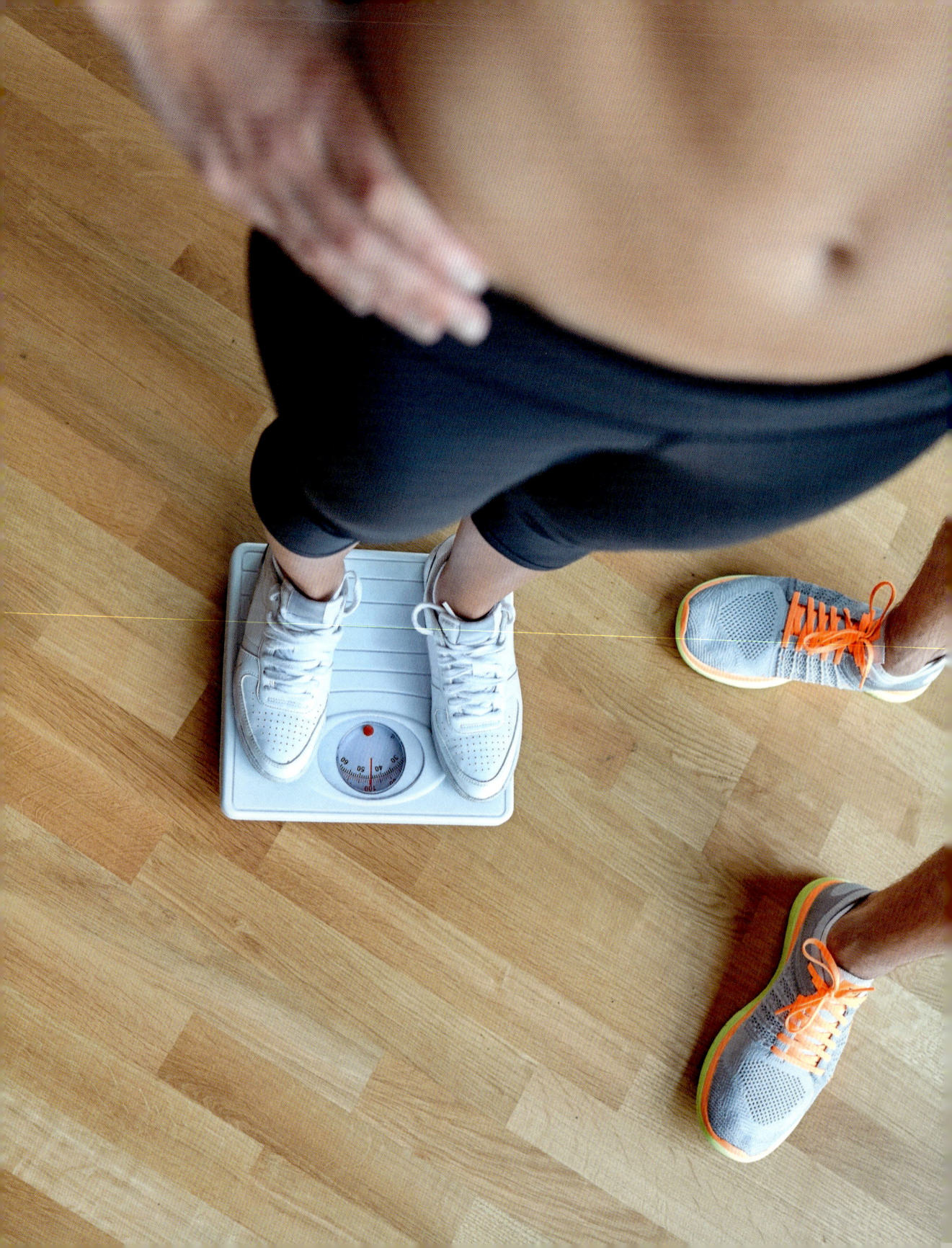

BAUSTEIN 2

Gewichtsmanagement

Gewichtsreduktion

Wenn ich am Tag vor dem Rennen mein Rad zum Einchecken in die Wechselzone schiebe, sehe ich mir meine „Konkurrenz" immer ganz genau an. Gut, das ist nicht sonderlich ungewöhnlich und ich schätze, ich werde selbst genauso beobachtet. Mir ist es allerdings egal, ob die Startnummer neben mir bessere Laufräder montiert hat, ein ausgeklügelteres Verpflegungssystem zu erahnen ist oder sie grundsätzlich einfach deutlich „schneller" aussieht als ich. Das alles beeindruckt mich wenig. Ich betrachte vor allem die Frauen mit den sehnigen Oberschenkeln, mit den definierten Rücken- und sich deutlich abzeichnenden Bauchmuskeln. Ich bewundere sie – und ja, neidisch bin ich zu einem gewissen Grad auch. Denn ich sehe nicht so aus! Ich bin mit meiner Statur mehr als zufrieden, mit der einen oder anderen Altersklassenathletin würde ich trotzdem gerne tauschen. Dass diesen Handel auch rein theoretisch niemand mit mir eingehen würde, ist mir klar. Denn ich weiß, wie viel harte Arbeit hinter einem solch athletischen Körper steckt – und diese Lorbeeren sollte niemand sonst ernten, als derjenige, der diese Leistung erbracht hat. Ich gehe stark davon aus, dass dieses Phänomen auch unter den männlichen Triathleten existiert. Da wird neidvoll auf die Rückenmuskeln geschielt, die Wadenmuskulatur gescannt und das Six-Pack genau unter die Lupe genommen.

Doch es ist nicht nur die Optik, auch aus sportlicher Sicht macht es Sinn, eine athletische Figur anzustreben, denn vor allem beim Laufen machen sich ein paar Kilos weniger sofort bemerkbar. Beim Schwimmen trägt das Wasser das meiste Gewicht, beim Radfahren ist es auch nicht besonders ausschlaggebend. Doch beim Laufen macht es einen deutlichen Unterschied. Denn je weniger Sie wiegen, zumindest bis zu einem gewissen Grad, desto schneller können Sie laufen – und das bei gleichem Trainingszustand. Extremes Untergewicht hingegen ist wiederum hinderlich, denn es beeinträchtigt ebenso die Leistungsfähig-

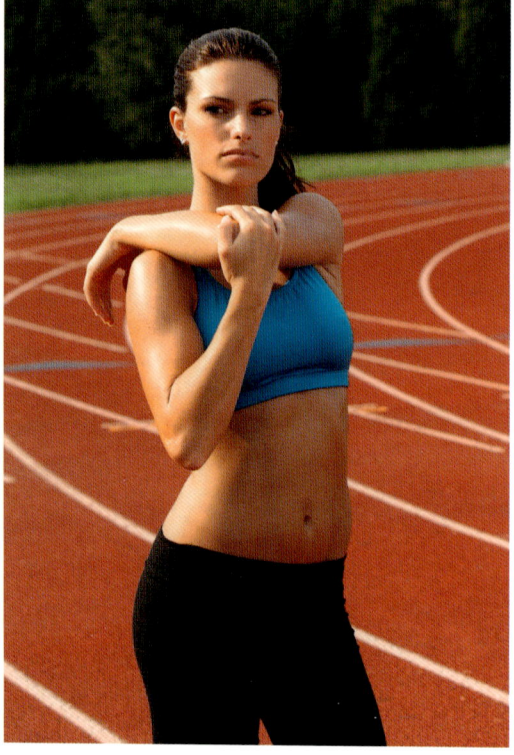

keit, und vor allem Ihr Immunsystem wird nicht mehr auf Hochtouren arbeiten können.

Wie viel eine Reduktion des Körpergewichts für die Laufleistung bringt, lässt sich mit folgender Formel relativ simpel berechnen:

Laufzeitverbesserung in Prozent
= Gewichtsabnahme in Prozent × 0,66

Machen wir ein kleines Rechenbeispiel:
Ein Triathlet möchte sein Gewicht von 90 Kilogramm auf 82 Kilogramm reduzieren. Die prozentuale Gewichtsabnahme bei erfolgreicher Reduktion um 8 Kilogramm läge bei:

8 Kilogramm ÷ 90 Kilogramm
= 0,089, also 8,9 Prozent

Das wiederum ergäbe eine Laufzeitverbesserung von:

8,9 Prozent × 0,66 = 5,9 Prozent, also 0,059

Wenn unser Beispielathlet bei seinem ursprünglichen Gewicht von 90 Kilogramm die zehn Kilometer während einer olympischen Distanz bisher in 50 Minuten (3.000 Sekunden) laufen konnte, wird er nach einer Gewichtsabnahme um 8 Kilogramm …

3.000 Sekunden – (3.000 Sekunden × 0,059)
= 2.823 Sekunden

2.823 Sekunden ÷ 60 = 47,05 Minuten

… nur 47 Minuten und 3 Sekunden brauchen.

Er wäre also fast drei Minuten schneller – und das ohne zusätzliches Tempo- und Intervalltraining. Wenn Sie diese Zahlen jetzt noch auf einen Marathon während der Langdistanz hochrechnen, ist für den ein oder anderen der Traum „Hawaii" vielleicht deutlich greifbarer.

Doch grau ist alle Theorie, schließlich bringen Sie Formeln allein Ihrem Wunschgewicht kein Stückchen näher. Wie klappt es also nun mit den purzelnden Kilos?

Die Auswahl an Diätkonzepten erscheint nahezu endlos und reicht von A wie Atkinsdiät (sehr eiweiß- und vor allem fettlastig), über K wie Kohlsuppendiät bis zu T wie Trennkost (Kohlenhydrate und Eiweiße dürfen nicht in einer Mahlzeit kombiniert werden). Die für sich passende Strategie zu finden scheint ähnlich kompliziert wie die Suche nach den idealen Laufschuhen, einem perfekt sitzenden Neoprenanzug oder einem Sattel, der nicht scheuert. Eines gleich vorweg: Die Zeit, um nach der perfekten Diät Ausschau zu halten, können Sie sich getrost sparen. Schon möglich, dass Sie mit jeder dieser Diäten Gewicht verlieren können. Allerdings bin ich mir ziemlich sicher, dass mit jedem purzelnden Pfund auch Ihre Laune mehr und mehr in den Keller geht, Sie sich beim Training überdurchschnittlich quälen müssen und ziemlich schnell den Spaß an der Sache verlieren. Und zu guter Letzt klopft dann auch noch der Jojoeffekt an die Tür und der Renneinteiler sitzt am Ende enger denn je.

Um erfolgreich, das heißt langfristig, Gewicht zu reduzieren, müssen Sie erst einmal wissen, wie viel Energie Sie überhaupt pro Tag benötigen.

Denn auch wenn einige Ihrer Sportkameraden ganz offensichtlich essen können, was Sie wollen, ohne zuzulegen, gilt für alle Menschen die gleiche Grundregel: Wer mehr isst, als sein Körper benötigt, nimmt zu. Und wer weniger Energie zuführt, als er braucht, nimmt ab! Klingt einfach, in der Praxis ist es zugegebenermaßen manchmal etwas schwieriger.

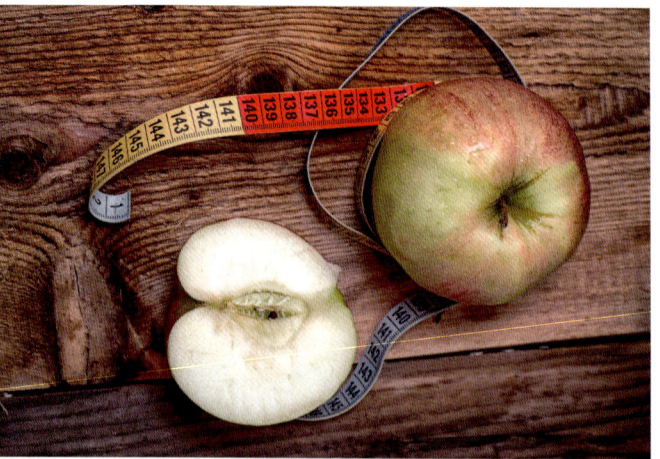

Der Energiebedarf pro Tag setzt sich aus zwei Komponenten zusammen: Grundumsatz plus Leistungsumsatz. Der Grundumsatz ist ein sehr individueller Wert, als grobe Faustformel lässt er sich jedoch mit einer Kilokalorie pro Kilogramm Körpergewicht pro Stunde angeben. Bei einer 80 Kilogramm schweren Person ergibt das 80 Kilokalorien pro Stunde und einen (Tages-)Grundumsatz von 1.920 Kilokalorien. Frauen sollten aufgrund ihres geringeren Muskelanteils etwa zehn Prozent abziehen. Der Leistungsumsatz, auch Physical Activity Level (PAL-Wert) genannt, setzt sich aus Ihren alltäglichen Aktivitäten (z. B. Einkaufen, Putzen, berufliche Tätigkeit) sowie Ihrem Trainingsverbrauch, den Sie vermutlich leicht von

Ihrer Pulsuhr ablesen können, zusammen. Wenn nicht, kalkulieren Sie für vier bis fünf Trainingseinheiten à 60 Minuten pro Woche einen PAL-Wert von 0,3 ein. Der PAL-Wert einer überwiegend sitzenden beruflichen Tätigkeit liegt bei 1,4 bis 1,5. Für hauptsächlich gehende/stehende Tätigkeiten wie bei Verkäufern oder in der Gastronomie liegt der PAL-Wert bei 1,8 bis 1,9.

Die Berechnung des tatsächlichen Energiebedarfs ist dann nur noch eine Multiplikation. Ein kleines Beispiel für einen 80 Kilogramm schweren Triathleten:

8 Stunden Schlaf:
$$1 \text{ kcal} \times 80 \text{ kg} \times 8 \text{ h} = 640 \text{ kcal}$$

16 Stunden Aktivität:
$$1,8 \text{ kcal} \times 80 \text{ kg} \times 16 \text{ h} = 2.304 \text{ kcal}$$

Tagesenergiebedarf:
$$640 \text{ kcal} + 2.304 \text{ kcal} = 2.944 \text{ kcal}$$

Der einbezogene PAL-Wert von 1,8 setzt sich aus dem Wert für eine überwiegend sitzende Tätigkeit von 1,5 plus 0,3 für den Trainingsumfang zusammen.

Zugegeben, dies sind nur grobe Richtwerte, die sicherlich kein individuelles Ergebnis liefern können. Wer es ganz genau wissen will, sollte daher über eine Spiroergometrie nachdenken, die anhand der Atemgase die Reaktion des Herz-Kreislauf-Systems sowie des Stoffwechsels unter Belastung bestimmt. Dazu wird auch ein Basiswert in Ruhe gemessen, der nichts anderes abbildet als den jeweiligen Grundumsatz.

Ermittlung des Status quo

Ist es überhaupt notwendig, dass Sie Ihr Gewicht reduzieren, um eine Leistungssteigerung zu erreichen? Bevor Sie irgendwelche Maßnahmen ergreifen, sollten Sie erst mal den „Status quo" überprüfen. Haushaltsübliche Mittel wie eine Körperwaage sind schon mal ein guter Anfang und geben neben dem Hosenbund ein ungefähres Gefühl, in welcher Gewichtsklasse Sie spielen. Vor allem beim Laufen bremsen ein paar Kilos zu viel nicht nur, sondern sie belasten auch die Gelenke, Sehnen sowie das Herz-Kreislauf-System enorm. Und das nicht nur im Rennen, sondern vor allem während der intensiven Vorbereitung. Ein gesundes Normalgewicht sollte also insbesondere bei intensiven Ausdauerbelastungen angestrebt werden. Doch was ist überhaupt „normal"?

Body Mass Index

Noch heute wird von der Weltgesundheitsorganisation der Body Mass Index, kurz BMI, zur Bestimmung von Übergewicht herangezogen. Dieser lässt sich mit einer einfachen Formel berechnen:

BMI = Körpergewicht (in Kilogramm)
÷ Körpergröße (in Metern)^2

Als Normalgewicht gelten Werte zwischen 18,5 und 25, alles darunter ist Untergewicht, alles da-rüber Übergewicht. Bei Werten über 30 spricht man von Fettleibigkeit (Adipositas). Sie merken schon, auf den individuellen Körperbau nimmt diese Formel keinerlei Rücksicht. Muskelmasse hat ein geringeres Volumen als Fett. Eine durchtrainierte 80 Kilogramm schwere Frau kann optisch deutlich schlanker aussehen, als eine nicht-sportliche Kollegin mit dem gleichen Gewicht – und das bei gleichem BMI.

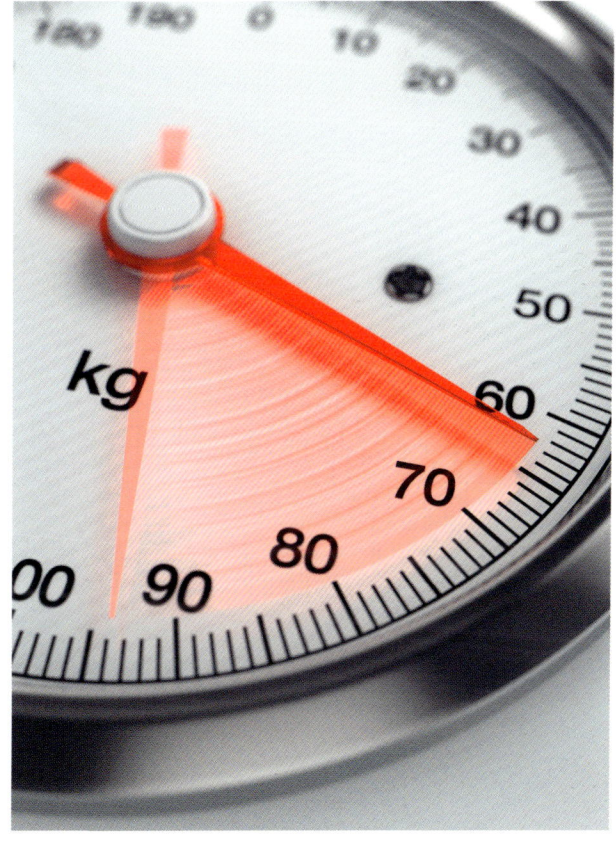

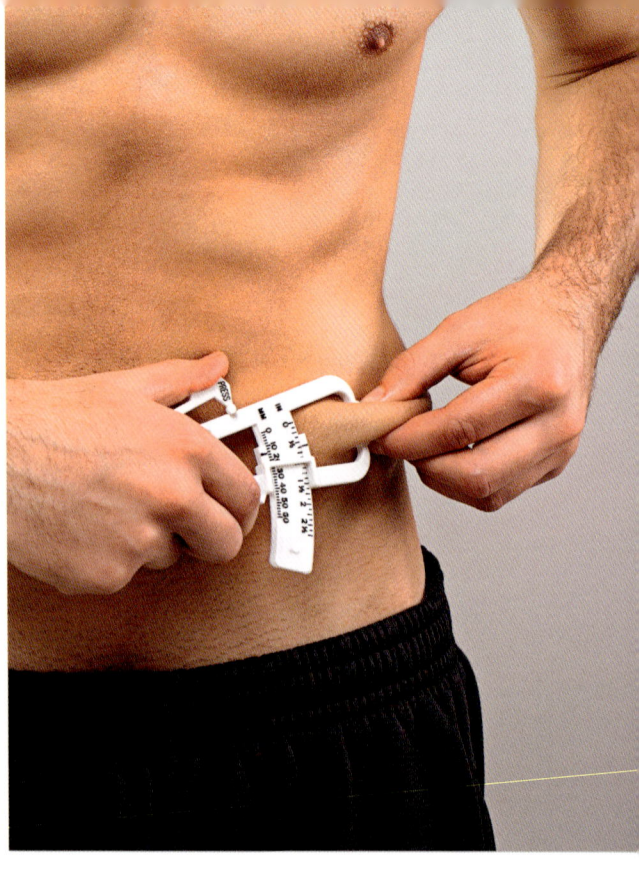

Bestimmung der Hautfaltendicke

Viel genauer – aber auch aufwendiger – ist die Hautfaltenmessung. Hier werden mithilfe eines Kalipers definierte Körperpartien wie die Hautfalten an Trizeps, Bauch oder Brust vermessen und daraus anhand einer komplizierten Formel der Körperfettanteil bestimmt.

Bioelektrische Impedanzanalyse

Etwas eleganter funktioniert die Bioelektrische Impedanzanalyse (BIA). Sie misst den Flüssigkeitshaushalt des Körpers, indem ein schwacher Wechselstrom durch die Extremitäten geschickt wird. Über diesen Wert wird der Fettanteil im Körper ermittelt. Hierauf beruhen auch die Körperfettwaagen, die es mittlerweile überall zu kaufen gibt. Gegenüber den Geräten beim Arzt haben sie jedoch einen Nachteil. Sie schicken den Strom nur durch die Beine, hüftaufwärts wird der Wert nur geschätzt. Überflüssige Pfunde am Oberkörper fallen bei dieser Methode also weniger ins Gewicht als die Polster an Oberschenkeln, Hüfte und Po. Manche Fitnessstudios oder auch Apotheken bieten Körperfettmessungen mit einem Handgerät an. Bei dieser Methode ist dann der Fall genau umgekehrt. Die Geräte schicken den Storm nur durch die oberen Körperextremitäten bis hinunter zur Hüfte.

Grundsätzlich ist die BIA-Waage etwas fehleranfällig, denn es wird ja nicht der eigentliche Fettanteil, sondern der Wasseranteil im Körper gemessen. Und der Wassergehalt im Körper ist von einigen Außenfaktoren abhängig. Trainieren Sie beispielsweise vor der Körperfettbestimmung sehr intensiv, befindet sich viel Wasser in Ihrer Muskulatur, das in die Messung miteinbezogen wird. Ebenso beeinflusst der Zyklus der Frau und der damit schwankende Flüssigkeitshaushalt das Ergebnis genauso wie ein großer Schluck aus der Trinkflasche kurz vor der Messung. Aus medizinischer Sicht ist eine BIA-Waage nicht unbedingt zu empfehlen. Wird die BIA allerdings von einem Arzt durchgeführt und mehrere Elektroden zur Messung am Körper angebracht (so wird nicht nur der Wasseranteil in den unteren Extremitäten bestimmt), geben die Werte jedoch einen sehr guten Hinweis auf den tatsächlichen Körperfettanteil.

Berechnen Sie Ihre Kalorienzufuhr

Sie wissen nun ungefähr, wie viele Kilokalorien Sie täglich verbrauchen. Jetzt kommt daher der zweite Schritt: die Ermittlung Ihrer täglichen Kalorienzufuhr. Das ist nicht sonderlich kompliziert, benötigt allerdings Ihre vollste Mitarbeit. Denn Sie müssen Kalorien zählen, idealerweise eine Woche lang. Viele von Ihnen führen vielleicht ein Trainingstagebuch, in dem Sie jeden geschwommenen, geradelten und gelaufenen Kilometer, jede Herzfrequenz und jeden Ruhepuls genauestens dokumentieren. Diese Akribie sollten Sie auch bei Ihrem Ernährungstagebuch an den Tag legen. Suchen Sie sich eine Woche aus, die den Durchschnitt Ihres Lebensstils widerspiegelt. Also bitte nicht unbedingt die Woche im Trainingslager oder die Weihnachtszeit mit vielen Einladungen und Feiertagen, an denen Ihre Ernährungsgewohnheiten nicht der Regel entsprechen, sondern eine ganz gewöhnliche Woche mit durchschnittlichem Trainingspensum. Nun notieren Sie einfach alles, was Sie gegessen oder getrunken haben. Und mit alles ist wirklich alles gemeint: jeden Löffel Zucker im Kaffee, jedes Bonbon zwischendurch und natürlich auch abends das Gläschen Wein oder Bier. Das mag nun komisch klingen, aber versuchen Sie bitte, sich in dieser Woche auch nicht zu zügeln. Sie werden vermutlich erst mal etwas (negativ) überrascht sein, wie schnell Ihre tägliche Liste an Speisen und Getränken anwächst. Wenn Sie aber jetzt schon beginnen, sich deshalb einen Keks zu verkneifen oder eine Scheibe Käse weniger auf das Brot zu legen, bekommen Sie kein genaues Abbild von dem, was Sie wirklich verzehren. Und das ist wichtig, um letztendlich ermitteln zu können, ob und wie viel Sie täglich zu viel essen.

Um es Ihnen ein wenig einfacher zu machen, finden Sie im Anhang (Seite 196) den Link zu einem Ernährungsprotokoll, das Sie sich im Internet herunterladen und für jeden Tag ausdrucken können.

Nach einer Woche geht es an die Auswertung. Das braucht ein wenig Zeit, lohnt sich aber in jedem Fall. Im Internet gibt es eine Vielzahl von Lebensmitteltabellen oder kostenlos verfügbaren Auswertungsprogrammen. Sie müssen sich nur aus der entsprechenden Tabelle Ihr verzehrtes Lebensmittel oder Getränk heraussuchen und entsprechend der Menge den Kaloriengehalt notieren. Dafür ist es hilfreich, die Lebensmittel abzuwiegen, da viele Tabellen den Kalorienwert pro 100 Gramm verzehrfertiges Lebensmittel angeben.

Als kleine Hilfestellung hier einige durchschnittliche Portionsgrößen diverser Lebensmittel in Gramm.

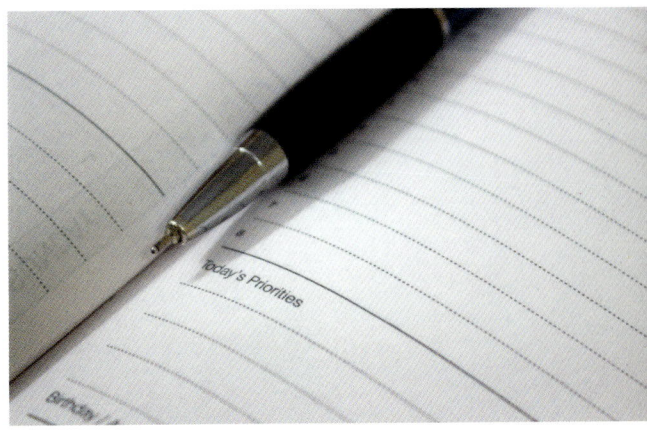

Lebensmittel	Menge/Einheit	essbares Gewicht in Gramm
Brot und Backwaren		
Bauernbrot	1 große Scheibe	50
Mischbrot	1 Scheibe	30
Laugenbrezel	1 Stück	60
Vollkornbrot	1 Scheibe	50
Toastbrot	1 Scheibe	25
Brötchen	1 Stück	60
Gemüse		
Blumenkohl	1 mittlerer Kopf	420
Eisbergsalat	1 Kopf	300
Karotte	1 Stück	80
Paprika	1 Stück, mittel	150
Salatgurke	1 Stück, mittel	450
Tomate	1 Stück	60
Zwiebel	1 Stück	40
Obst		
Apfel	1 Stück	150
Banane	1 Stück	120
Birne	1 Stück	140
Kiwi	1 Stück	45
Orange	1 Stück	145
Pfirsich/Nektarine	1 Stück	115
Honigmelone	1 Stück	400
Milchprodukte und Eier		
Milch	1 Esslöffel	15
Joghurt	1 Esslöffel	20
Quark	1 Esslöffel, gehäuft	30
Schnittkäse	1 Scheibe	30
Camembert	1 Portion	30
Hühnerei	1 Stück, Größe M	60
Schmelzkäse	1 Ecke	60
Wurstwaren		
Bierschinken	1 dicke Scheibe	25
Bratwurst	1 Stück	150
Kasseler-Aufschnitt	1 Scheibe	15
Lachsschinken	1 Scheibe	10
Kochschinken	1 Scheibe	30
Wiener Würstchen	1 Stück	80

Nach: www.lebensmittelwissen.de

Nun addieren Sie einfach für jeden Tag die verzehrten Kalorien und vergleichen das Ergebnis mit dem Kalorienbedarf, den Sie mit der oben beschriebenen Vorgehensweise berechnet haben. Und wenn Sie mit Ihrem Gewicht nicht zufrieden sind, vermute ich, dass die Zahl der Kalorienzufuhr höher ist als die Zahl des Kalorienverbrauchs. Vielleicht ist es nur ein kleiner Überschuss, sagen wir von 100 bis 200 Kilokalorien. Nicht dramatisch, denken Sie sich. Kurzfristig betrachtet ist es das vielleicht nicht, langfristig gesehen macht sich ein Überschuss von 100 Kilokalorien täglich aber durchaus bemerkbar. In einem Kilogramm Körperfett sind 7.000 Kalorien gespeichert. So viele müssen Sie zusätzlich verzehren, um ein Kilo zuzunehmen, und umgekehrt auch wieder verbrennen, um ein Kilo Fett zu verlieren. Das sollte übrigens die oberste Priorität haben – Fett abzubauen, nicht Muskulatur. Aber darauf kommen wir gleich noch zurück.

Bei einem Kalorienüberschuss von 100 Kilokalorien, das entspricht nicht einmal einer Rippe Schokolade, haben Sie die 7.000 Kilokalorien für ein Kilo Hüftgold in 70 Tagen voll, also in zwei Monaten. Ich finde diese Überlegung selbst erschreckend – aber leider ist es simple Mathematik.

Was können Sie nun tun, um Ihren Kalorienüberschuss zu minimieren? Mein Professor für Sportphysiologie an der Universität meinte zu diesem Thema einmal salopp: „Das beste Konzept um abzunehmen ist: viel laufen und nichts essen!". Er meinte das natürlich mit einem Augenzwinkern (bitte der Empfehlung nicht folgen), aber den Kern trifft die Aussage in gewisser Weise schon.

Denn um Gewicht zu verlieren, gibt es (leider) nur zwei Möglichkeiten: Entweder Sie erhöhen Ihren Kalorienverbrauch oder Sie reduzieren Ihre Kalorienaufnahme. Idealerweise drehen Sie an beiden Schrauben – aber bitte unbedingt auf moderate Art und Weise.

Goldene Regeln zum gesunden Abnehmen

Regel Nummer 1:
Versuchen Sie, rund 500 Kilokalorien pro Tag unter Ihrem täglichen Kalorienbedarf zu bleiben

So können Sie pro Woche ein halbes Kilogramm Fett verlieren, ohne dass der Körper seinen Grundumsatz drosselt. Warum ist das gut? Ein auf Sparflamme laufender Stoffwechsel ist der Grund für den berüchtigten Jojoeffekt. Bei einer extremen Diät, wie sie in vielen Zeitschriften propagiert wird, ist eine maximale Kalorienzufuhr von 800 Kilokalorien pro Tag keine Seltenheit. Und man nimmt tatsächlich damit ab – in erster Linie Wasser, das im Körper, vor allem im Glykogen, gespeichert ist. Bei extremer Energiereduktion baut der Körper danach Muskulatur in Zucker um, um alle lebensnotwenigen Organe versorgen zu können. Erst an dritter Stelle greift er seine Fettdepots an. Doch bis es so weit kommt, haben wir vor lauter Heißhunger unseren Diätplan bereits über Bord geworfen. Was am Ende der Diät bleibt, ist ein auf der Waage geringeres Gewicht – kurioserweise ist der prozentuale Fettanteil aber höher, denn wir haben nur Wasser und Muskelmasse verloren. Wenn wir nun wieder zu alten Essgewohnheiten zurückkehren, nehmen wir schnell wieder zu – denn wir besitzen durch die reduzierte Muskulatur weniger Mitochondrien, die Brennöfen der Zellen, die auch während des Schlafens Energie verbrennen. Unter dem Strich ist durch die Diät unser Grundumsatz gesunken und es wird uns in Zukunft noch schwerer fallen, das Gewicht zu halten beziehungsweise weiter zu reduzieren.

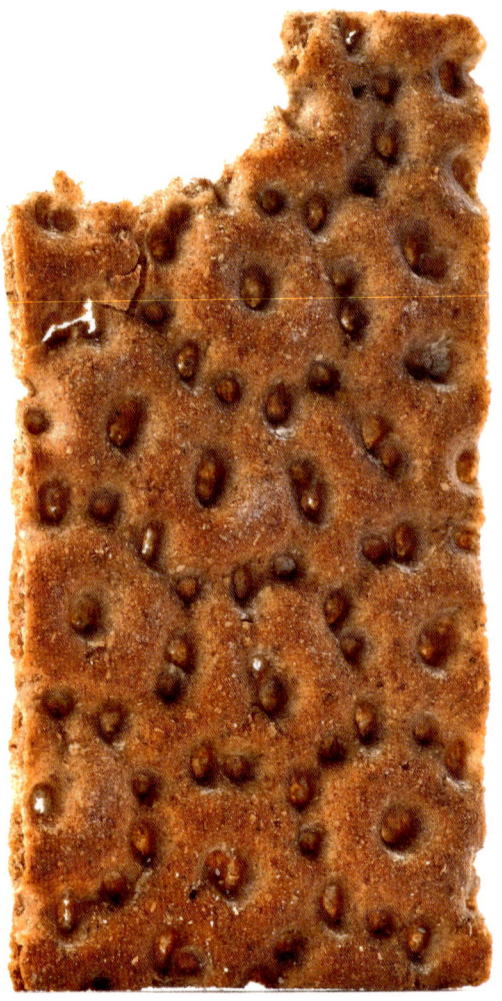

Versuchen Sie daher, nicht mehr als 500 Kilokalorien pro Tag einzusparen. Wer allerdings täglich 500 Kilokalorien mehr isst, als er benötigt, wird bei einer Einsparung von 500 Kilokalorien keinen Gewichtsverlust erzielen, sondern dieses gerade mal halten können. Daher ist es so wichtig, genau zu wissen, wie viel Ihr Körper verbraucht, und wie viel Sie durchschnittlich zuführen. Wenn Sie mit ordentlich Energieüberschuss täglich „ins Rennen" gehen, können Sie versuchen, bis zu 1.000 Kilokalorien pro Tag einzusparen. Gehen Sie diesen Schritt nicht auf einmal, sonst könnte Sie schnell der Heißhunger überfallen und Sie geben alle guten Vorsätze auf. Es ist einfacher, bei 500 Kilokalorien Einsparung zu beginnen und sich im Laufe von ein bis zwei Wochen bis zu 1.000 Kilokalorien vorzuarbeiten. So haben der Körper, der Magen sowie der Kopf, Zeit sich auf die verminderte Nahrungszufuhr und/oder das gesteigerte Trainingspensum einzustellen.

Regel Nummer 2:
Setzen Sie auf eiweißhaltige Kost

Diese Regel hilft sogar doppelt, um fit und leistungsfähig Gewicht zu verlieren. Zum einen verhindert eine ausreichende Eiweißzufuhr, dass der Körper beginnt, Muskeln abzubauen. Denn für alle Prozesse im Körper stehen so ausreichend Aminosäuren zur Verfügung und der Körper muss nicht beginnen körpereigene Eiweißreserven anzugreifen. Rund 1,6 bis 1,8 Gramm Eiweiß pro Kilogramm Körpergewicht sind ein gutes Maß. Bei einem 90 Kilogramm schweren Triathleten entspricht das einer Menge von 144 bis 162 Gramm pro Tag. Wählen Sie zudem magere

Eiweißquellen, so sparen Sie Fettkalorien ein, kommen aber trotzdem auf Ihre nötige Eiweißzufuhr.

Gute Eiweißquellen

Rund 20 Gramm Eiweiß stecken in diesen Lebensmittelportionen:

- 100 Gramm Hähnchenfleisch, Schinken, Putenbrust oder Fisch

- 130 Gramm Vollkornnudeln

- 100 Gramm Linsen

- 80 Gramm Edamer (30 % Fett i. d. Trockenmasse)

- 150 Gramm Magerquark oder Hüttenkäse

- 250 Gramm Tofu

- 400 Gramm Soja-Joghurt-Alternative

Zudem hat Eiweiß noch einen zweiten Vorteil: Studien zeigen, dass Eiweiß von allen Makronährstoffen am längsten satt macht. Ein ganz klares Plus, wenn es um Gewichtsreduktion geht. Und noch etwas: Eiweiß macht heiß! Wenn der Körper Eiweiß verbrennt, entsteht Wärme, und zwar mehr, als er aus der Verdauung von Kohlenhydraten oder Fetten gewinnen kann. Die Wärme gibt der Körper einfach über die Haut wieder ab und somit kann sich ein kleiner Teil der Energie gar nicht auf den Hüften festsetzen. Auch wenn Kohlenhydrate und Eiweiße mit vier Kilokalorien pro Gramm objektiv den gleichen Energiegehalt aufweisen, liefern Kohlenhydrate, durch den oben genannten Effekt des Eiweißes, unterm Strich mehr Energie.

Regel Nummer 3:
Achten Sie aufs Volumen

Der Zusammenhang zwischen Hunger und Sättigung beschäftigte die Wissenschaft eine ganze Zeit lang. Heute weiß man, dass primär die Größe des Magens beziehungsweise dessen Dehnung dafür verantwortlich ist, ob wir hungrig oder satt sind. Essen wir, füllt sich der Magen mit Nahrung und die Magenwände werden gedehnt. Diese Dehnung wird über Rezeptoren wahrgenommen, die wiederum über das Nervensystem ein Signal an das Gehirn schicken. Und dieses Signal lautet: Ich bin satt! Der Magen muss um rund 20 Prozent gedehnt sein, bis die Sättigungsinfo im Gehirn ankommt. Und was bedeutet das in Bezug auf eine Gewichtsreduktion? Essen Sie Lebensmittel mit großem Volumen beziehungsweise Lebensmittel mit geringer Energiedichte. Ein normaler Hamburger aus dem Schnellrestaurant wiegt etwas mehr als 100 Gramm und liefert dabei gut 250 Kilokalorien. Und mal ehrlich? Im Zeitalter der Triple-Beef- und Double-Cheese-Burger wirkt ein simpler Hamburger doch wirklich mickrig. Da kommen auf 200 bis 300 Gramm Lebensmittelgewicht schnell mal 800 bis 1.000 Kilokalorien zusammen. Und gut gesättigt fühlt man sich danach meistens auch nicht. Versuchen Sie daher, auf Lebensmittel zu setzen, die viel Volumen und Gewicht liefern, ohne viele Kalorien zu haben. Das sind in erster Linie Salate, Gemüse und Obst. Keine Sorge, Sie müssen nicht nur noch von Salat leben. Aber es hilft, wenn der Großteil Ihres Tellers mit diesen Lebensmitteln gefüllt ist. Zwei Äpfel (300 g), sechs Möhren (450 g) oder 300 Gramm fettarmer Joghurt enthalten ebenso viele Kalorien wie ein halbes Croissant (30 g), nämlich 150 Kilokalorien. Aber optisch haben Sie bei der gesunden Variante mehr auf dem Teller – und zu kauen definitiv auch. Und noch ein wichtiger Punkt: Durch die hohe Gemüse- und Obstzufuhr stellen Sie Ihrem Körper trotz reduzierter Nahrungsaufnahme auf jeden Fall genügend essenzielle Mikronährstoffe zur Verfügung.

Regel Nummer 4:
Snacken Sie nicht

Manchmal scheint es mental einfacher zu sein, öfter am Tag kleine Portionen zu essen als zu frühstücken und dann bis zum Mittagessen ausharren zu müssen. Mein Tipp: Trotzdem bei den festen Mahlzeiten bleiben!

Permanentes „Vor-sich-hin-Essen" führt zu einem stetigen Anstieg des Insulin-Spiegels. Und wenn Insulin im Blut ist, kann kein Fett verbrannt werden.

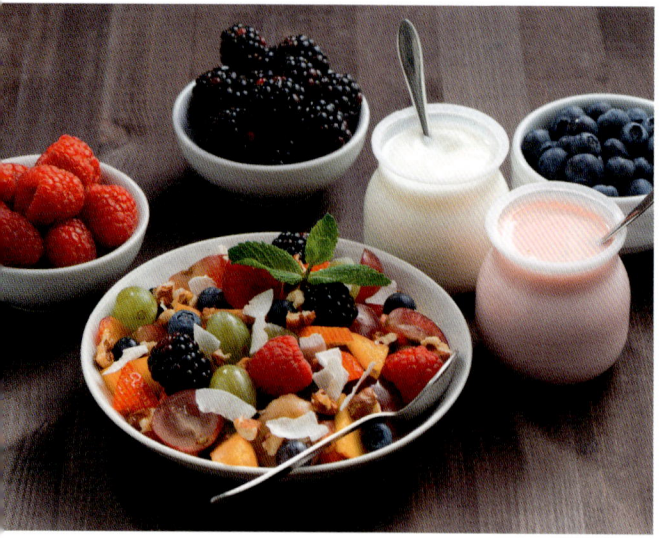

Regel Nummer 5:
Verzichten Sie auf nichts

Sie wollen Gewicht verlieren und dazu gehört Selbstdisziplin. Eine Eigenschaft, die nicht jeder an den Tag legt. Doch Sie sind Triathlet! Wenn Sie etwas sehr gut können, dann ist es, diszipliniert an Ihrer Form zu arbeiten. Genau wie beim Training sollten Sie sich auch an Ihrem Projekt „Gewichtsreduktion" den Spaß nicht verderben lassen. Wenn Sie von heute auf morgen alle Leibspeisen streichen und auf jegliche „Seelenstreichler", seien es Chips, Schokolade oder das Feierabendbier, verzichten, werden Sie noch mehr Appetit denn je darauf bekommen. Daher sollte das Credo sein: Gönnen Sie sich ab und an etwas – und sparen Sie bei der nächsten Gelegenheit. Wenn Ihnen heute Abend nach Pizza ist – genießen Sie ein Stück, essen dafür aber am nächsten Morgen lieber einen Obstsalat mit Joghurt statt eines Brötchens. Lernen Sie Ihren Körper sowie seine Signale zu verstehen und Hunger von Appetit zu unterscheiden.

Regel Nummer 6:
Den richtigen Zeitpunkt finden

Ihr Hauptrennen der Saison steht vor der Tür. In den letzten drei Wochen möchten Sie noch an Ihrer Wettkampfhärte arbeiten und Ihrer Form den finalen Schliff verleihen. Und ein paar Kilos weniger auf den Rippen würden sicher helfen. Ich würde Ihnen trotzdem empfehlen, es so kurzfristig nicht mit einer Gewichtsanpassung zu versuchen. Abnehmen funktioniert in Phasen mit moderatem bis leichtem Trainingspensum besser

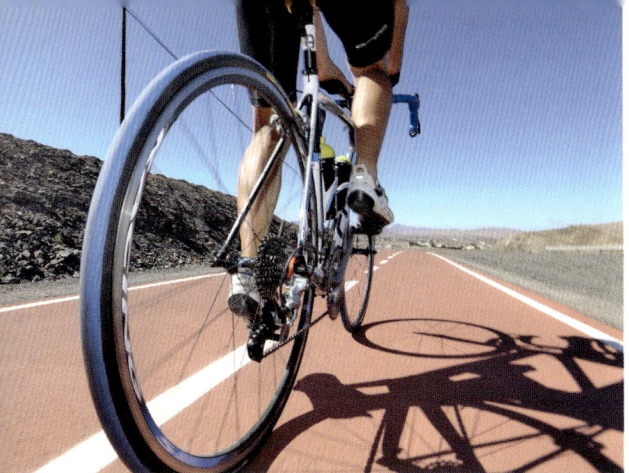

nicht unbedingt „Alarmstufe gelb" bedeuten. Sinnvoller ist es daher, den Körperfettanteil zur Bestimmung heranzuziehen. Männer sollten aus gesundheitlichen Gründen keinen geringeren Fettanteil als 5 Prozent aufweisen, bei Frauen liegt die Grenze bei 12 Prozent.

Was genau passiert bei einem zu drastischen Gewichtsverlust?

Zuerst leidet das Immunsystem. Durch das fehlende Unterhautfettgewebe, das normalerweise einen natürlichen Kälteschutz darstellt, beginnen Sie schneller zu frieren. Das wiederum macht es Bakterien und Viren leichter, sich im Körper auszubreiten. Häufige Zwangspausen im Training und Rennabsagen können mittelfristig die Folge sind. Viel gravierender sind jedoch die langfristigen Folgen, die ein krankhaftes Untergewicht mit sich bringen kann. Störungen im Hormonhaushalt bis hin zu Osteoporose sind keine Seltenheit.

Es ist ein schmaler Grat zwischen perfektem Renngewicht und dem Risiko, aufgrund häufiger Infekte seinen Trainingsplan nicht wie gehofft absolvieren zu können. Hören Sie auf Ihr Körpergefühl: Wenn Sie sich nach dem Erreichen Ihres anvisierten Gewichts schlapp fühlen, das Training sich anstrengender anfühlt als früher oder Sie häufiger als üblich von einer Erkältung geplagt sind, sollten Sie noch mal in Ihren Körper hören, ob es Ihnen mit ein oder zwei Pfunden mehr nicht vielleicht besser geht. Das ideale Renngewicht ist sehr individuell und benötigt etwas Erfahrung, um das Maximale aus seinem Körper herauszuholen.

und ist sinnvoller, da der Körper nicht mit Regenerationsarbeit beschäftigt ist. Wenn Sie es trotzdem während einer intensiven Trainingsperiode versuchen wollen, achten Sie darauf genügend Kohlenhydrate zu verzehren, da sonst Leistungseinbußen drohen.

Bei mäßiger Trainingsbelastung sollten es rund fünf Gramm Kohlenhydrate pro Kilogramm Körpergewicht sein. Bei intensiver Belastung mindestens sieben Gramm.

Im Kopf behalten sollten Sie, dass ein gelingendes Abnehmen auch in ein gefährliches Fahrwasser führen kann. Nämlich dann, wenn der Gewichtsverlust Sie anspornt und Sie immer weiter versuchen, noch mehr abzunehmen. Dabei müssen Sie nicht gleich in eine handfeste Essstörung abdriften, sondern schon weit vorher macht sich ein zu geringes Gewicht gesundheitlich bemerkbar. Ab einem gewissen Punkt ist es für Ihre Gesundheit und damit auch für Ihre sportliche Leistungsfähigkeit sogar kontraproduktiv, weiter abzunehmen. Untergewicht wird genauso wie Übergewicht gern am BMI festgemacht. Ein BMI unter 18,5 zählt laut der Weltgesundheitsorganisation bereits zum leichten Untergewicht. Bei sehr großen Frauen und Männern muss das aber

Was tun bei Untergewicht?

Manch einer kennt vielleicht die Symptome von Abgeschlagenheit und schnellem Frieren – ohne etwas dafür zu können. Chronisches Untergewicht kommt häufiger vor, als man denkt, gerade im Sport. Und auch, wenn es für Normal- oder Übergewichtige nicht wirklich nachvollziehbar ist: Manche leiden sogar unter ihrem geringen Gewicht und wissen nicht, wie sie es in den Griff bekommen sollen. Rund vier Millionen Deutsche haben Untergewicht, drei Viertel davon sind Frauen. Sie leiden nicht an einer Essstörung, sondern können einfach nicht zunehmen.

Untergewicht, das nicht erwünscht ist oder nicht selbst gesteuert wird, kann verschiedene Gründe haben.

Aus medizinischer Sicht könnte eine Schilddrüsenüberfunktion der Grund dafür sein, auch genetische Aspekte oder eine Magen-Darm-Erkrankung können eine Rolle spielen. Manch einer hat einen deutlich höheren Grundumsatz als der Durschnitt der Bevölkerung und verbrennt tagtäglich einige Hundert Kilokalorien mehr. Häufig ist aber auch Stress ein Grund für zu wenig Gewicht. Entweder vergessen die Betroffenen im Alltagsgetümmel schlichtweg das Essen oder ihnen schlägt die permanente Anspannung auf den Magen, sodass sich der Stress in Appetitlosigkeit widerspiegelt. Auch finden viele keine Zeit, gesunde und ausgewogene Lebensmittel einzukaufen und daraus leckere Gerichte zu kochen. Auch Lebensmittelunverträglichkeiten oder Allergien können ein Grund sein, warum selbst knallenge Jeans bei manchen nicht vernünftig passen wollen.

Solange das Untergewicht keine gesundheitlichen Probleme bereitet, Sie also nach wie vor fit, leistungsfähig und belastbar sind, brauchen Sie sich keine allzu großen Gedanken darum zu machen.

Wenn jedoch mehrere der unten aufgeführten Faktoren auf Sie zutreffen, sollten Sie etwas ändern, denn dies sind Anzeichen dafür, dass Ihrem Körper nicht alle nötigen Nährstoffe in ausreichendem Maß zugeführt werden:

- auffallende Blässe
- Antriebsarmut
- Müdigkeit trotz ausreichenden Schlafs
- Konzentrationsstörungen
- Kreislaufprobleme
- trockene Haut, rissige Mundwinkel
- entzündete Schleimhäute
- schlechte Wundheilung
- brüchige Nägel
- spröde Haare, eventuell Haarausfall
- bei Frauen: Zyklusstörungen

Sprechen Sie mit Ihrem Arzt, sofern Sie sich hier wiederfinden, und lassen Sie Ihren Stoffwechsel sowie Ihren Vitamin- und Mineralhaushalt checken. Bei chronischer Nährstoffunterversorgung steigt das Risiko für Osteoporose. Gerade für Sie als Triathleten, deren Knochen durch das Training permanent belastet sind, ist eine stabile Knochensubstanz elementar. Sonst drohen über kurz oder lang Frakturen.

Doch was können Sie konkret gegen Untergewicht tun?

Zu Beginn ist es auch hier sinnvoll, erst einmal den „Status quo" zu überprüfen, also Ihren Energiebedarf sowie Ihre Energieaufnahme zu ermitteln. Das funktioniert nach den gleichen Methoden wie bei dem Vorhaben abzunehmen. Zunächst berechnen Sie Ihren Energieverbrauch anhand der vorhin erklärten Formel, im zweiten Schritt führen Sie ein Ernährungsprotokoll über mindestens sieben Tage, um zu wissen, wie viel mehr an Energie Sie täglich zuführen müssen, damit ein paar Kilos zugenommen werden und am Ende das erreichte Wunschgewicht auch gehalten wird.

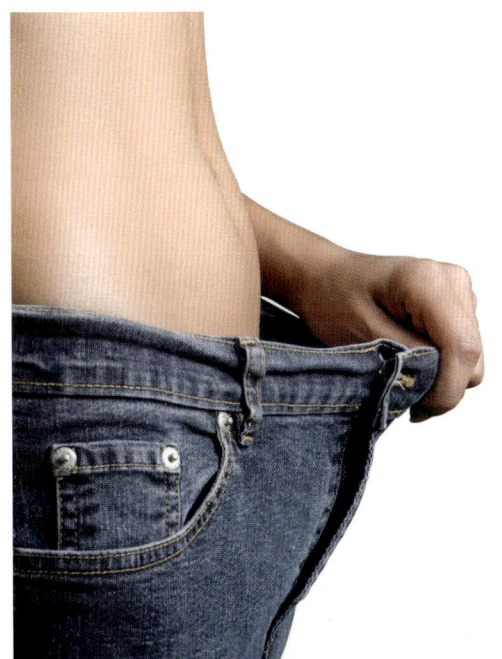

Goldene Regeln zum gesunden Zunehmen

Regel Nummer 1:
Essen Sie 500 Kilokalorien mehr pro Tag

Im Prinzip gelten die gleichen Gesetze wie beim Abnehmen – nur umgekehrt. Um langsam, aber stetig etwas Gewicht zuzunehmen, müssen Sie mehr essen, als Sie verbrauchen. 500 Kilokalorien mehr pro Tag sind ein gutes Maß. Wenn Ihnen das zu viel erscheint oder es für Sie nicht sofort umsetzbar ist, beginnen Sie mit 200 Kalorien täglich mehr. Wählen Sie Lebensmittel mit einer hohen Energiedichte, die trotzdem gesund sind. Veredeln Sie Ihren Salat mit Avocado, gerösteten Kernen (Kürbis-, Sonnenblumen-, Pinienkerne) oder etwas Räucherlachs und verwenden Sie zum Kochen etwas mehr Oliven- oder

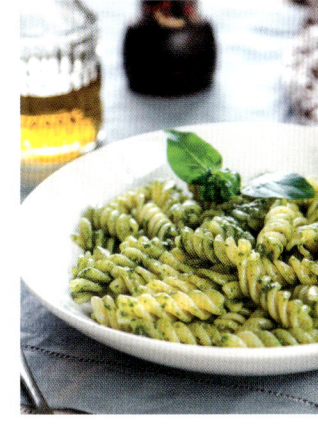

Leinöl. Auch Milchprodukte sollten Sie in der Vollfettvariante kaufen und anstelle von Magerquark zu Sahnequark greifen. Fette sind mit ihrem hohen Kaloriengehalt von neun Kilokalorien pro Gramm besonders energiereich. Bei gesunden Fetten aus pflanzlichen Quellen sollten Sie daher beherzt zulangen. Ein Teller Pasta beispielsweise rutscht mit einem guten Schuss Olivenöl einfach leichter und macht nicht so schnell satt wie eine größere Menge an Nudeln. Nussmuse oder auch Pesto sind hervorragend als Brotaufstrich geeignet.

Und noch ein Tipp: Babynahrung ist extrem kalorienreich – und schmeckt auch Erwachsenen. Die kleinen Gläschen mit Grießbrei oder Milchbreie, die mit Wasser angerührt werden, ergeben einen leckeren Snack, der viele Kalorien liefert, ohne allzu sehr zu sättigen.

Regel Nummer 2:
Immer wieder zugreifen

Damit Sie das Essen nicht vergessen, sorgen Sie für kleine Erinnerungsanstöße. Zum Beispiel, indem Sie sich eine Schüssel mit gesunden Knabbereien auf den Schreibtisch stellen. Darin können verschiedene Nüsse sein, auch Trockenfrüchte und Fruchtschnitten sind ein leckerer energiespendender Snack für zwischendurch. Vor allem wenn Sie zu den Hauptmahlzeiten nur kleine Portionen herunterbekommen, sollten Sie versuchen, fünf bis sechs Mal am Tag eine Kleinigkeit zu essen. Auch ein Stück Schokolade oder eine Praline sind in Ordnung, wenn Ihnen danach ist.

Halten Sie auch während des Trainings immer etwas zu essen parat, einen Sportriegel etwa, notfalls auch ein Gel. Und füllen Sie direkt nach der Belastung sofort Ihre Glykogenspeicher, zum Beispiel mit einer Banane oder einem Regenerationsgetränk, das sowohl Eiweiß als auch Kohlenhydrate enthält.

Regel Nummer 3:
Gehaltvoll trinken

Auch über Getränke lassen sich gut Kalorien zuführen, ohne dass Sie dazu permanent essen müssen. Süßen Sie Ihren Tee mit etwas mehr Honig und trinken Sie zwischendurch ein Glas Orangen- oder anderen Fruchtsaft. Wenn Sie mögen, ist auch ein Glas Cola ein guter Energiespender.

Wenn Sie morgens keine Zeit zum Frühstücken haben, versuchen Sie es ebenfalls einmal mit „Flüssigkost". Ein Eiweißshake aus Eiweißpulver, einer Banane, Haferflocken und etwas Honig ist im Mixer schnell zubereitet und kann in

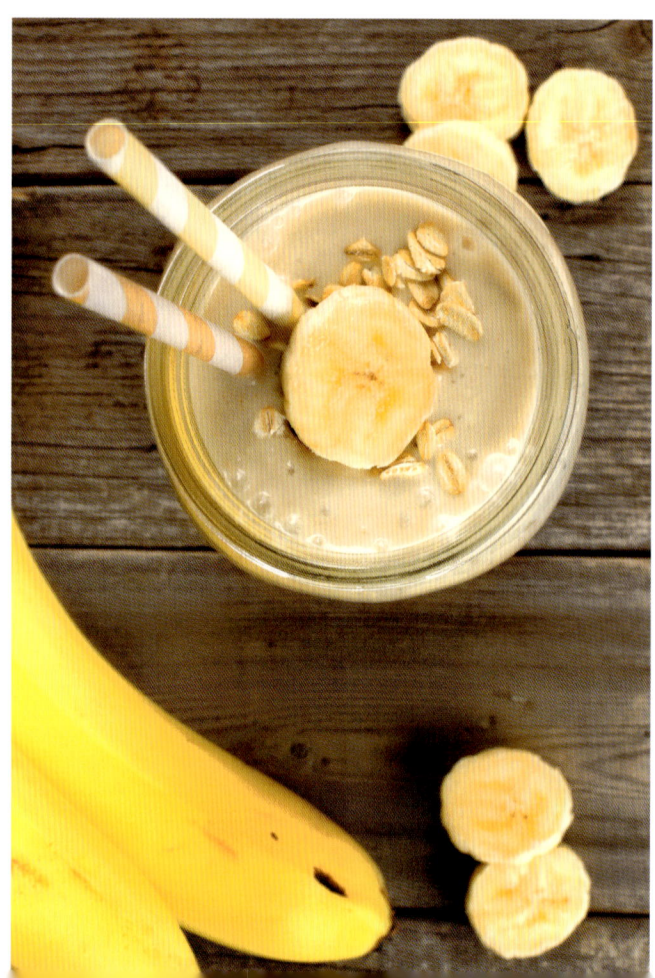

wenigen Schlucken verzehrt werden. So vermeiden Sie schon morgens in ein Energiedefizit zu geraten.

Extra-Tipp: Wenn Ihnen der Tee oder Kaffee schnell zu süß wird, süßen Sie Ihn mit Traubenzucker anstelle von Haushaltszucker oder Honig. Traubenzucker enthält mit 4 Kilokalorien pro Gramm ebenso viel Energie wie Haushaltszucker, schmeckt aber nur halb so süß. Das gilt auch im Training: Versuchen Sie auch bei kürzeren Einheiten immer mindestens eine Saftschorle in die Flasche zu füllen, um die verbrannte Energie sofort wieder ausgleichen zu können!

Regel Nummer 4:
Nehmen Sie sich Zeit

Menschen, die vor lauter Hektik nicht zum Essen kommen, neigen dazu, sich um alles und jeden zu kümmern, außer um sich selbst. Stress kann auf den Appetit schlagen, deswegen sollten Sie versuchen, zumindest während der Essenszeit eine entspannte Atmosphäre zu schaffen. Im Büro ist das vielleicht schwerer umsetzbar als in den eigenen vier Wänden, aber einen Versuch ist es allemal wert. Nicht umsonst schreibt die Gesetzgebung eine Pause während der Arbeitszeit vor, an die sich der Arbeitgeber zu halten hat. Und auch Sie sollten sich daran halten und die kurze Auszeit dazu nutzen, Ihre Energiereserven aufzutanken. Wenn es nötig ist, tragen Sie sich Ihre Pause in den Kalender ein, suchen Sie – soweit möglich – ein ruhiges Plätzchen und essen Sie zu Mittag. Ein netter Kollegenplausch über arbeitsferne Themen kann auch für Entspannung sorgen.

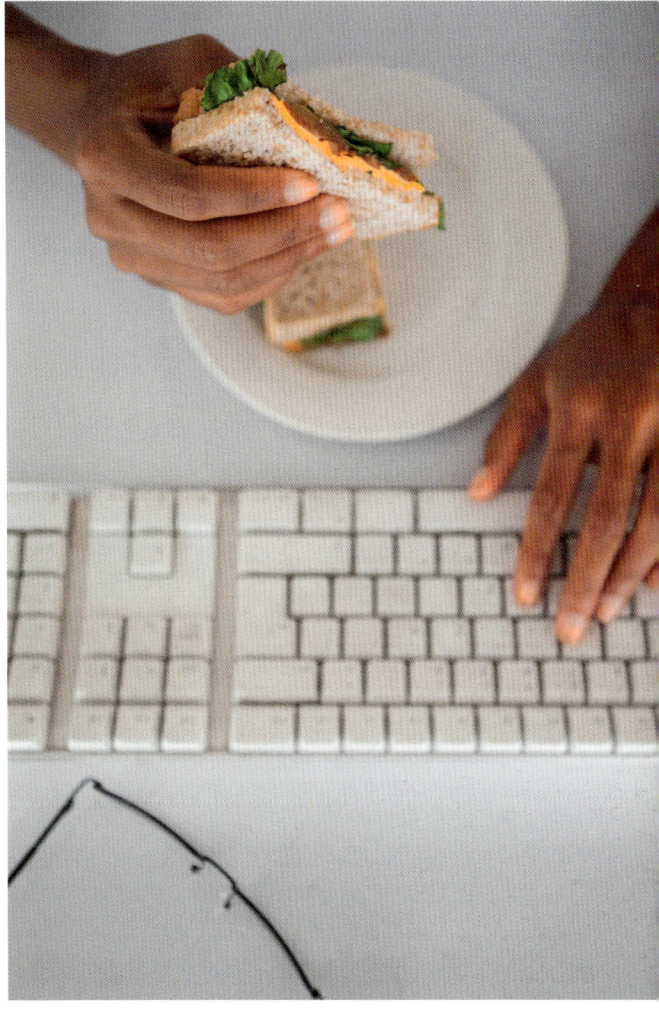

Auch zu Hause sollten Sie nicht zwischen Tür und Angel essen – während Sie vielleicht Ihre Trainingsklamotten in die Waschmaschine stecken und bereits die Vorbereitungen für den nächsten Tag treffen. Sie investieren so viel Zeit und Energie in Ihren Job, Ihre Familie und Ihr Training – ein Kartenhaus, das in sich zusammenfällt, wenn Sie nicht auf Ihre Gesundheit achten.

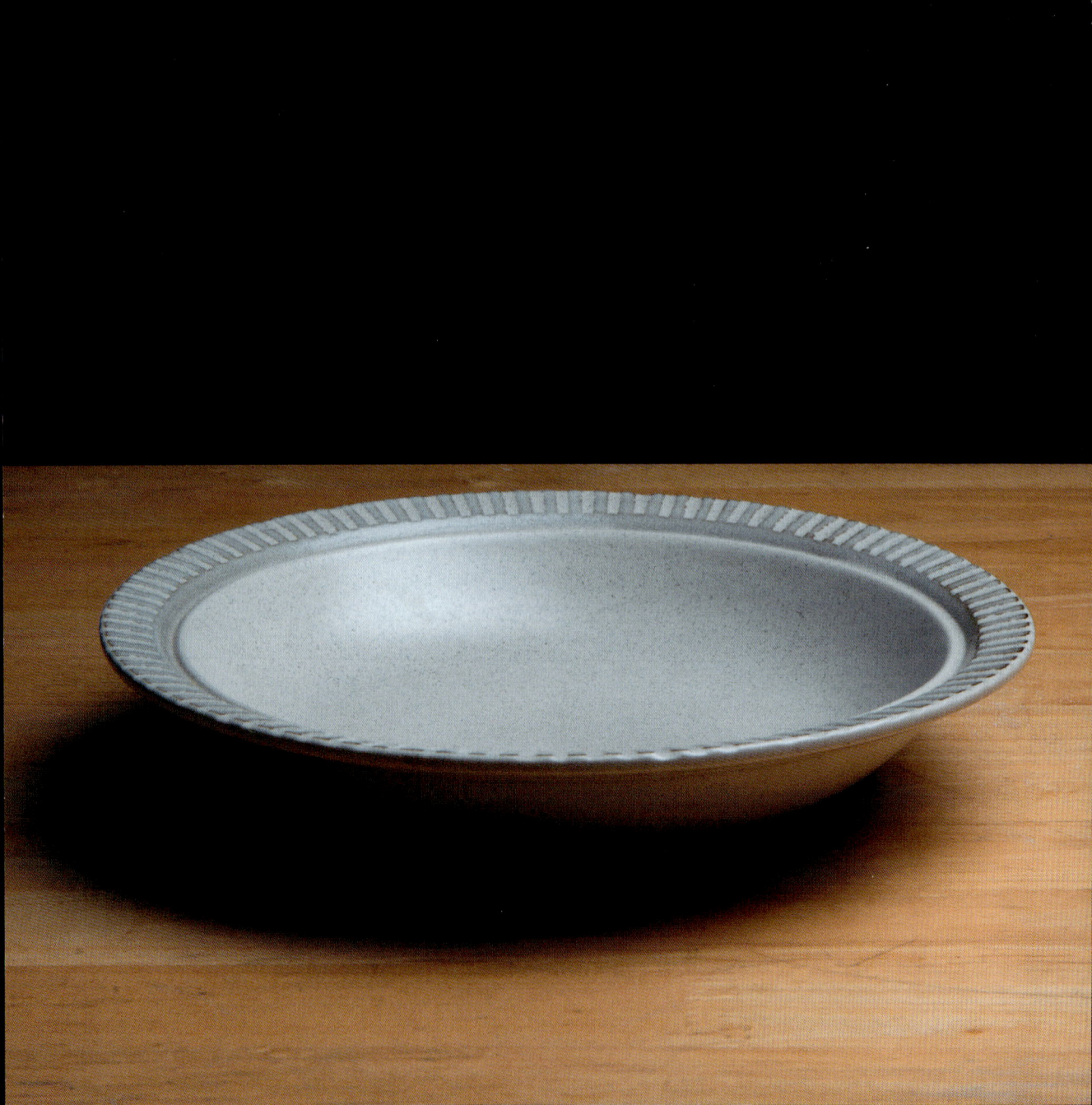

BAUSTEIN 3
Unverträglichkeiten

Bauch- und Kopfschmerzen, Verdauungsprobleme und ständiges Unwohlsein – laut dem Deutschen Ärzteblatt leiden mehr als 20 Prozent der Bevölkerung in den Industrieländern unter Nahrungsmittelunverträglichkeiten. Entgegen der landläufigen Meinung ist eine Unverträglichkeit nicht mit einer Allergie gleichzusetzen. Bei einer allergischen Reaktion wird – im Gegensatz zu einer Unverträglichkeit – bei Kontakt mit dem auslösenden Stoff das Immunsystem aktiviert. Es reichen schon geringste Mengen des Allergens, um eine allergische Reaktion auszulösen, die im schlimmsten Fall tödlich enden kann. Typische Nahrungsmittelallergien sind: Nuss-, Ei- oder Fleischallergien. Nur rund zwei bis fünf Prozent aller Unverträglichkeiten sind tatsächlich eine Lebensmittelallergie. Wenn ein Lebensmittel oder eine Lebensmittelgruppe nicht vertragen wird, also beispielsweise Bauchschmerzen hervorruft, eine Reaktion des Immunsystem aber auszuschließen ist, liegt der Verdacht einer Lebensmittelunverträglichkeit nahe. Meist sind die Symptome einer Unverträglichkeit im Vergleich zur Allergie deutlich schwächer und treten erst beim Kontakt mit größeren Mengen des entsprechenden Lebensmittels auf.

Laktoseunverträglichkeit

Eine kleine Unachtsamkeit beim Einkauf – und schon ist es passiert. Sie sitzen im Rennen auf dem Rad, schälen den Riegel aus der Verpackung und einige Minuten später sind Sie auf der Suche nach dem nächsten Toilettenhäuschen. In der Hektik der Rennvorbereitung haben Sie aus Versehen einen Riegel mit Molkenprotein erwischt. Und für denjenigen, der an Laktoseintoleranz leidet, kann der Verzehr dieses Riegels das vorzeitige Ende seines Rennens bedeuten.

Laktose oder auch Milchzucker kommt auf natürliche Weise nur in Muttermilch beziehungsweise in der Milch von Säugetieren vor. Laktose ist ein Zweifachzucker, der aus Glukose und Galaktose besteht. Er wird im oberen Dünndarm in den Körper aufgenommen und dient diesem primär als Energielieferant. Als weitere Aufgabe fördert der Zweifachzucker im Darm die Resorption von Kalzium, das ebenfalls in der Milch enthalten ist. Kein unwichtiger Aspekt, denn so ist Milchzucker indirekt an der Bildung von Vitamin D beteiligt. Wenn wir in den Wintermonaten nicht viel Sonnenlicht abbekommen, das für die körpereigene Bildung von Vitamin D gebraucht wird, kann diese Aufgabe der Milchzucker übernehmen. Vitamin D wiederum ist unter anderem wichtig für den Knochenaufbau.

Der Weg der Laktose im Körper

Im Dünndarm wird Laktose von dem Enzym Laktase in seine beiden Zuckerbestandteile gespalten. Dieses Enzym fehlt den Menschen, die an einer Milchzuckerunverträglichkeit leiden. Als Säugling verfügen alle Menschen über das Enzym, denn nur so kann die Muttermilch verwertet werden. In den Erdregionen, in denen das Trinken von Tiermilch kultiviert wurde, entwickelte der Körper weiterhin Laktase. In Südostasien oder Südamerika beispielsweise war dies weniger der Fall und entsprechend verträgt dort auch heute noch ein hoher Anteil der Bevölkerung im Erwachsenenalter keine Laktose. In Deutschland sind hiervon rund 20 Prozent der Bevölkerung betroffen.

Es ist auch möglich, dass das Enzym zwar in ausreichendem Maße vorhanden, aber die Aktivität beeinträchtigt ist. Bei vielen Menschen hierzulande nimmt nach dem Säuglingsalter die Enzymaktivität stark ab. Sie entwickeln dadurch aber nicht automatisch eine Laktoseintoleranz. Eine Restaktivität von 50 Prozent reicht aus, um den Milchzucker noch ausreichend zu verdauen und keine Beschwerden beim Verzehr von Milch und Milchprodukten zu spüren.

Kann die Laktose im Dünndarm nicht ausreichend abgebaut werden, wird sie weiter in den Dickdarm transportiert, wo sie den dort ansässigen Bakterien als Nahrung dient. Als Verdauungsprodukt der Bakterien entstehen Gase und organische Säuren, die für die Beschwerden verantwortlich sind. Dazu gehören: Bauchkrämpfe, Durchfall, Blähungen, Übelkeit und Völlegefühl. Ab und an kann es auch zu Kopfschmerzen, Konzentrationsstörungen, Schwindelgefühl oder chronischer Müdigkeit kommen. Positiv ist, dass der Verzehr von Milchprodukten trotz Laktoseintoleranz keine bleibenden Schäden an den Darmwänden verursacht. Sobald der Milchzucker aus dem Magen-Darm-Trakt ausgeschleust ist, verschwinden auch die Beschwerden.

Es gibt in der Apotheke, in Drogerie, Reformhaus oder Bioladen mittlerweile Tabletten, die Laktase enthalten und bei einer milchzuckerreichen Mahlzeit einfach eingenommen werden können. Ansonsten hilft für eine Linderung der Symptome nur der Verzicht auf Produkte, die Milchzucker enthalten.

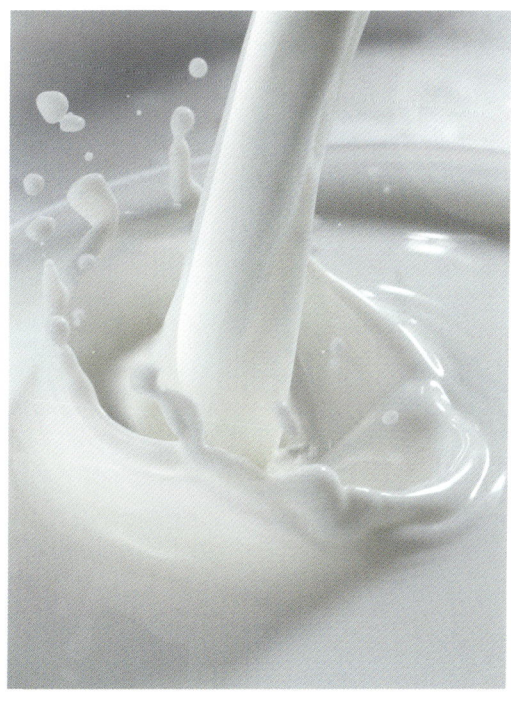

Achtung: Hier versteckt sich Milchzucker

Milchzucker findet sich überall da, wo auch Milch draufsteht. Also nicht nur in Kuh-, sondern auch in Schafs- oder Ziegenmilch. Auch in herkömmlichem Speiseeis, in Sahne und Crème fraîche ebenso wie in Käse oder Quark ist Milchzucker enthalten. Selbst etliche Fertigprodukte, in denen man Milchzucker nicht vermuten würde, können ein Problem darstellen.

Die Grenze, wie viel Milchzucker noch beschwerdefrei vertragen wird, ist sehr individuell. Joghurt, Käse und Quark machen in der Regel weniger Probleme als reine Kuh-, Ziegen- oder Schafsmilch. Die Laktose in Joghurt, Quark und Käse wurde bereits beim Herstellungsprozess

Wo ist Laktose enthalten?

In diesen Zutaten ist Laktose enthalten:

- Butter
- Buttermilchpulver
- E966, Lactitol, Laktit
- Kefirpulver
- Kondensmilch
- Laktose Monohydrat
- Milcherzeugnisse (Käse, Quark, Joghurt, Sahne etc.)
- Molkenpulver (besteht zu 60 Prozent aus Laktose)
- Schokoladenzubereitung
- Magermilchpulver

Diese Zutaten sind laktosefrei oder meist gut verträglich:

- Butterreinfett (Butterschmalz, Schmalzbutter)
- pflanzliche Margarine
- Natriumstearoyl-2-lactylat (Sodium stearoyl lactylate, E481) – das Natriumsalz einer Milchsäure (Laktat)
- Milcheiweiß oder Milchprotein

Laktosegehalt unterschiedlicher Produkte	
Laktosegehalt < 1 Gramm pro 100 g Lebensmittel (meist noch gut verträglich)	**Gehalt in Gramm pro 100 g Lebensmittel**
Bitterschokolade	0–0,5
Mozzarella	0,5–2
Brie	0,5
Hartkäse (Bergkäse, Parmesan, alter Gouda)	0–0,4
Laktosegehalt = 1–5 Gramm pro 100 g Lebensmittel	**Gehalt in Gramm pro 100 g Lebensmittel**
Buttermilch	4–5
Hüttenkäse	4
Magerquark	3–4
Nuss-Nugat-Creme	1,5–3
Joghurt	3,2–4,5
Vollmilch	4,6–4,8
Laktosegehalt > 5 Gramm pro 100 g Lebensmittel	**Gehalt in Gramm pro 100 g Lebensmittel**
Eiscreme	6–7
Magermilchpulver	50,5
Milchschokolade	9,5
Molkenpulver	72,8
Schmelzkäse (45 % Fett i. d. Tr.)	6,3

teilweise durch die Joghurtkulturen beziehungsweise durch den Reifeprozess abgebaut. Wenn es um die Verträglichkeit von Käse geht, hilft eine kleine Faustregel: Je älter (und damit härter) der Käse ist, desto weniger Laktose ist darin enthalten.

Ob Sie bestimmte Sportriegel und Eiweißshakes vertragen, sollten Sie einfach mal in einer ruhigen Minute – und in der Nähe einer Toilette – austesten. Wenn Sie sehr empfindlich sind, lesen Sie bitte jede Zutatenliste auf der Verpackung sehr genau durch. Selbst als Sojaeiweiß deklarierte Eiweißpulver können noch einen Teil Molke enthalten, die am Ende Beschwerden hervorruft.

Kritische Nährstoffe: Eiweiß und Kalzium

Wenn Sie nicht gerade ein Fleischliebhaber sind, kann es durch eine Laktoseintoleranz durchaus passieren, dass Sie mit der Nahrung zu wenig Eiweiß aufnehmen. Das macht sich für Sie als Triathlet in erster Linie in einer verminderten Regenerationsfähigkeit bemerkbar.

Welche Alternativen haben Sie nun, wenn Sie an Milchzuckerunverträglichkeit leiden?

Zum einen gibt es mittlerweile ein breites Sortiment an laktosefreien Milchprodukten, die in der Regel problemlos verzehrt werden können. Als Milchalternative können Sie zum anderen auch auf pflanzliche Getränke wie Soja-, Hafer- oder Nussdrinks umsteigen. Als Grundregel können Sie sich an veganen Alternativen für Milchprodukte orientieren, die enthalten ganz sicher keinerlei tierische Inhaltsstoffe, damit auch keinen Milchzucker und sind somit gut verträglich.

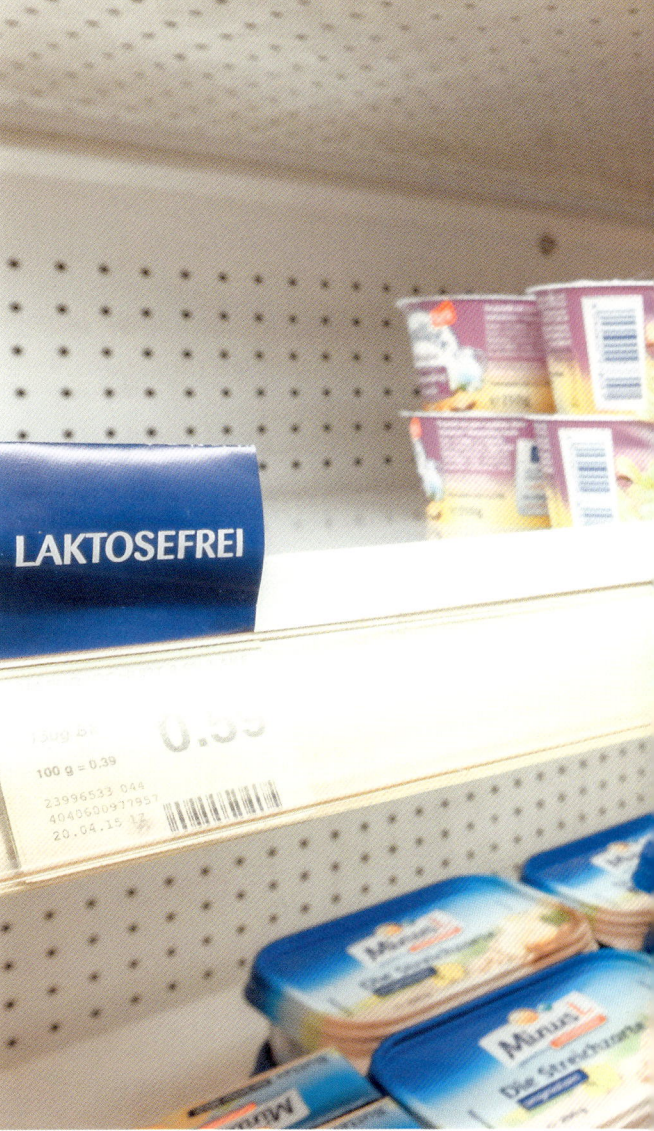

Worauf Triathleten mit einer Laktoseintoleranz außerdem achten sollten, ist ihre Kalziumzufuhr. Kalzium ist hauptsächlich in Milchprodukten enthalten. Ein Verzicht darauf kann langfristig zu Osteoporose führen, was wiederum das Risiko für Knochenbrüche erhöht. Außerdem kann ein Kalziummangel zu Muskelkrämpfen führen.

Achten Sie daher auf eine kalziumreiche Ernährung aus anderen Quellen. Trinken Sie zum Beispiel ein Mineralwasser, das viel Kalzium enthält, und greifen Sie reichlich bei Brokkoli, Mangold, Fenchel und Spinat zu.

Soja ist für Sie quasi doppelt wertvoll, denn die Sojabohne enthält nicht nur Kalzium, sondern

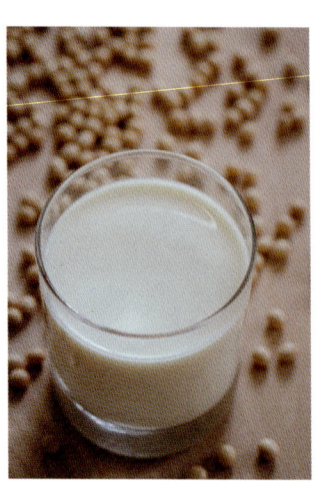

auch sehr viel pflanzliches Eiweiß. Eine tolle Quarkalternative ist beispielsweise mit Sojadrink fein pürierter Seidentofu (gibt es im Bioladen oder Reformhaus). Zum Kochen können Sie statt normaler Sahne einfach Soja- oder Hafersahne verwenden. Auch Brotaufstriche, die Frischkäse ähneln, gibt es mittlerweile aus rein pflanzlichen Quellen. Im Rezeptteil der veganen Ernährung finden Sie zum Beispiel ein Rezept für einen Tomaten-Soja-„Frischkäse". Dieser lässt sich ganz nach Belieben variieren, beispielsweise mit Schnittlauch, verschiedenen frischen Kräutern, aber auch mit klein gewürfeltem Schinken, Ei oder Paprikastückchen.

Was in der Lupine steckt

Neben der Sojabohne ist eine weitere Pflanze auf dem Vormarsch, um den konventionellen Milchprodukten Konkurrenz und das Leben für Menschen mit Laktoseintoleranz leichter zu machen: die blaue Süßlupine. Die Kerne dieser heimischen Pflanze, die auch in vielen Gärten zur Zierde wächst, sind mit 33 Prozent besonders eiweißreich. Außerdem können aus der Lupine ballaststoffreiche Produkte und Öl gewonnen werden. Neben dem hohen Eiweißgehalt enthalten Lupinen im Gegensatz zu vielen Sojabohnen keine Laktose, kein Cholesterin und kein Gluten und sind gentechnikfrei.

Die Palette an Produkten auf Lupinenbasis wächst stetig. Mittlerweile gibt es Nudeln, Joghurtalternativen, Drinks und Eis sowie Fleischersatzprodukte und Brotaufstriche. Diese sind in gut sortierten (Bio-)Supermärkten oder im Online-Versandhandel erhältlich.

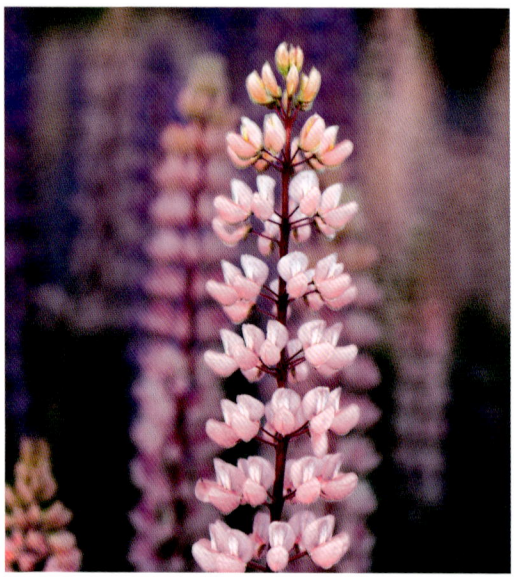

Fruktoseunverträglichkeit

Wenn der Verzehr von süßem Obst zum Problem wird, liegt der Verdacht auf eine Fruktose- beziehungsweise Fruchtzuckerintoleranz nahe. Grundsätzlich unterscheidet man zwischen zwei Krankheitsbildern. Bei der erblichen Fruktoseintoleranz kann der Fruchtzucker zwar aus dem Darm aufgenommen werden, aber im Anschluss in der Leber nicht richtig weiterverarbeitet werden. Bei dem zweiten und deutlich häufiger vorkommenden Krankheitsbild, der erworbenen Fruktoseintoleranz (auf die ich mich in diesem Kapitel beschränken möchte), versagt das Transportsystem im Darm seinen Dienst und der Fruchtzucker kann nicht in den Körper aufgenommen werden. Deshalb spricht man in diesem Fall auch oft von einer Fruktosemalabsorption.

Der Weg der Fruktose im Körper

Bei der Fruktosemalabsorption wird die Fruktose – analog der Laktoseintoleranz – vom Magen weiter in den Dickdarm transportiert und dort von den Bakterien verstoffwechselt. Hier werden Gase (Wasserstoff und Kohlendioxid) sowie kurzkettige Fettsäuren gebildet, die wiederum zu Blähungen, Bauchkrämpfen, Durchfall und Übelkeit führen können. Auch Schwindel, Sodbrennen, Erbrechen und Kopfschmerzen gehören zu den möglichen Symptomen.

Grundsätzlich spricht man von einer Fruktoseintoleranz, sobald die Aufnahme von mehr als 25 Gramm Fruktose zu den oben beschriebenen Symptomen führt. Fruktose in hohen Mengen kann allerdings auch für gesunde Menschen problematisch sein. In Studien wurde gezeigt, dass die Aufnahme von mehr als 35 Gramm Fruktose pro Stunde bei vielen Menschen Verdauungsprobleme hervorruft. 35 Gramm Fruktose stecken beispielsweise in 6 getrockneten Feigen, einer halben Tüte Rosinen oder in einem halben Liter Apfelsaft.

Wie wird eine Intoleranz nachgewiesen?

Bei der Verstoffwechselung von Laktose oder Fruktose bei intoleranten Menschen durch die Bakterien im Dickdarm entsteht unter anderem Wasserstoff. Dieser wird abgeatmet und kann daher leicht gemessen werden. Besteht der Verdacht auf eine Laktose- oder Fruktoseintoleranz, wird unter ärztlicher Aufsicht auf nüchternen Magen eine fruktose- oder laktosehaltige Lösung (jeweils 25 Gramm) getrunken und der Wasserstoffgehalt in der Atemluft über einen längeren Zeitraum bestimmt. Nimmt der Wasserstoffanteil im Laufe der Zeit zu, liegt eine Intoleranz vor. Bei einer Laktoseintoleranz kann parallel auch noch der Blutzuckerspiegel gemessen werden. Kann Laktose im Darm nicht in Galaktose und Glukose gespalten werden, kann kein Anstieg des Blutzuckerspiegels gemessen werden, da die Glukose nicht in den Blutkreislauf geschleust wird.

Die Schwere der Symptome ist sehr individuell und auch nicht für jedes fruktosehaltige Lebensmittel an jedem Tag gleich. Es ist möglich, dass Sie an einem Tag etwas Honigmelone gut vertragen, einige Tage später jedoch Beschwerden nach dem Verzehr der gleichen Menge bekommen. Bei rund 20 Prozent der betroffenen Personen geht die Fruktoseunverträglichkeit mit einer Laktoseintoleranz einher.

Eine Fruktoseintoleranz zu diagnostizieren kann zu Beginn recht schwierig sein, da die Symptome bei manchen Patienten erst 24 bis 48 Stunden nach dem Verzehr auftauchen. Wer nicht weiß,

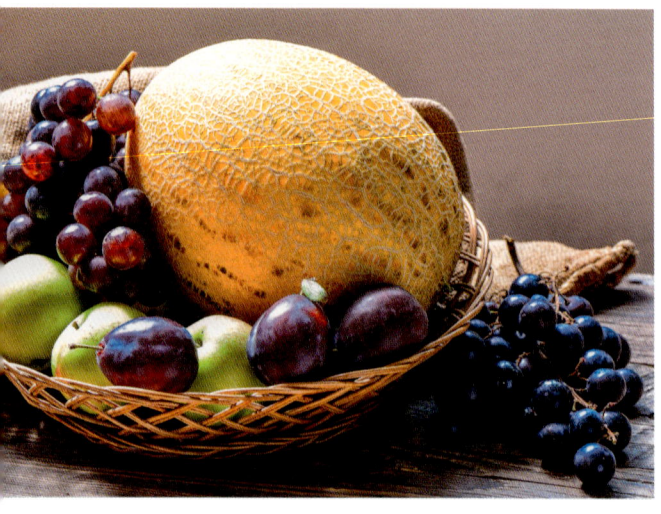

dass er an einer Fruktoseintoleranz leidet, sieht vielleicht erst mal gar keinen kausalen Zusammenhang zwischen den heutigen Verdauungsstörungen und dem Obstsalat zwei Tage zuvor.

Manche Ärzte ziehen die Grenze für eine Intoleranz erst bei Problemen ab 50 Gramm Fruktose. Dieser Wert ist jedoch etwas kritisch zu sehen, da wie erwähnt auch gesunde Menschen bei Mengen ab 35 Gramm Verdauungsprobleme zeigen können.

Anders als bei Laktoseintoleranz bedeutet eine Fruktoseunverträglichkeit allerdings nicht, dass Sie nun komplett auf Fruchtzucker verzichten müssen – ganz im Gegenteil sogar. Wenn Sie Fruchtzucker komplett meiden, nimmt die Aktivität des Fruktosetransporters im Darm immer weiter ab und Ihre Unverträglichkeit wird eher schlimmer als besser. Nach der Diagnose „Fruchtzuckerunverträglichkeit" ist es empfehlenswert, für ein bis zwei Wochen komplett auf Fruchtzucker zu verzichten. Diese Karenzphase hilft dem Darmsystem, sich einmal vollständig zu erholen. Nach dieser Phase sollten Sie – kontrolliert und in kleinen Schritten – unbedingt wieder mit dem Verzehr von Fruktose beginnen. Dies dient nicht nur dazu, das Enzymsystem zur Verdauung von Fruchtzucker wieder zu aktivieren, sondern auch dazu, Ihre individuell verträgliche Fruktosemenge herauszufinden.

Fruktose ist nicht nur als Zucker in Obst enthalten, auch normaler Haushaltszucker, die Saccharose, besteht zur Hälfte aus Fruktose und kann somit Probleme bereiten – ebenso Honig. Aufgrund ihrer chemischen Struktur sind auch Zuckeraustauschstoffe, sogenannte Zuckeralkohole, mit Vorsicht zu genießen. Zuckeralkohole werden häufig in zuckerfreien Bonbons und Kaugummis verwendet, aber auch viele Lightoder Sportprodukte sind damit gesüßt. Ein Blick auf die Zutatenliste zeigt Ihnen, ob das Produkt für Sie geeignet ist oder ob Sie sich lieber eine Alternative suchen sollten.

Zuckeraustauschstoffe

Diese Zuckeraustauschstoffe sind unbedenklich:

- Sucralose
- Xylit (auch Xylitol oder E 967)
- Sorbat

Diese Zuckeraustauschstoffe sollten Sie meiden:

- Erythritol (oder Erythrit)
- Isomalt (E 953)
- Sorbit (auch Sorbitol E 420)
- Mannit (E 421)

Anmerkung: Erythritol ist in geringen Mengen zwar meist gut verträglich, in hohen Dosen wirkt er aber auch bei gesunden Menschen extrem abführend.

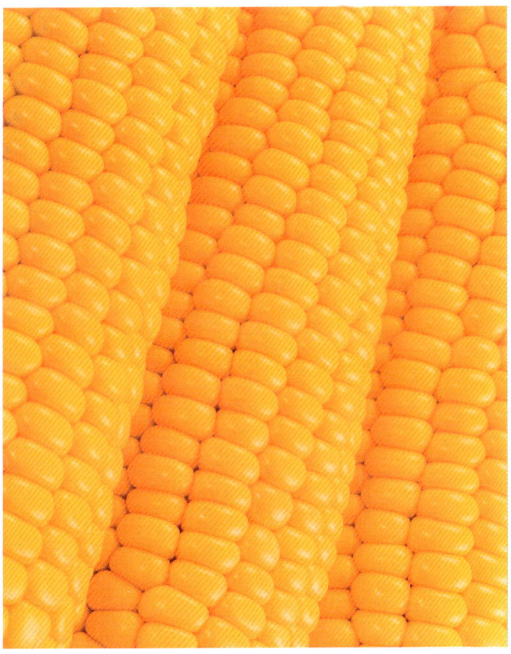

Vorsicht auf Reisen in den USA

Wer für ein Rennen nach Übersee reist, sollte ganz besonders auf der Hut sein. In den USA ist der sogenannte High Fructose Corn Sirup (HFCS) ein gängiges Süßungsmittel, das ist fast allen Fertigprodukten, Backwaren und Getränken eingesetzt wird – auch in Lebensmitteln, die überhaupt nicht süß schmecken wie Brot, Fleischmarinaden oder Soßen. Der süße Sirup wird aus Mais hergestellt und enthält – wie sein Name schon sagt – hohe Mengen an Fruktose (zwischen 42 und 90 Prozent). Die Glukose im Mais wird durch Enzyme im industriellen Herstellungsprozess in Fruktose umgewandelt. Seine vielseitige Einsetzbarkeit und vor allem der deutlich günstigere Preis im Vergleich zu Rüben- oder Rohrzucker macht den High Fructose Corn Sirup, der in Europa mittlerweile auch unter der Bezeichnung Fruktose-Glukose-Sirup verwendet wird, für die Lebensmittelfirmen so beliebt.

Hilfe durch den Traubenzuckertrick

Bei vielen Patienten erleichtert der gleichzeitige Verzehr von Traubenzucker die Aufnahme von Fruktose im Darm. Der Grund dafür ist ein Transportprotein, das der Körper bei der Anwesenheit von Traubenzucker kurzzeitig in die Darmwand einbaut. Dieses Transportprotein kann neben Traubenzucker und Galaktose auch Fruktose in den Organismus schleusen. Dieser

Trick ist zwar keine Lösung des eigentlichen Problems, aber eine Hilfe, wenn der Verzehr von Fruktose zum Beispiel nicht eingeschätzt werden kann, etwa auf einer Party. Halten Sie also immer

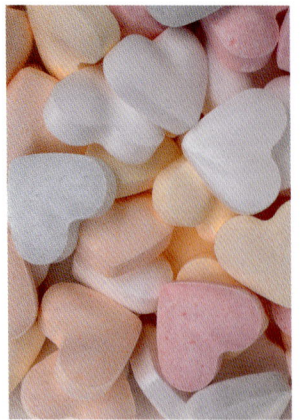

etwas Traubenzucker parat, zum Beispiel in Form von kleinen Traubenzuckertafeln.

Glukose wird relativ schnell im Darm aufgenommen, während Fruktose dort länger verweilt. Wenn man parallel die gleiche Menge Glukose und Fruktose verzehrt, kommt es schnell zu einem Fruktoseüberschuss im Darm. Deshalb sollte möglichst immer mehr Glukose als Fruktose verzehrt werden. Das Verhältnis in verschiedenen Lebensmitteln gibt der Glukose-Fruktose-Quotient in der Tabelle auf den Seiten 137–140 an. Er sollte folglich größer als 1 sein.

Tipps zur Alltagsernährung

- Vorsicht bei der Bezeichnung „fruktosefrei" auf Lebensmitteln. Dies bedeutet nur, dass kein Fruchtzucker zugesetzt wurde, sagt aber nichts über den Fruktosegehalt der Grundzutaten aus.

- Meiden Sie Softdrinks! Sie sind sowohl mit als auch ohne Zucker meist schlecht verträglich.

- Ballaststoffe können Probleme bereiten, sollten aber auf keinen Fall vollständig vom Speiseplan gestrichen werden. Testen Sie Ihre individuell verträgliche Menge vorsichtig aus.

- Vollkornmehl und Vollkornreis haben einen höheren Fruktosegehalt als Weißmehle. Versuchen Sie trotzdem, ab und an Vollkornprodukte zu essen.

- Probiotische Joghurts können Ihrer Darmflora gut tun. Achten Sie beim Kauf auf den zugesetzten Zucker. Greifen Sie lieber zu Natur- als zu Fruchtjoghurt.

- Testen Sie Ihre individuell verträgliche Obst- und Gemüsemenge aus und verzehren Sie diese Produkte so oft wie möglich (mindestens dreimal wöchentlich), um in keinen Vitamin- oder Mineralstoffmangel zu geraten. Gemüse wie Chicorée, Spinat, Champignons oder Brokkoli sind meist problemlos genießbar.

- Obst ist am besten nach einer Hauptmahlzeit und eher am Nachmittag verträglich.

- Verwenden Sie zum Süßen Reissirup, Stevia, Erythrit oder Traubenzucker. Haushaltszucker enthält 50 Prozent reine Fruktose und ist daher nicht geeignet!

- Vermeiden Sie Zuckeraustauschstoffe wie Zuckeralkohole.

- Trinken Sie Alkohol nur in absoluten Ausnahmefällen.

Fruktose- und Glukosegehalt (in Gramm / 100 g Lebensmittel) verschiedener Lebensmittel sowie der Glukose-Fruktose-Quotient				
😊 verträglich | 😞 nicht verträglich | 😐 manchmal verträglich				
Produkt	Verträglichkeit	Fruktose	Glukose	Quotient
Ananas	😞	5,115	4,695	0,9
Apfel	😞	6,935	3,435	0,5
Aprikose	😐	3,43	4,29	1,3
Avocado	😊	0,25	0,15	0,6
Bambussprossen	😊	0,51	0,45	0,9
Banane	😐	3,4	3,55	1
Birne	😞	6,73	1,67	0,2
Blumenkohl	😐	0,89	0,96	1,1
Bohnen, grün	😐	1,31	0,96	0,7
Brokkoli	😊	1,35	1,32	1
Brombeere	😐	3,11	2,96	1
Buttermilch	😊	0	0	–
Camembert	😊	0	0	–
Champignons	😊	0,215	0,205	1
Cheddar	😊	0	0	–
Chicorée	😊	0,94	1,505	1,6
Chinakohl	😊	0,53	0,67	1,3
Cola light	😐	0	0	–
Dattel, getrocknet	😞	25	25	1
Dorsch	😊	0	0	–
Edamer	😊	0	0	–
Ei (Hühner-)	😊	0	0,38	–
Emmentaler	😊	0	0	–
Energydrink mit Zucker	😞	–	–	–
Energydrink ohne Zucker	😞	0	0	–
Erbsen	😊	0,07	0,09	1,3
Erdbeere	😐	2,3	2,17	0,9
Feige	😐	5,85	7,24	1,2
Feige, getrocknet	😞	26,45	28,65	1,1
Feldsalat	😊	0,32	0,48	1,5

Fruktose- und Glukosegehalt (in Gramm / 100 g Lebensmittel) verschiedener Lebensmittel sowie der Glukose-Fruktose-Quotient				
Produkt	Verträglichkeit	Fruktose	Glukose	Quotient
Fenchel	☺	1,06	1,26	1,2
Forelle, geräuchert	☺	–	–	–
Fisch, frisches Fleisch	☺	–	–	–
Früchtetee	☹	–	–	–
Granatapfel	☹	7,9	7,2	0,9
Grapefruit	☹	3,6	3,88	1,1
Grünkohl	☹	0,92	0,62	0,7
Gurke	☺	0,865	0,895	1
Hefe	☺	0	0	–
Heidelbeere	☹	3,35	2,47	0,7
Hering	☺	0	0	–
Himbeere	☹	2,05	1,79	0,9
Honig	😣	38,8	33,9	0,9
Hühnchen	☺	0	0	–
Hüttenkäse	☺	0	0	–
Joghurt (3,5 % Fett)	☺	0	0	–
Johannisbeere	☹	3	3	1
Kaffee	☺	0	0	–
Kakao	☹	1,1	1,1	1
Karotte (Möhre)	☺	2,36	2,45	1,0
Kartoffel	☺	0,32	0,39	1,2
Kichererbse	☹	0,09	0,09	1
Kirsche	😣	6	7	1,2
Kiwi	☹	4,7	4,4	0,9
Knoblauch	☹	4,9	3,8	0,8
Kohlrabi	☹	1,23	1,39	1,1
Kokosmilch	☺	1,5	1,7	1,1
Kokosnuss, frisch	☹	2,3	2,5	1,1
Kürbis (Hokkaido-)	☺	1,32	1,51	1,1
Lachs	☺	0	0	–
Lauch (Porree)	☺	1,65	1,41	0,9

Fruktose- und Glukosegehalt (in Gramm / 100 g Lebensmittel) verschiedener Lebensmittel sowie der Glukose-Fruktose-Quotient				
Produkt	Verträglichkeit	Fruktose	Glukose	Quotient
Limette	😊	0,8	0,8	1
Litschi	😐	3,2	5	1,6
Magermilchpulver	😊	–	–	–
Magermilch	😊	–	–	–
Mais (Dose)	😐	0,42	0,63	1,5
Mandarine	😐	4,83	5,23	1,1
Mango	😞	7,35	5,6	0,8
Mangold	😊	0,375	0,315	0,8
Meerrettich	😐	3,48	4,75	1,4
Milch (1,5 % Fett)	😊	0	0	–
Molkenpulver	😊	0	0	–
Mozzarella	😊	0	0	–
Orange	😐	2,5	2,2	0,9
Papaya	😐	0,33	0,99	3
Paprikaschote, grün	😐	1,25	1,38	1,1
Parmesan	😊	0	0	–
Pastinake	😊	1,535	1,525	1
Petersilie, Blatt	😊	0,32	0,53	1,7
Petersilie, Wurzel	😊	0,66	0,65	1
Pfifferling	😊	0,07	0,095	1,4
Pfirsich	😐	1,23	1,03	0,8
Pflaume	😞	2,01	3,36	1,7
Quark	😊	0	0	–
Radieschen	😐	0,775	1,35	1,7
Reis	😊	0,075	0,075	1
Rhabarber	😐	0,39	0,40	1
Rindfleisch	😊	0	0	–
Rosenkohl	😐	0,79	0,88	1,1
Rotkohl	😐	1,28	1,68	1,3
Rosine	😞	31,6	31,2	1
Rote Bete	😐	4,18	4,205	1

Fruktose- und Glukosegehalt (in Gramm / 100 g Lebensmittel) verschiedener Lebensmittel sowie der Glukose-Fruktose-Quotient				
Produkt	**Verträglichkeit**	**Fruktose**	**Glukose**	**Quotient**
Sahne (mind. 10 % Fett)	☺	0,025	0,025	1
Salami	☺	0	0	–
Salat (Blattsalate)	☺	0,58	0,5	0,9
Sauerkraut	☹	0,2	0,4	2
Schafskäse	☺	0	0	–
Schinken, roh	☺	0	0	–
Schwarzwurzel	☺	0,08	0,019	0,2
Schweinefleisch	☺	0	0	–
Sellerieknolle	☺	0,1	0	0
Sojabohne	☺	2,835	2,84	1
Spargel	☺	1,12	0,93	0,8
Spinat	☺	0,225	0,24	1,1
Stachelbeere	☺	3,3	3	0,9
Steinpilz	☺	0,26	0,27	1
Süßkartoffel	☺	2,25	2,38	1,1
Süßwasserfisch	☺	0	0	–
Thunfisch aus der Dose	☺	0	0	–
Tomate	☺	1,36	1,08	0,8
Trauben	☹	7,44	7,18	1
Truthahn, Fleisch	☺	0	0	–
Vollmilch	☺	0	0	–
Vollmilchpulver	☺	0	0,006	–
Wassermelone	☺	3,9	2	0,5
Weißkohl	☺	1,76	2,04	1,2
Weizen	☺	0,04	0	0
Ziegenkäse	☺	0	0	–
Zitrone	☺	1,2	1,3	1,1
Zucchini	☺	1,1	1	0,9
Zwiebel	☺	1,34	1,63	1,2

Ernährung in Training und Rennen

Fruktose ist ein günstiger Kohlenhydratlieferant, weshalb er auch in vielen Sportprodukten zu finden ist. Für Menschen mit Fruktoseintoleranz kann die richtige Trainings- und Rennverpflegung tatsächlich zu einer Herausforderung werden. Viele Gels und Riegel, vor allem die der großen Hersteller, enthalten Fruktose als Energiequelle, in manchen findet sich die Fruktose in Form von verarbeiteten Trockenfrüchten. Auch Fruchtgels, die zu 80 Prozent aus püriertem Obst bestehen und verhältnismäßig neu auf dem Markt sind, sind für fruktoseintolerante Menschen leider keine Option.

Um die richtigen Produkte für Training und Rennen auszusuchen, hilft nur ein genauer Blick auf die Zutatenliste oder Sie fragen beim Hersteller nach, falls Sie sich nicht sicher sind. Informieren Sie sich auch im Vorfeld, welche Produkte der Rennveranstalter an den einzelnen Verpflegungsstationen anbietet, und checken Sie die Zutatenliste der Produkte im Voraus. So vermeiden Sie unangenehme Überraschungen während des Rennverlaufs.

Auch wo nicht Fruktose draufsteht, kann welche enthalten sein. Isomaltulose ist beispielsweise eine gängige Zutat in Kohlenhydratgels, die die Fruktose nicht auf den ersten Blick erkennen lässt.

Rennverpflegung – hausgemacht!

Wer sehr empfindlich ist oder ganz sicher gehen will, der hat natürlich immer noch die Option, seine Gels und kohlenhydratreichen Getränke für das Rennen selbst herzustellen. Dies ist mit Sicherheit aufwendiger als fertige Produkte zu kaufen. Aber so sind Sie vor bösen Überraschungen im Rennen sicher.

Ein idealer Kohlenhydratlieferant, der im Übrigen nicht nur bei Fruktoseintoleranz bestens geeignet ist, ist Maltodextrin. In der Lebensmittelindustrie wird Maltodextrin primär als Füllstoff, Stabilisator und Verdickungsmittel, aber auch als Fettaustauschstoff in kalorienreduzierten Produkten verwendet. Hergestellt wird es durch enzymatische Aufspaltung von Stärke, die in der Regel aus Mais gewonnen wird. Chemisch gesehen ist Maltodextrin ein wasserlösliches Kohlenhydratgemisch, das aus unterschiedlich langen Traubenzuckerketten besteht. Zwischen 3 und 20 Glukosemoleküle hängen dafür aneinander, weshalb Maltodextrin zu den mittel- bis langkettigen Kohlenhydraten zählt. Dadurch dauert es einige Zeit, bis die Energie in der Muskulatur ankommt. Wenn Sie also eine kurze Trainingseinheit oder eine Sprintdistanz geplant haben, mischen Sie noch etwas Traubenzucker in das Getränk, denn die Glukose gibt schnell Energie. Maltodextrin hingegen kann gut im späteren Rennverlauf als Kohlenhydratspender dienen. Das weiße Pulver ist schon für wenige Euro in der Apotheke oder im Sportfachhandel zu bekommen und ist – ein, wie ich finde, großer Vorteil – geschmacksneutral. Maltodextrin lässt sich ebensogut in Wasser wie auch in Tee auflösen. Wenn Sie süße Getränke normalerweise schnell über haben, ist Maltodextrin eine Option, die Sie unbedingt einmal im Training austesten sollten. Ob Sie wirklich nur Wasser nehmen oder vielleicht einen Kräutertee, ist ganz Ihnen überlassen. Pfefferminztee mit einer Messerspitze Ascorbinsäure ist mein persönlicher Favorit. Ascorbinsäure ist nichts anderes als Vitamin C, das es in kleinen Döschen als weißes Pulver für kleines Geld im Supermarkt zu kaufen gibt. Ich mische es allerdings nicht wegen des Vitamins in das Getränk, sondern wegen seines sauren Geschmacks. Ich persönlich empfinde die saure Note als sehr angenehm und eine gute Alternative zu einem Spritzer Zitronensaft, der ja nicht von allen vertragen wird.

Rezept für einen Liter Maltodextringetränk

Sprintdistanz / olympische Distanz oder Trainingseinheit bis 1 Stunde (GA2)

56 g Maltodextrin

15 g Traubenzucker

1 g Kochsalz

1 l Wasser oder Tee

Langdistanz oder Trainingseinheiten über 3 Stunden (GA1)

80 g Maltodextrin

1 g Kochsalz

1 l Wasser oder Tee

Regenerationsdrink

20 g Maltodextrin

30 g Eiweißpulver

500 ml Magermilch

1 Prise Salz

Rezept für ein Energiegel auf Maltodextrin-Basis

Das Energiegel besteht aus Maltodextrin und Traubenzucker als Kohlenhydratquellen. Zum Gelieren der Masse wird Pektin verwendet, ein fruktosefreies Geliermittel, das aus Äpfeln gewonnen wird.

75 g Maltodextrin

2 EL Traubenzucker

¼ TL Salz

½ TL Pektin

65 ml Wasser

5 ml Zitronensaft oder etwas Vanillearoma (je nach Geschmack)

Maltodextrin mit Traubenzucker, Salz und Pektin in einer Schüssel gut vermischen und etwaige Klümpchen mit einer Gabel lösen. Das Wasser in einen Topf geben und erhitzen, allerdings nicht kochen lassen. Die Hitze reduzieren und rund ein Drittel der Maltodextrinmischung dazugeben. Gut umrühren, bis sich das Maltodextrin gelöst hat. Nun den Zitronensaft oder das Aroma nach Wahl zugeben. Gut verrühren und anschließend ein weiteres Drittel der Maltodextrinmischung unterrühren. Sobald die Mischung homogen ist, das letzte Drittel Pulver dazugeben und sorgfältig unterrühren. Wenn keine Klümpchen mehr zu sehen sind, die Masse abkühlen lassen und über Nacht in den Kühlschrank stellen. Am nächsten Tag in eine kleine Trinkflasche (beispielsweise die eines Trinkgürtels) füllen und bis zur Verwendung im Kühlschrank aufbewahren.

Glutenunverträglichkeit

Wie bei der Fruktoseintoleranz gibt es auch Gluten betreffend unterschiedliche Krankheitsbilder: Eine vererbbare Form, die als Zöliakie bezeichnet wird, sowie die Glutenunverträglichkeit beziehungsweise Glutensensitivität.

Bei der Zöliakie handelt es sich um eine echte Nahrungsmittelallergie. Das heißt, das Immunsystem reagiert, sobald Gluten verzehrt wird. Bei der Glutenunverträglichkeit leidet der Patient zwar unter ähnlichen Symptomen, jedoch in einer abgeschwächten Form. Und im Gegensatz zur Zöliakie sind bei einer Unverträglichkeit keine Folgeschäden nach Glutenverzehr zu erwarten.

Darm und Gluten können nicht miteinander

Gluten ist ein Sammelbegriff für verschiedene Klebereiweiße, die unter anderem in den Getreidesorten Weizen, Roggen, Dinkel und Gerste vorkommen. Das Klebereiweiß wiederum enthält Gliadin, was im Krankheitsfall zu einer Schädigung der Darmschleimhaut führt. Bei einem gesunden Menschen besteht die Darmschleimhaut aus Millionen von Darmzotten. Diese können Sie sich als kleine Erhebungen vorstellen, die die Oberfläche des Darms massiv vergrößern. Dem Körper steht damit eine extrem große Fläche zur Resorption von Nährstoffen zur Verfügung. Verzehren Menschen mit Zöliakie glutenhaltige Produkte, lässt das darin enthaltene Gliadin die Darmzotten absterben. Dadurch wird die Resorptionsfläche des Darms vermindert und die Aufnahme von Nährstoffen aus der Nahrung wird gestört. Mangelerscheinungen, schmerzhafte Entzündungen im Darm und Beschwerden wie Bauchkrämpfe und Durchfall sind die Folge.

Bei der Zöliakie, die oftmals bereits im Kindesalter auftritt, genügen bereits 0,25 Gramm Weizen, um eine Schädigung des Darms und Beschwerden hervorzurufen. Wurde Zöliakie diagnostiziert, ist eine absolut glutenfreie Ernährung unvermeidlich – und zwar ein Leben lang. Nur so kann eine dauerhafte Schädigung des Darms vermieden werden.

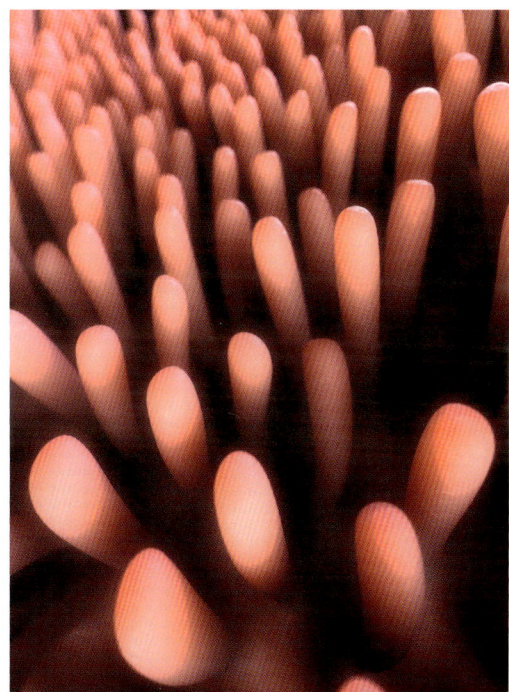

Übersicht über glutenhaltige und glutenfreie Lebensmittel		
	glutenfrei	**glutenhaltig**
Getreide	Mais, Reis, Wildreis (ist ein Blumensamen), Buchweizen, Hirse, Amaranth, Johannisbrotkernmehl, Quinoa	Weizen, Roggen, Hafer, Gerste, Dinkel, Spelt, Triticale, Emmer, Einkorn, Kamut, Grünkern, Bulgur, Couscous
Kartoffelprodukte	Kartoffeln, Süßkartoffeln	Achtung bei Pommes frites, sie sind oft mit Gluten kontaminiert; auch Vorsicht bei Chips und anderen Snacks
Gemüse	alle Gemüsesorten in frischer, gefrorener oder getrockneter Form; Tapioka, Maniok, Bohnen, Erbsen, Linsen, Sojabohnen, Esskastanien (Maronen) …	Gemüse in Dosen oder in Fertigprodukten ist dann unverträglich, wenn bestimmte Emulgatoren, Konservierungsstoffe, Verdickungsmittel, Stabilisatoren oder Stärke enthalten sind
„Nüsse"	Haselnüsse, Walnüsse, Mandeln, Cashewnüsse, Paranüsse, Erdnüsse, Sonnenblumenkerne, Sesam, Mohn, Leinsamen, Kokosnuss	bei gerösteten Nüssen oder Erdnüssen mit Geschmack Zutatenliste beachten
Obst	alle frischen, gefrorenen und getrockneten Obstsorten	Achtung: Fruchtfüllungen enthalten oft Verdickungsmittel und Stärke; Dörrobst wird oft mit Mehl vermischt („gemehlt"), damit es nicht zusammenklebt; Vorsicht auch bei Sprossen und Keimlingen, es sind oft Getreidesorten dabei
Eier	alle Teile des Eis	
Milchprodukte	Milch, Quark, Naturjoghurt, Sahne, Hartkäse, Kefir, Dickmilch, Molke	Einige Käsesorten enthalten Verdickungsmittel; manchmal wird glutenhaltige Stärke zugesetzt (vor allem bei geraspeltem Käse); Zutatenliste beachten
Fleisch	alle Arten von Fleisch, Geflügel, Wild, gekochter und roher Schinken	Wurstwaren sind oft nicht glutenfrei; Zutatenliste beachten
Fisch und Meeresfrüchte	frischer Fisch	Fischerzeugnisse, Fischkonserven, panierter Fisch, Rollmöpse …
Fette, Öle und Gewürze	Butter, Schmalz, Essig, reine Gewürze, Salz, Pfeffer und alle frischen Kräuter	Margarine und pflanzliche Öle müssen auf Zusätze hin überprüft werden; Vorsicht bei bereits verwendetem Frittierfett (Glutenrückstände); Béchamelsoße
Getränke	Früchtetee, Kräutertee, Säfte, frisch gebrühter Kaffee, Wein, Sekt, Cola und Limonaden (Zutatenliste beachten), Weinbrand, Rum, klare Schnäpse	löslicher Kaffee (je nach Marke), Getreidekaffee, Kaffeefertiggetränke (z. B. Automatenkaffee), Kakao, Kakaofertiggetränke, Bier, Malzgetränke, Maltwhisky, isotonische Getränke
andere Lebensmittel	Honig, Zucker, Tofu (ohne Zusätze), Sojamilch (Zutatenliste beachten)	Seitan (ist praktisch reines Gluten)

Im Gegensatz zur Zöliakie tritt die Glutenunverträglichkeit meist erst im Erwachsenenalter auf und ist oftmals reversibel. Das heißt durch eine glutenarme bis glutenfreie Kost über ein bis zwei Jahre kann die Darmschleimhaut sich wieder vollständig erholen und die Symptome verschwinden komplett. Trotzdem ist es vor allem als Triathlet eine Herausforderung damit umzugehen, da Gluten in den meisten kohlenhydrathaltigen Lebensmitteln wie Nudeln und Backwaren enthalten ist.

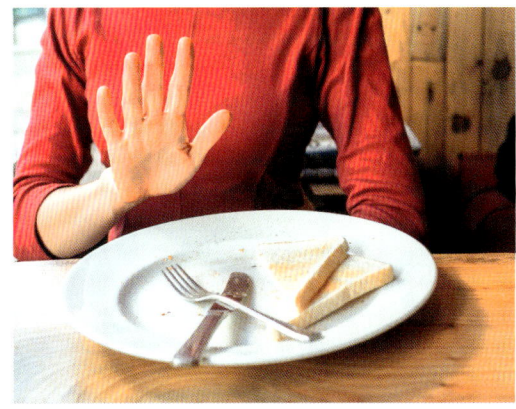

Hilfe durch Kennzeichnung

Seit 2005 ist die Kennzeichnung von Gluten in Lebensmitteln in der Europäischen Union Pflicht, seit Ende 2014 müssen Allergene wie Gluten, Nüsse oder Milcheiweiß sogar in einer anderen Farbe und optisch hervorgehoben auf die Verpackungen gedruckt werden. Seitdem ist es deutlich einfacher geworden, glutenhaltige Produkte zu identifizieren. Ein Blick auf die Zutatenliste, und manchmal sogar schon auf die Verpackung selbst, hilft Ihnen, die passenden Produkte auszusuchen. Denn mittlerweile gibt es sogar ein Symbol – eine durchgestrichene Weizenähre –, das von den nationalen Zöliakieverbänden vergeben wird und glutenfreie Produkte eindeutig kennzeichnet. Auch vor undurchsichtigen Bezeichnungen wie Stabilisator, Bindemittel, Farbstoff oder einer E-Nummer brauchen Sie keine Angst zu haben. Gluten ist kein Lebensmittelzusatzstoff und kann sich daher nicht hinter diesen Begriffen verstecken.

Was tun bei dem Hinweis „kann Spuren von Gluten enthalten"? Grundsätzlich können Sie davon ausgehen, dass die Rezeptur des Lebensmittels glutenfrei ist. Allerdings sichert der Hersteller sich durch den oben genannten Satz ab, da in seinem Unternehmen vielleicht auch Produkte hergestellt werden, die Gluten enthalten, und er somit eine Kontamination der glutenfreien Lebensmittel nicht hundertprozentig ausschließen kann. Ob Sie Produkte mit einem solchen Aufdruck verzehren oder nicht, können nur Sie selbst entscheiden. Es ist sicherlich auch davon abhängig, ob bereits minimale Spuren von Gluten für Sie eine Gefahr darstellen.

Tipps für Restaurant, Urlaub und Trainingslager

Nicht nur die eindeutige Kennzeichnung, sondern auch die Vielfalt an glutenfreien Produkten, die es mittlerweile in Drogeriemärkten und Reformhäusern zu kaufen gibt, hat es den Betroffenen in den letzten Jahren deutlich leichter gemacht, mit Zöliakie und Glutenunverträglichkeit umzugehen. Es gibt nahezu nichts, was es nicht auch in glutenfreier Ausführung gibt: von Mehlen, Brot und Brötchen in verschiedenen Varianten über Nudeln bis hin zu Keksen, Schokoriegeln und Tiefkühlpizza. Auch auf das Croissant zum Sonntagsfrühstück muss heutzutage kein glutenempfindlicher Mensch mehr verzichten.

Problematischer wird es eher, wenn Sie sich nicht selbst um Ihre Verpflegung kümmern können. Beispielsweise im Trainingslager, bei Rennen außerhalb Ihres Wohnorts, auf Urlaubsreisen oder auch schon bei einem einfachen Restaurantbesuch.

Ganz klar, der Verzicht darauf wäre die einfachste Möglichkeit. Doch die Einschränkung der Lebensqualität, die damit einhergeht, wird wohl niemand auf sich nehmen wollen. Und das ist auch gar nicht nötig. Mit etwas Vorbereitung und einer guten Organisation lässt sich auch ein Trainingslager im Ausland gut umsetzen und birgt für Sie kein Risiko.

Eine kleine Checkliste für einen unbeschwerten Aufenthalt:

- Informieren Sie sich genau darüber, welche Lebensmittel Sie essen können und welche nicht – vor allem auch bei landestypischen Produkten.

- Informieren Sie im Vorfeld das Hotel über Ihre Bedürfnisse und Wünsche. Zum einen kann sich die Küche so bereits darauf einstellen und Ihnen ein Menü zusammenstellen, das Sie problemlos essen können. Zum anderen können die Köche bei der Zubereitung darauf achten, dass Sie nicht aus Versehen mit dem Löffel zuerst die Nudeln und dann die Kartoffeln umrühren. Vielleicht können Sie das Hotel sogar darum bitten, Ihnen eine kleine Auswahl an glutenfreien Produkten (Brot, Müsli etc.) zu besorgen. Fragen kostet ja erst einmal nichts!

- Wenn Sie keine Vollverpflegung gebucht haben, recherchieren Sie im Internet, ob es Restaurants in der Nähe Ihrer Unterkunft gibt, die glutenfreies Essen anbieten. Es gibt hierzu zahlreiche Webseiten, auf denen Betroffene Restauranttipps gesammelt haben.

- Wenn Sie ins Ausland fahren und die Landessprache nicht beherrschen: Schreiben Sie Namen der Lebensmittel, die Sie essen können, und auch die derjenigen, die Sie auf keinen Fall verzehren dürfen, in der jeweiligen Landessprache auf ein Kärtchen und nehmen Sie dieses mit. Vor Ort können Sie dann noch einmal mit dem Koch sprechen und können anhand der Kärtchen sicher sein, dass er Sie auch wirklich versteht.

- Packen Sie trotz aller Maßnahmen Notfallverpflegung mit ein – schließlich weiß man nie, was passiert. Gerade wenn Sie tagsüber lange mit dem Rad unterwegs sind, gehen Sie so kein Risiko ein, bei einem kleinen Zwischenstopp im Supermarkt etwas Falsches zu verzehren.

Ernährung in Training und Rennen

Auch wenn es Personen mit einer Glutenunverträglichkeit im Alltag deutlich schwerer haben – wenn es um Sportprodukte geht, ist es gar nicht so kompliziert. Viele Gels und Getränke sind nämlich industriell so aufbereitet, dass durch den Herstellungsprozess kein schädigendes Potenzial mehr enthalten ist. Obwohl Glukosesirupe oder auch Maltodextrin, die häufig die Basis für Gels und Getränke darstellen, oft aus glutenhaltigem Weizen isoliert werden, bergen diese Produkte laut der European Food Safety Authority (EFSA), also der europäischen Organisation, die sich um die Lebensmittelsicherheit kümmert, für Zöliakiepatienten und Menschen mit Glutenunverträglichkeit keine Gefahr.

Diese Zutaten sind aufgrund ihres Herstellungsprozesses unbedenklich (laut EFSA):

- Glukosesirupe auf Weizenbasis einschließlich Dextrose

- Maltodextrine auf Weizenbasis

- Glukosesirupe auf Gerstenbasis

Den Blick auf die Zutatenliste können Sie sich dadurch zwar nicht sparen, aber die Auswahl der Produkte ist deutlich vielfältiger, als Sie vielleicht im ersten Augenblick denken. Für Energieriegel hingegen werden gern Haferflocken oder andere getreide- oder glutenhaltige Zutaten verwendet. Entweder Sie informieren sich im Sportfachhandel oder beim Onlinehändler über glutenfreie Produkte oder Sie schauen einfach mal im Bioladen vorbei. Viele vegane Riegel bestehen aus glutenfreien Zutaten und sind auch perfekt für Sportler geeignet. Auch getrocknete Datteln, Aprikosen, Bananen oder eine Nuss-Frucht-Mischung sind geeignete Kohlenhydratspender im Training. Sie können Ihre Riegel natürlich auch selbst herstellen. Das ist natürlich etwas aufwendiger, aber Sie wissen genau, was drin ist, und können die Zutaten ganz nach Ihrem Geschmack variieren. Im nachfolgenden Rezept werden als kohlenhydrathaltige Basiszutaten Reis- und Hirseflocken verwendet. Außerdem kommen noch ein paar Cornflakes dazu (bitte einen Extra-Blick auf die Verpackung werfen, dass wirklich nur Mais verwendet wurde, ansonsten sicherheitshalber zu glutenfreien Cornflakes greifen). Geröstete Nüsse geben den Riegeln einen leckeren Crunch.

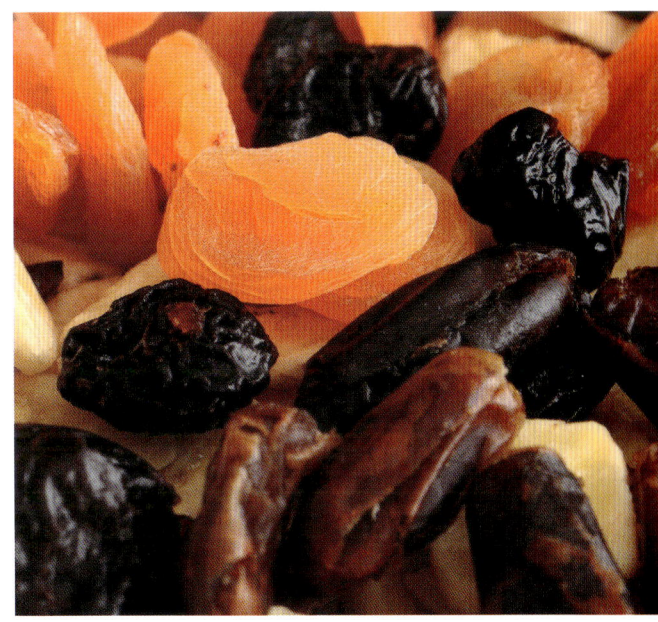

Die Cranberrys im Rezept lassen sich auch durch Rosinen ersetzen, statt Bananenchips können Sie getrocknete Mango, Ananas, Feigen oder auch Gojibeeren verwenden. Auch bei den Nüssen können Sie Ihrer Fantasie freien Lauf lassen, nehmen Sie statt Haselnüssen zum Beispiel Mandeln, Walnüsse oder Cashewkerne. Kürbis- oder Sonnenblumenkerne sind ebenfalls eine schmackhafte Alternative.

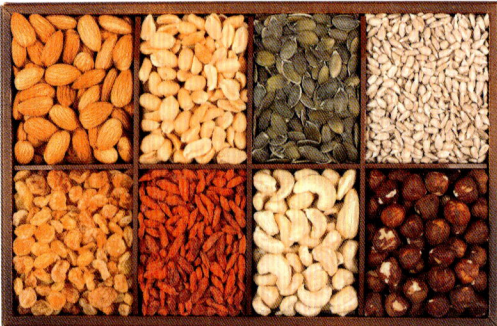

Wenn Sie keinen Dicksaft zum Süßen zur Hand haben, können Sie die gleiche Menge Zucker statt der 120 Milliliter Sirup verwenden. Allerdings müssen Sie dann die Flüssigkeitsmenge um 150 Milliliter erhöhen und die Riegel schmecken etwas weniger süß. Cranberries werden als Trockenfrüchte häufig nur gezuckert angeboten. Für eine frisch-saure Note können Sie gern noch einen Spritzer Zitronen- oder Limettensaft hinzufügen.

Ein paar Worte zur Süßkraft von Zuckerquellen: Der Agavendicksaft dient zum einen als Süßungsquelle, zum anderen bindet er auch die Riegelmasse. Dicksaft hat allerdings eine höhere Süßkraft als Haushaltszucker. 100 Gramm Dicksaft entsprechen circa 125 bis 150 Gramm normalem Zucker. Ahornsirup hat eine Süßkraft von rund 60 bis 65 Prozent von Haushaltszucker. Reissirup schmeckt ebenfalls weniger süß als Zucker und enthält keine Fruktose. Je nachdem wie süß Sie es geschmacklich mögen, können Sie die entsprechende Zuckerquelle für die Riegel wählen.

Selbst gemachter Energieriegel

Für ein Backblech
(ergibt je nach Größe circa 24 Riegel)
100 g Reisflocken
100 g Hirseflocken
100 g gehackte Haselnüsse
80 g getrocknete Bananen/Bananenchips
60 g glutenfreie Cornflakes
150 g getrocknete Cranberrys
120 ml Agavendicksaft, Reissirup oder Ahornsirup
100 ml Wasser
4 EL Sahne
2 EL Buchweizenmehl
1 TL gemahlene Vanille
1 Prise Salz

Die Haselnüsse in einer beschichteten Pfanne ohne Fett bei mittlerer Hitze für circa zehn Minuten rösten. Währenddessen die getrockneten Bananen hacken und die Cornflakes leicht zerbröseln. Wenn die Cranberrys recht groß sind, diese ebenfalls etwas hacken. So verbinden sie sich besser mit der Masse und die Riegel lassen sich am Ende leichter schneiden ohne zu brechen. Alle Zutaten gut miteinander vermischen und zu einer homogenen, leicht feuchten Masse verkneten.

Alles für circa 20–30 Minuten quellen lassen. In der Zwischenzeit den Backofen auf 180 Grad vorheizen. Wenn die Masse nach dem Quellen etwas bröselig erscheint, einfach noch etwas Wasser hinzufügen. Wenn sie zu feucht wirkt, noch ein bis zwei Esslöffel Reisflocken zugeben und noch mal kurz quellen lassen. Nun die Masse auf ein mit Backpapier ausgelegtes Backblech geben und mit einem Nudelholz zu einem Rechteck mit einer Dicke von etwa 5 mm ausrollen. Damit nichts am Nudelholz hängenbleibt, noch eine Lage Backpapier obenauf legen. Die Ränder des Rechtecks nicht zu dünn rollen, sonst wird der Riegel hier trocken und bröselig. Die Masse mit Backpapier abgedeckt im heißen Ofen für circa 16–18 Minuten backen. Vor dem Schneiden mindestens 30 Minuten abkühlen lassen und in einer Dose luftdicht verschlossen aufbewahren. Für unterwegs die Riegel einfach in Alufolie wickeln und ab damit in die Trikottasche!

Auch bei Sportgetränken ist die Do-it-yourself-Variante am sichersten und teilweise sogar deutlich kostengünstiger. Und es ist nicht viel aufwendiger, als sich ein fertiges Pulver anzurühren. Im Abschnitt zur Fruktoseunverträglichkeit finden Sie auf Seite 142 ein Sportgetränk auf Maltodextrinbasis. Wenn Sie absolut auf Nummer sicher gehen wollen, nehmen Sie hierfür Maltodextrin, das aus Mais isoliert wurde. Darin ist ganz sicher kein Gluten enthalten.

Abschließend lässt sich sagen: Wer unter einer Lebensmittelunverträglichkeit leidet, muss sich keinesfalls den Spaß am Triathlon verderben lassen. Es gehört zwar etwas mehr Vorbereitung dazu, um in Training oder Wettkampf keine un-

angenehmen Überraschungen zu erleben, aber grundsätzlich ist es auch laktose-, fruktose- oder glutenfrei möglich, sich auf der Rennstrecke und in der Vorbereitung auf einen Wettkampf sportgerecht und ausreichend zu ernähren. Machen Sie sich einmal die Mühe und begeben sich auf die Suche nach einigen Produkten, die Sie vertragen und die Ihnen auch schmecken. Vielleicht verlegen Sie auch einen Trainingstag in die Küche und testen ein paar Rezepte für Gels, Riegel und Getränke. So wissen Sie ganz genau, was Sie zu sich nehmen, und das unsichere Gefühl im Bauch beim Verzehr eines gekauften Produkts verfliegt von ganz allein.

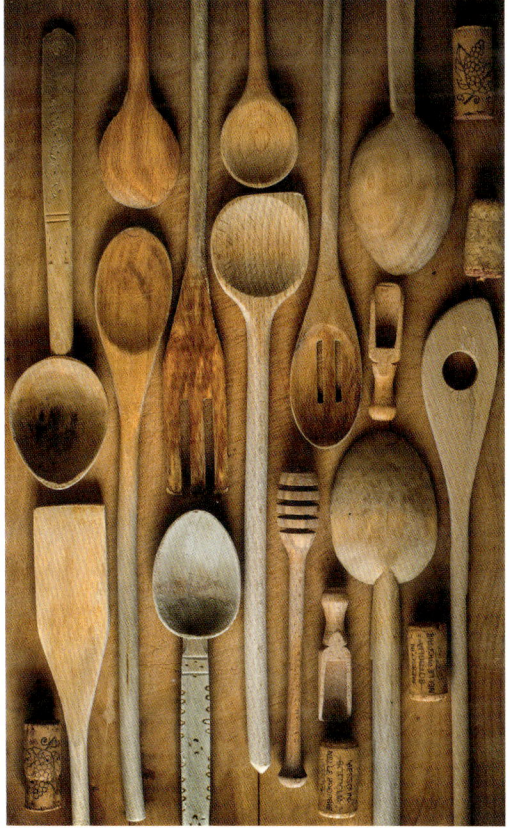

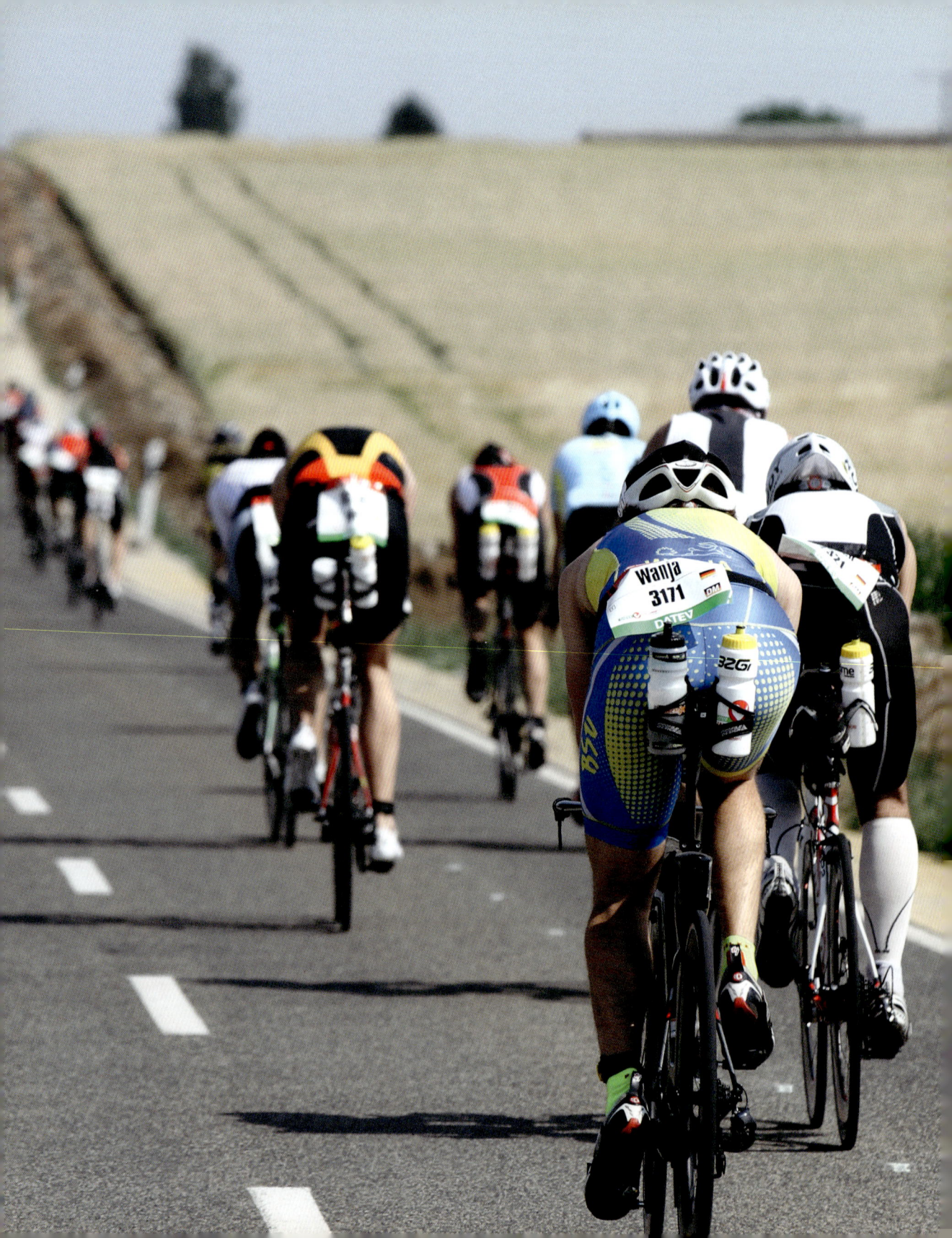

BAUSTEIN 4
Ernährungstaktiken im Rennen

In der Vorbereitung auf mein Langdistanzrennen in Texas trat ich der entsprechenden Facebookgruppe bei, in der sich teilnehmende Athleten über den Kurs, Übernachtungsmöglichkeiten vor Ort, aber auch über Trainingsinhalte oder das passende Material austauschten. Je näher das Rennen rückte, desto spezifischer wurden die Fragen, die von den Langdistanzrookies gestellt wurden. In erster Linie wollten sie von den erfahrenen Triathleten wissen, wie sie sich denn während des Rennens ernähren sollen.

Es ist kein Geheimnis mehr, dass oftmals die Ernährung am Renntag darüber entscheidet, ob man mit einer persönlichen Bestzeit oder vielleicht mit einem DNF, dem berüchtigten „Did not finish", in der Ergebnisliste erscheint.

Für mich persönlich beginnt die optimale Verpflegungsstrategie allerdings nicht erst, wenn ich nach dem Schwimmen aus dem Wasser steige (in den seltensten Fällen wird ja während des Schwimmens Nahrung aufgenommen), sondern eigentlich schon mehrere Tage vor dem Start.

Meine allererste Bekanntschaft mit der Triathlonlangdistanz machte ich, als ich meinen Mann zu einem Ironman-Rennen begleitete. Ich tauchte ein in eine für mich bis dato völlig unbekannte Welt. Wir hatten ein Hotelzimmer gebucht, das relativ nahe an der Autobahn lag. Dort gab es einen kleinen Rasthof, der am Samstagabend ein All-you-can-eat-Schnitzel-Buffet anbot. Uns erschien das perfekt, schließlich brauchte mein Mann ordentlich Energie für das Rennen am nächsten Morgen. Sich am Buffet mit Spaghetti (wertvollen Kohlenhydraten) und

Schnitzel (wichtigem Eiweiß) den Bauch vollzuschlagen, hielt ich damals noch für eine gute Idee. Es dauerte rund 20 Stunden, bis mir dämmerte, dass das wohl der dümmste Einfall war, den wir zu diesem Zeitpunkt haben konnten. Denn nach gut 200 Kilometern im Rennen, sprich auf den letzten 20 Laufkilometern, rächte sich das Tiroler Schnitzel mit Käse und Zwiebeln. Mein Mann litt, quälte sich mit extremen Bauchkrämpfen Meter um Meter weiter. Irgendwann war an Laufen nicht mehr zu denken – und die bis dahin zum Greifen nahe persönliche Bestzeit war nicht einmal mehr ansatzweise realistisch. Dieses Erlebnis war für mich der Anstoß, mich intensiv mit Rennernährung auseinanderzusetzen. Über die Jahre haben mein Mann und ich viel getestet, selbst im Rennen ausprobiert und jeder hat für sich die perfekte Ernährungsstrategie entwickelt. Die sich im Übrigen nicht mit der des anderen deckt – und das liegt nicht nur daran, dass wir unterschiedlichen Geschlechts sind. Deshalb möchte ich den vielleicht sogar wichtigsten Punkt zur Rennverpflegung vorausschicken: Testen Sie Ihr Konzept im Training, auf Vorbereitungswettkämpfen und im Trainingslager aus. Je ähnlicher die Bedingungen (Dauer, Intensität, klimatische Bedingungen) Ihrem geplanten Rennen sind, desto besser.

Alle Tipps und Empfehlungen, die ich in diesem Buch gebe, können Ihnen helfen, die für Sie passende Strategie zu finden. Sie sind ein guter Fahrplan, um zu wissen, worauf es ankommt. Anhand Ihrer Erfahrung müssen Sie diesen dann individuell anpassen und Ihren Bedürfnissen entsprechend modifizieren.

Rennernährung: Perfekt getankt vom Start bis ins Ziel

Die Wettkampfernährung beginnt also nicht erst an der Startlinie, sondern schon etliche Stunden beziehungsweise Tage davor – und zwar auch dann, wenn kein Carboloading durchgeführt wird. An dieser Stelle müssen Sie sich jedoch entscheiden, inwiefern Sie an Ihrem Ernährungskonzept, das Sie im Alltag pflegen, festhalten wollen. Für Vollköstler und diejenigen, die sich der Low-Fat-Strategie verschrieben haben, gibt es keinen großen Unterschied in den letzten Tagen vor dem Rennen sowie während des Wettkampfs, denn besonders fettreich sollte die Ernährung in diesem Zeitraum sowieso nicht mehr sein. Aus diesem Grund möchte ich diese beiden Gruppen für die nachfolgenden Empfehlungen zusammenfassen.

Für Vegetarier und Veganer gelten prinzipiell die gleichen Regeln wie für Vollköstler, allerdings sieht die optimale Lebensmittelauswahl ein wenig anders aus.

Besonders spannend und eine große Herausforderung in Sachen Rennverpflegung ist das Low-Carb-Konzept. Ich denke, die meisten unter Ihnen, die sich im Alltag Low Carb ernähren, werden dies der Einfachheit halber im Rennen verwerfen und auf Kohlenhydrate als Energiequelle setzen. Und ganz ehrlich – auch ich würde

Ihnen das unbedingt ans Herz legen. Mit leeren Glykogenspeichern und ohne Kohlenhydratzufuhr ins Rennen zu gehen, ist ein ziemlich sicheres Rezept, um früher oder später „gegen die Wand" zu fahren. Zwei Tage vor dem Rennen sollten Sie daher ebenfalls auf Kohlenhydrate umsteigen und Ihre Glykogenspeicher füllen. Orientieren Sie sich bei Mengen und Timing bitte an den Vorschlägen für Vollköstler und Low-Fat-Triathleten.

Die Ernährungsempfehlungen sind bis auf die eigentliche Verpflegung während des Rennens für alle Distanzen geeignet. Denn prinzipiell geht es darum, den Körper perfekt auf die anstehende Belastung vorzubereiten. Wie sorgfältig Sie sich an die Tipps halten, hängt also weniger von der Rennlänge, sondern eher von Ihren persönlichen Zielen ab. Möchten Sie einfach mit kontrollier-

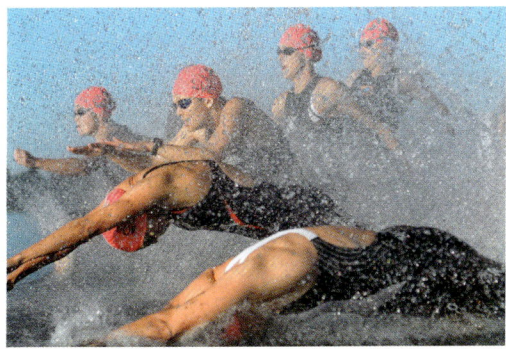

tem Puls durchkommen, schlägt eine kleine „Sünde" in den Tagen vor dem Rennen weniger zu Buche, als wenn Sie auf eine neue persönliche Bestzeit aus sind.

Zwei Tage vor dem Rennen

Es sind nur noch 48 Stunden bis zum großen Tag. Ihre Ausrüstung ist gepackt, das Rad montiert und eingestellt, sie fühlen sich fit und perfekt vorbereitet. Nun ist es an der Zeit, Ihren Körper auch „von innen" auf die anstehende Belastung vorzubereiten und ihn von aller unnötigen Arbeit zu entlasten. Nicht nur Ihre Muskulatur, sondern auch Ihr Magen-Darm-System soll in den letzten Tagen etwas zur Ruhe kommen können. Deshalb sollten Sie spätestens zwei Tage vor dem Wettkampf damit beginnen, alle schwer verdaulichen Lebensmittel auf Ihrem Teller zu minimieren. Dazu gehören in erster Linie Ballaststoffe aus Vollkornprodukten, aber auch aus Obst und Gemüse.

Vollkost / Low Carb / Low Fat

Auch wenn es Ihnen vielleicht widerstrebt, aber ab jetzt tun Sie sich einen größeren Gefallen, wenn Sie zur Brezel oder dem Weißmehlbrötchen greifen und auch bei Pasta und Co. die hellen statt der Vollkornvarianten wählen. Grundsätzlich sollte Ihre Ernährung jetzt zu rund 80 Prozent aus Kohlenhydraten bestehen, um die

Glykogenspeicher noch einmal komplett aufzufüllen. An Fett dürfen Sie mittlerweile getrost sparen, denn fettige Speisen liegen relativ lange im Magen und kosten den Körper zur Verdauung einiges an Energie. Wählen Sie deshalb bei Fleisch und Fisch in dieser Phase jeweils die mageren Optionen. Ihr Fokus sollte wie gesagt auf kohlenhydratreichen Lebensmitteln liegen, etwas Eiweiß ist aber dennoch wichtig, um jetzt noch jede Muskelfaser ausgiebig reparieren und regenerieren zu können.

Sie sind zwar nicht krank, aber prinzipiell ähneln die Lebensmittel, die jetzt für Sie gut sind, denen einer Schonkost. Keine Sorge, Anis-Kümmel-Tee müssen Sie nicht trinken, aber die Auswahl der Lebensmittel sowie deren Zubereitungsart entlasten das Magen-Darm-System ideal. Wählen Sie leicht verdauliche und ballaststoffarme Obst- und Gemüsesorten wie gedünstete Karotten oder gedünsteten Fenchel, grünen Salat, Tomaten, Bananen, Pfirsiche oder Melone. Besonders die Schale von Gemüse ist für viele schwer zu verarbeiten. Wenn Sie also Lust auf Paprika oder Gurke haben, schälen Sie diese am besten vorher. Linsen, Erbsen, Bohnen und Mais sowie Kohlgemüse sind aufgrund ihres hohen Ballaststoffgehalts und den blähenden Eigenschaften so kurz vor dem Startschuss keine gute Idee mehr. Wenn diese Lebensmittel zu Ihren Leibspeisen zählen, heben Sie sich den Genuss lieber für die Zeit nach dem Rennen auf.

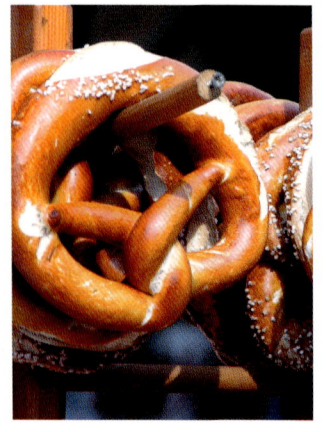

Verzichten Sie auf

- panierte, frittierte, geräucherte und gepökelte Lebensmittel (Schnitzel, Pommes oder Räucherspeck)

- fettige Milchprodukte (Sahnequark, Sahne, Käse über 30 % Fett i. d. Trockenmasse)

- grobes Vollkornbrot, Vollkorngetreideflocken, Vollkornreis oder -nudeln

- fettiges Gebäck (Croissant, Plundergebäck, Streuselkuchen)

- Hülsenfrüchte (Linsen, Bohnen)

- Kohlgemüse (Weißkohl, Rotkohl, Blumenkohl, Rosenkohl)

- fette Fleisch- und Wurstsorten (Nackensteak, Schweinebraten, Bratwurst, Speck, Ente, Gans, Geflügelhaut)

- fetten Fisch (Aal, Karpfen, Lachs, Heilbutt, Ölsardinen)

Greifen Sie lieber zu

- Kartoffeln, Weizennudeln, Basmatireis

- Baguette, Brezel, Kaiserbrötchen

- mageren Milchprodukten (Magerquark, Buttermilch, fettarmer Joghurt)

- magerem Fleisch (Puten- oder Hähnchenbrust)

- magerem Fisch (Seelachsfilet, Kabeljau)

- leicht verdaulichem Gemüse (gedünstete Karotten, Fenchel, grüner Salat, Tomaten)

- ballaststoffarmen Obstsorten (Banane, Pfirsich, Melone)

Mindestens genauso wichtig wie die richtige Auswahl der Lebensmittel sind die Getränke. Beginnen Sie schon jetzt, besonders ausreichend zu trinken – mindestens zwei Liter täglich. Auf diese Weise können Sie den Körper vollständig hydrieren. Reines Leitungs- oder gefiltertes Trinkwasser ist allerdings nicht unbedingt ideal, denn es ist meist arm an Mineralstoffen. Achten Sie auf Mineralwässer mit hohem Elektrolytanteil, das heißt, diese sollten ausreichend Natrium, Kalium, Magnesium und Kalzium enthalten. Die Mineralstoffe sind wichtig für die Muskelfunktionen, spielen eine Rolle für die Energiebereitstellung sowie für den Kohlenhydratstoffwechsel.

Vegan / Vegetarisch

Auch wenn Sie es gewohnt sind, dass Ihre Mahlzeiten hauptsächlich aus Gemüse und Obst in allen Variationen bestehen, sollten auch Sie in den letzten beiden Tagen vor dem Wettkampf hier die Mengen etwas reduzieren. Steigen Sie ebenso wie die Vollköstler auf Weißmehlprodukte um und greifen Sie nur noch zu leicht verdaulichen Gemüse- und Obstsorten wie Karotten, Tomaten, Bananen, Pfirsichen oder Melonen. Bei der Eiweißzufuhr verzichten Sie aber auf die sonst guten Eiweißquellen Linsen, Bohnen und Erbsen. Diese Lebensmittel sind einfach zu schwer verdaulich und könnten während des Rennens Probleme bereiten. Sie können nach wie vor gern zu Tofu greifen, allerdings enthalten vor allem Tofuprodukte (vegetarische oder vegane Wurstalternativen) häufig relativ viel Fett. Sojajoghurt oder auch Seidentofu können Sie jedoch problemlos verzehren. Seidentofu gibt es im Reformhaus oder Biomarkt, er ist eine gute Alternative zu Quark. Prinzipiell ist Seidentofu ein normaler Tofu, der nicht so stark gepresst wurde und daher noch recht viel Wasser enthält. Dadurch sinkt der Fettgehalt pro 100 Gramm Lebensmittel deutlich.

Der Tag vor dem Rennen

So, das Rad ist eingecheckt, die letzten Vorbereitungen abgeschlossen und jetzt geht es eigentlich nur noch darum, alle Energie im Körper zu sammeln und sich mental auf den großen Tag vorzubereiten. Auch bei der Ernährung gehen wir noch mal einen Schritt weiter. Viele Rennveranstalter bieten am Abend vor dem Rennen eine Pastaparty an. Meine Empfehlung: Gehen Sie hin – schon allein um sich mit anderen Athleten auszutauschen, die komplette Rennstimmung aufzusaugen sowie für das kribbelnde Gefühl im Bauch. Damit das Bauchkribbeln aber nicht in Magengrummeln umschlägt, sollten Sie am Nudelbuffet besonders aufmerksam sein.

Vollkost / Low Carb / Low Fat

Die obligatorische Pastaparty am Abend vor dem Rennen hat durchaus ihre Berechtigung, denn am letzten Tag sollte Ihre Ernährung wirklich voll und ganz auf die Versorgung mit Kohlenhydraten ausgelegt sein. Die Regeln des Vortags – keine Ballaststoffe, kaum Fett – bleiben bestehen. Dazu dürfen Sie langsam aber sicher auch das Ei-

weiß vom Speiseplan streichen. Studien zeigen, dass ein hoher Eiweißgehalt der Nahrung leicht zu Magen-Darm-Problemen im Rennen führen kann. Eiweiß kostet den Körper zur Verdauung viel Energie und liegt zudem im Vergleich zu Kohlenhydraten relativ lange im Magen. Außerdem sollte zu diesem Zeitpunkt Ihre Muskulatur bereits vollständig regeneriert sein, weshalb ein höherer Eiweißbedarf nicht mehr nötig ist.

Ein großer Teller Nudeln ist also tatsächlich das perfekte Essen vor dem Rennen. Aus organisatorischen Gründen werden auf den Pastapartys die gekochten Nudeln leider gern in Öl ertränkt – und das macht die wertvolle Mahlzeit wieder zunichte. Käse-Sahne-Soßen oder Bolognese aus gemischtem Hackfleisch tun ihr Übriges. Wenn Sie also auf der Party gern etwas vom Buffet essen

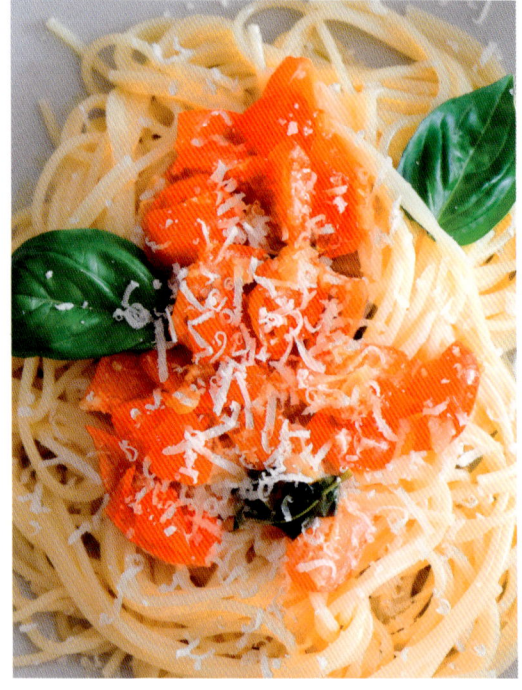

möchten, wählen Sie – sofern es angeboten wird – eine leichte Tomaten- oder Gemüsesoße mit nur einem Hauch Parmesan. Ganz pragmatisch und definitiv balaststofffrei ist die Variante „Nudeln mit Salz und Pfeffer" oder auch Ketchup. Aber so weit muss es in der Tat gar nicht gehen, schmecken soll es ja auch noch.

Wenn Sie jedoch sehen, dass die Nudeln nur so vor Öl oder Butter triefen, überlegen Sie sich einfach, ob Ihnen dieser Genuss eventuelle Beschwerden am nächsten Tag wert ist. Das muss natürlich nicht so sein und manch einer verträgt auch eine Pizza am Vorabend gut. Wenn Sie aber noch keine Erfahrungen damit haben, was Ihr Körper mag und was nicht, gehen Sie lieber erst mal auf Nummer sicher und sind, was die Lebensmittelauswahl betrifft, etwas vorsichtiger.

Falls es keine Pastaparty gibt und Sie sich am Vortag selbst verpflegen oder in einem Restaurant essen gehen, sind die Regeln natürlich die gleichen. Speisen selbst zuzubereiten hat immer den Vorteil, genau zu wissen, was man verzehrt. Neben Nudeln eignet sich auch ein Reisgericht wunderbar. Sie mögen Kartoffeln mit etwas magerem Kräuterquark gern? Dann greifen Sie zu – nur nicht zu spät am Abend. Je länger Ihr Körper zum Verdauen der Speisen Zeit hat, desto besser. Hungrig ins Bett gehen sollten Sie aber auch in keinem Fall – sonst raubt Ihnen der knurrende Magen den dringend benötigten Schlaf.

Und zu guter Letzt: Trinken nicht vergessen! Mineralstoffreich, ausreichend, aber nicht zu viel. Als kleine Faustregel können Sie Ihren Urin kontrollieren: Er sollte klar, hell, aber nicht durchsichtig sein. Eine zu dunkle Farbe deutet auf eine hohe Konzentration hin, sprich Sie haben zu wenig getrunken. Ist der Urin allerdings beinahe durchsichtig, ist das ein Hinweis für eine sehr hohe Flüssigkeitszufuhr, was immer auch eine vermehrte Ausscheidung von Mineralstoffen mit sich bringt.

Vegan / Vegetarisch

Veganer haben den Ruf, immer eine „Extra-Wurst" zu brauchen. 24 Stunden vor dem Wettkampf können Sie aber getrost in der Masse mitschwimmen. Nudeln mit Tomaten- oder leichter Gemüsesoße sind einfach, (meist) vegan, lecker und perfekt, um die Glykogenspeicher aufzuladen. Den sonst kritischen Punkt „Eiweiß" können Sie für heute auch mal vergessen. Die Muskulatur ist ausreichend regeneriert, sodass der Fokus ganz auf den Kohlenhydraten liegen kann.

Am Rennmorgen

Nun ist es soweit: Der Wecker klingelt und Sie sind komplett im Wettkampfmodus. Bei der Ernährung heißt jetzt das oberste Gebot: keine Experimente! Alles, was Sie jetzt noch zu sich nehmen, sollten Sie unbedingt vorher auf die individuelle Verträglichkeit getestet haben. Gerade Ihr Frühstück am Rennmorgen lässt sich im Training optimal, zum Beispiel vor einer langen Radausfahrt oder einem langen Lauf, ausprobieren. Überlegen Sie sich, was Ihnen schmeckt und was Sie definitiv runterbekommen. Es ist keine Seltenheit, dass einem vor Aufregung am Morgen wortwörtlich der Bissen im Hals stecken bleibt und man gar nichts essen kann. Eine Situation, mit der man vielleicht nicht unbedingt rechnet. Haben Sie also für alles einen Plan B. Denn ganz ohne Frühstück sollten Sie definitiv nicht in den Neoprenanzug schlüpfen. Auch das richtige Timing ist jetzt sehr wichtig. Sie sollten Ihr Frühstück weder zu früh vor dem Start noch zu spät einnehmen. Essen Sie zu zeitig, könnte es passieren, dass Sie vor dem Start schon wieder Hunger haben. Essen Sie zu spät, liegt Ihnen die Mahlzeit unter Umständen noch im Magen. Auch das Trinkverhalten sollte jetzt optimal sein.

Vollkost / Low Carb / Low Fat

Machen Sie sich spätestens zwei bis drei Stunden vor dem Startschuss auf in Richtung Frühstückstisch. Dieser Abstand zwischen Mahlzeit und Start ist optimal, um das Essen ausreichend verdauen zu können, aber nicht schon wieder deutlich Hunger zu bekommen. Das ideale Frühstück sollte vor allem kohlenhydratlastig sein, um die Glykogenspeicher noch einmal aufzufüllen. Denn auch wenn Sie am Vorabend auf der Pastaparty beherzt zugegriffen haben, wurde ein Teil Ihres Glykogens über Nacht wieder abgebaut. Im Rennen brauchen Sie jedoch jede verfügbare Energiequelle.

Kohlenhydrathaltig und leicht verdaulich, also fett- und ballaststoffarm, sind die beiden Merkmale, auf die Sie bei der Lebensmittelauswahl achten sollten. Ein Klassiker ist beispielsweise

eine kleine Schüssel Haferflocken mit fettarmer Milch und etwas Honig, auch eine Portion Cornflakes sind eine gute Alternative. Wenn Sie möchten, können Sie Ihr Müsli noch mit etwas ballaststoffarmem Obst (Pfirsich, Banane, Melone) aufpeppen. Wer lieber Brot oder Brötchen isst, hat mit fettarmem Frischkäse oder Butter und Marmelade sowie Honig die Auswahl zwischen einer salzigen oder süßen Variante. Croissants sollten es eher nicht sein, denn ihre Kalorien kommen vor allem durch ihren hohen Fettanteil zustande. Und trotz viel Energie sättigen Croissants kaum. Mein persönlicher Favorit für ein Wettkampffrühstück ist Laugengebäck mit Nuss-Nugat-Creme oder Erdnussbutter – sofern Sie die recht mächtigen Brotaufstriche gut vertragen. Sie liefern Zucker, der durch den hohen Fettgehalt langsamer ins Blut geht. Außerdem sorgt die Brezel durch ihre Salzkörner noch für eine zusätzliche Portion Natrium. Egal wie aufgeregt ich vor einem Rennen bin – dieses süß-salzige Frühstück bringe ich immer runter.

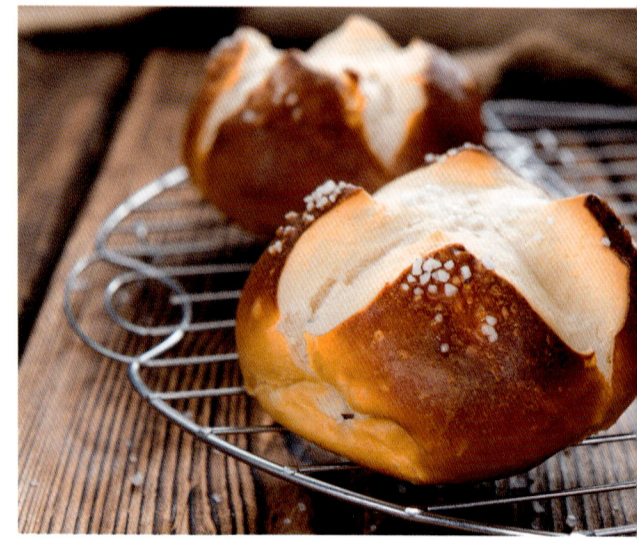

Allerdings sollte nach einer Brezel auch Schluss sein. Beim Athletenfrühstück im Hotel habe ich schon so viele Sportler beobachtet, die sich um 4.30 Uhr morgens ihre Teller am Buffet vollgeladen haben, als gäbe es kein Morgen. Natürlich ist Energie wichtig, aber Sie sollten es nicht übertreiben. Maximal 500 Kilokalorien (Frauen) bis 700 Kilokalorien (Männer) sind für ein Frühstück absolut ausreichend. Wenn Sie grundsätzlich ein guter Esser sind, packen Sie sich für rund 15 Minuten vor dem Startschuss lieber noch einen kleinen Snack ein statt sich komplett den Bauch vollzuschlagen.

Vorschlag für ein Rennfrühstück

Triathletin / 60 kg / 500 kcal

2 Scheiben Toastbrot mit einem TL Butter und jeweils 25 g Marmelade oder Honig

½ Banane

300–500 ml Saftschorle (Saft:Wasser = 1:2)

optional: 1–2 Tassen Kaffee oder Tee

Triathlet / 80 kg / 650 kcal

100 g Cornflakes mit 300 ml Milch (0,1 % Fett)

1 große Banane

300 ml Saftschorle (Saft:Wasser = 1:2)

optional: 1–2 Tassen Kaffee oder Tee

Nehmen Sie dann noch einmal ungefähr 100 Kilokalorien in Form eines Gels, eines kleinen Energieriegels, einer Banane oder eines kohlenhydrathaltigen Getränks zu sich. Essen Sie Ihren letzten Snack jedoch nicht zu früh und vermeiden Sie es, zu Traubenzucker zu greifen – sonst starten Sie mit einem sehr hohen Insulin-

spiegel ins Rennen und das könnte fatale Folgen haben. Denn sportliche Belastung wirkt auf die Muskelzellen ähnlich wie Insulin. Wenn Sie beispielsweise 30 bis 60 Minuten vor dem Start kurzkettige Kohlenhydrate zu sich nehmen, hat die Bauchspeicheldrüse noch genug Zeit, um ausreichend Insulin zum Abbau des ins Blut strömenden Zuckers auszuschütten. Sie gehen in diesem Fall mit einem maximalen Blutzuckerspiegel ins Wasser. Nach dem Startschuss schwimmen Sie los, Ihr Puls steigt und dadurch werden Ihre Muskelzellen sensitiver für Insulin. Das heißt, in der Theorie bräuchte Ihr Körper weniger Insulin, um den Zucker aus dem Blut in die Zellen aufzunehmen. Dummerweise befindet sich zu diesem Zeitpunkt schon ausreichend Insulin im Blut und kombiniert mit der sportlichen Belastung ist es für den Körper eigentlich zu viel. Das hat zur Folge, dass der gesamte Blutzucker in die Zellen geschleust wird, der Blutzuckerspiegel im Blut rasant abfällt und das Gehirn – im Zuge des Energiemangels – SOS-Signale sendet. Sie fallen also bereits nach wenigen Minuten im Rennen in den Unterzucker und haben beim Schwimmen nicht einmal die Möglichkeit mit der Zufuhr von Kohlenhydraten gegenzusteuern, da Sie im Wasser in der Regel keine Verpflegung dabei haben. Versuchen Sie daher wirklich, Ihre letzte Mahlzeit spätestens zwei Stunden vor dem Start beendet zu haben, und wenn Sie noch einen Snack zu sich nehmen möchten, diesen erst kurz bevor Sie ins Wasser steigen zu sich zu nehmen. In diesem Fall ist die Zeitspanne für die Bauchspeicheldrüse zu kurz, um zu viel Insulin auszuschütten.

Extra-Tipp: Wenn Ihr Magen vollkommen streikt und Sie auf Grund von Nervosität keinen Bissen

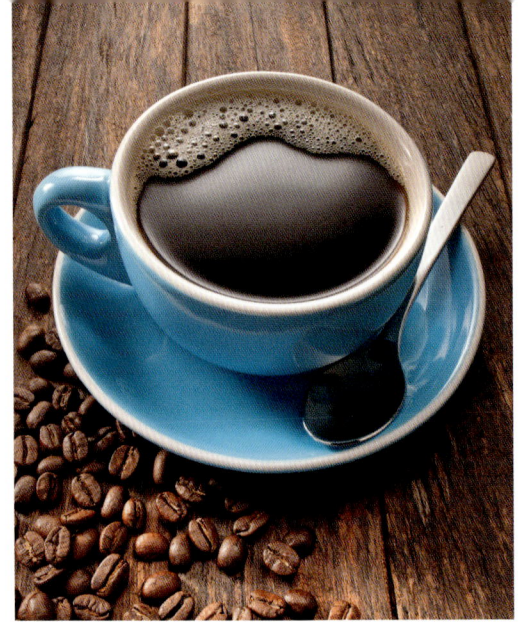

herunter bekommen, versuchen Sie wenigstens, über Getränke etwas Energie zuzuführen. Instant-Haferflocken in ein wenig Fruchtsaft aufgelöst sind beispielsweise eine gute Option.

Sie merken, die richtige Rennverpflegung ist nicht nur eine Frage der idealen Lebensmittelauswahl, sondern auch des perfekten Timings. Das trifft auch auf die Getränke zu. Im optimalen Fall haben Sie bereits an den Tagen vor dem Wettkampf ausreichend getrunken, sind optimal hydriert und müssen am Rennmorgen maximal nur so viel Flüssigkeit zuführen, wie Sie über Nacht verloren haben. Tendenziell empfehle ich sogar, lieber einen Schluck weniger zu trinken als während des Schwimmens mit einer drückenden Blase kämpfen zu müssen. Auf dem Rad haben Sie im Anschluss sowieso genug Zeit, Ihren Flüssigkeitsbedarf auszugleichen.

Trinken Sie zum Frühstück rund 300 bis maximal 500 Milliliter Flüssigkeit. Entweder greifen Sie zu einem Elektrolytgetränk (Kaloriengehalt gegebenenfalls miteinkalkulieren!) oder auch zu Kräutertee, einer dünnen Saftschorle (Verhältnis Saft:Wasser = 1:2) oder mineralstoffreichem Wasser. Entscheiden Sie sich im Idealfall jedoch für stilles Mineralwasser. Kohlensäure kann unter Umständen zu unangenehmen Turbulenzen führen. Einen Teil der Flüssigkeitsmenge können Sie gern in Form von Kaffee oder Tee zu sich nehmen. Er macht nicht nur wach und gehört bei vielen einfach zum Frühstück dazu, sondern der Koffeingehalt kann sogar den Fettstoffwechsel positiv beeinflussen. Unter anderem ein Grund, warum viele Energiegels Koffein enthalten. Den Mythos von Kaffee als „Flüssigkeitsräuber" kön-

nen Sie übrigens ruhig unter der Rubrik „Ammenmärchen" verbuchen. Diese Annahme wurde mittlerweile in zahlreichen Studien widerlegt. Allerdings unter einer Voraussetzung: Sie sollten das Kaffeetrinken gewohnt sein. In diesem Fall tritt nämlich ein Gewöhnungseffekt ein und der Körper reagiert auf eine Koffeinzufuhr nicht mit einer erhöhten Flüssigkeitsausscheidung. Wenn Sie jedoch passionierter Kräuter- oder Früchteteetrinker sind und nur den positiven Effekt des Koffeins auf die Fettverbrennung im Rennen ausnutzen wollen, tun Sie sich vermutlich keinen großen Gefallen. Ich kann es nur noch einmal betonen: Am Renntag bitte keine Experimente – dafür haben Sie wirklich zu viel Schweiß und Energie in die Vorbereitung investiert. Wenn Sie Kaffee beziehungsweise Koffein nicht gewohnt sind, kann sich das nicht nur in einer erhöhten Wasserausscheidung, sondern auch in Herzrasen und Nervosität äußern. Und ich gehe mal davon aus, dass Ihr Puls sich auch ohne ungewohnte Koffeinzufuhr kurz vor dem Kanonenschuss deutlich über Ihrer Grundlagenherzfrequenz bewegen wird.

Vegan / Vegetarisch

Was Timing und Energiegehalt Ihres Frühstücks am Rennmorgen betrifft, können Sie sich gut am Abschnitt der Vollköstler orientieren. Auch die Frühstücksvarianten unterscheiden sich nicht großartig von denen der konventionell lebenden Triathleten. Substituieren Sie im Falle von Müsli oder Cornflakes wie gewohnt die Milch durch einen Pflanzendrink Ihrer Wahl. Auch Milchreis ist eine leckere Frühstücksvariante, die sättigt und wertvolle Kohlenhydrate liefert, ohne zu sehr zu belasten. Süßen Sie Ihr Müsli oder Ihren Reisbrei – wenn Sie möchten – mit etwas Agavendicksaft, Reissirup ein paar Stückchen Banane oder anderem ballaststoffarmen Obst wie Pfir-

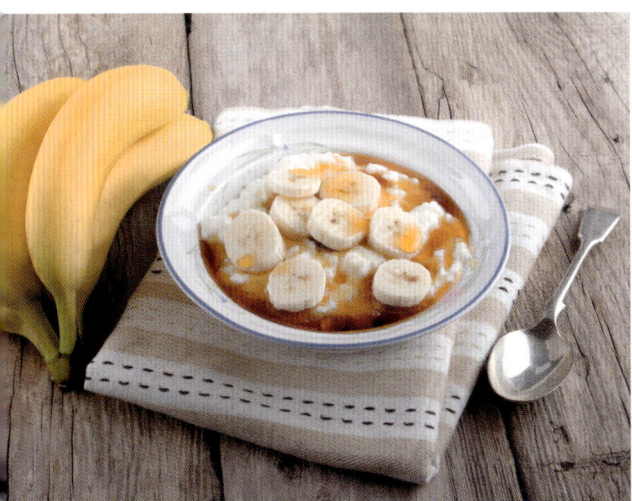

sich, Nektarine oder Melone. Auch klein gewürfelte Trockenfrüchte (Aprikosen, Datteln) sind in Ordnung, sofern Sie dies vorher auf Verträglichkeit getestet haben. Seien Sie mit Agavendicksaft aber sparsam, denn zu viel Fruktose kann unter Umständen zu Magen-Darm-Problemen führen.

Als herzhafte Frühstücksvariante eignet sich etwas Soja-„Frischkäse" (das Rezept hierzu finden Sie auf Seite 101) auf einem Weizenbrötchen oder ein paar dünne Scheiben Räuchertofu auf einer Scheibe Mischbrot. Als süße Brotaufstriche, die ebenfalls meist gut verträglich sind, eignet sich neben gewöhnlicher Marmelade auch Nussmus (Mandel-, Haselnuss-, Cashew-, Erdnussmus) oder schokoladenhaltige Aufstriche. Auch hier gilt: Lieber nicht komplett satt essen und kurz vor dem Rennen noch einen kleinen Snack (zwei bis drei Datteln, ein Gel oder ein Stück veganer Energieriegel) verzehren. Das zündet den Energieturbo, bevor es ins Wasser geht. Die Flüssigkeitsmenge sollte bei rund 300 bis 500 Milliliter liegen. Tee, Mineralwasser, eine Tasse Kaffee oder etwas Elektrolytgetränk sind hierfür bestens geeignet.

Vorschlag für ein Rennfrühstück

Triathletin / 60 kg / ca. 500 kcal
1 Weizenbrötchen mit einem TL Margarine und 50 g Marmelade
oder: 2 Scheiben Mischbrot mit je 1 EL Soja-„Frischkäse"
½ Banane
300–500 ml Saftschorle (Saft:Wasser = 1:2)
optional: 1–2 Tassen Kaffee oder Tee

Triathlet / 80 kg / ca. 650 kcal
Milchreis aus 100 g Reisflocken mit 300 ml Pflanzendrink (Soja-, Hafer-, Dinkel-, Nuss-)
1 große Banane
300 ml Saftschorle (Saft:Wasser = 1:2)
optional: 1–2 Tassen Kaffee oder Tee

Vor-Rennernährung auf einen Blick

Ab zwei Tagen vor dem Rennen

- Rund 80 Prozent der Gesamtenergie sollten aus Kohlenhydraten stammen (Nudeln, Reis, Kartoffeln, Brot).
- Verzehren Sie Eiweiß in Form von Fleisch, Fisch, Milchprodukten nur noch in Maßen, achten Sie auf magere Produkte wie fettarmen Frischkäse, Quark oder Hühnchen.
- Verzichten Sie weitestgehend auf Ballaststoffe und verzehren Sie Gemüse, Obst und Vollkornprodukte nur in geringen Mengen.
- Trinken Sie mineralstoffreiches Wasser.

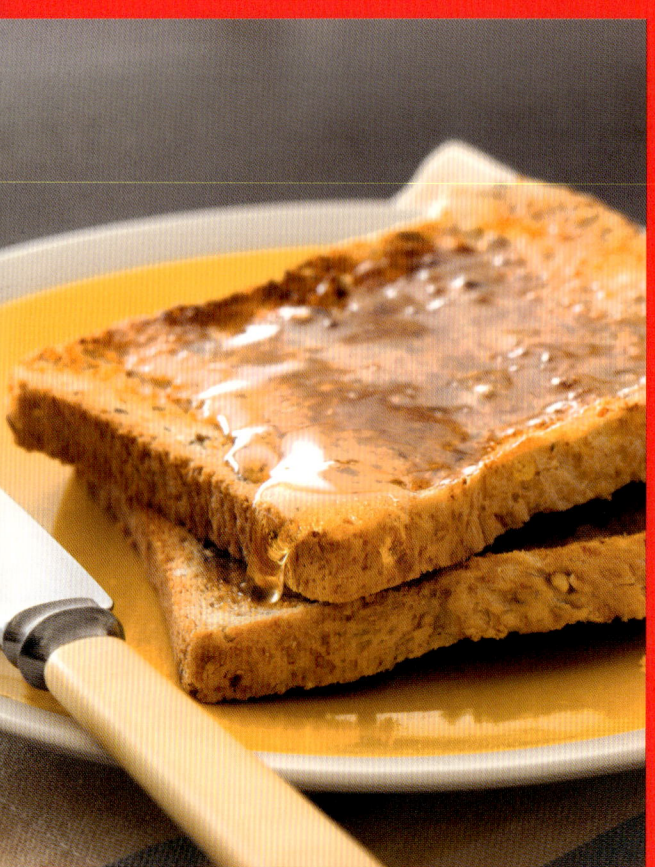

Einen Tag vor dem Rennen

- Vermeiden Sie Ballaststoffe und fettige, schwere Speisen.
- Verzehren Sie hauptsächlich leicht verdauliche Kohlenhydrate (Nudeln, Kartoffeln, Reis, Cornflakes, Weißbrot).
- Drosseln Sie Ihre Eiweißzufuhr auf ein Minimum.
- Achten Sie auf eine ausreichende Flüssigkeitszufuhr (Ihr Urin sollte klar sein).
- Nehmen Sie Ihr Abendessen nicht zu spät ein und essen Sie auch nicht zu viel.

Am Rennmorgen

- Frühstücken Sie spätestens zwei Stunden vor dem Start kohlenhydratreich und fett- sowie proteinarm (Toast mit Honig oder Marmelade, eine Schüssel Cornflakes mit fettarmer Milch, Milchreis).
- Trinken Sie rund 300 bis 500 Milliliter in Form von Saftschorle, Mineralwasser oder Kräuter- oder Früchtetee (ein bis zwei Tassen Kaffee ohne zu viel Milch sind auch in Ordnung).
- Wenn Sie noch einmal hungrig werden, planen Sie frühestens 15 Minuten vor dem Start noch ein Gel, ein Stück Energieriegel, eine kleine Banane oder 100 bis 200 Milliliter eines kohlenhydrathaltigen Getränks ein (rund 100 Kilokalorien).

Ernährung auf der Strecke

In der Vorbereitungsernährung (also während der zwei bis drei Tage vor dem Rennen) ist es nicht unbedingt relevant, welche Distanz Sie im Rennen absolvieren wollen. Die Ernährungsstrategie hängt eher von Ihren persönlichen Zielen ab. Je näher Sie an Ihr maximales Leistungsniveau im Rennen herankommen, desto wichtiger ist es, dass Ihr Körper im Wettkampf kaum Energie in die Verdauungsarbeit stecken muss und dass Sie mit einem entlasteten Magen-Darm-System ins Rennen gehen. In diesem Fall hilft es, sich an die oben aufgeführten Empfehlungen zu halten. Wenn Sie jedoch „nur" ankommen möchten und Ihre Herzfrequenz im Rennen voraussichtlich eher im oberen Grundlagenbereich liegen wird, müssen Sie die letzten zwei Tage vor dem Rennen ernährungstechnisch nicht so streng sehen. Eine üppige Salatplatte am Vorabend würde ich persönlich trotzdem nicht empfehlen.

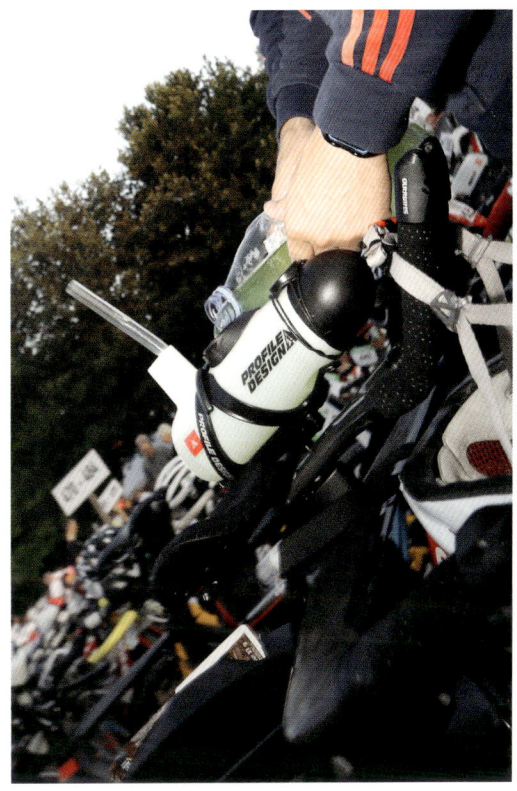

Im Rennen selbst macht es hingegen einen enormen Unterschied, ob Sie auf der Sprintdistanz unterwegs sind oder in den nächsten 10 bis 17 Stunden 226 Kilometer zu bewältigen haben. Deshalb möchte ich die Empfehlungen zur eigentlichen Rennverpflegung nicht nur bezüglich der Ernährungskonzepte (Vollkost, Low Carb und Low Fat werden wieder zusammengefasst) besprechen, sondern auch hinsichtlich der üblichen Triathlondistanzen.

Voraussetzung für ein optimales Ernährungskonzept ist allerdings, dass Sie ungefähr wissen, wie viel Energie Sie über die Renndauer benötigen werden. Das lässt sich natürlich nicht bis auf die letzte Kalorie prognostizieren, aber es kann hilfreich sein, zumindest grob zu wissen, wie viele Gels, Getränke und Riegel ungefähr verzehrt werden müssen. Die Berechnung der vermutlich benötigten Energiemenge hilft auch während des Rennens, den Überblick zu behalten, und macht es leichter, abzuschätzen, ob Sie Gefahr laufen in der nächsten Stunde „gegen die Wand" zu fahren.

Denn der Energieverbrauch ist abhängig von diversen Faktoren: Neben Geschlecht, Gewicht und Muskelmasse spielen auch Außentemperaturen und natürlich die Herzfrequenz während des Rennens eine entscheidende Rolle. Das heißt, je langsamer Sie unterwegs sind, desto weniger Energie verbrauchen Sie pro Stunde und desto mehr Zeit haben Sie auch, Ihre Energietanks wieder aufzufüllen. Für einen ungefähren Anhaltspunkt lässt sich mit Werten in der folgenden Tabelle kalkulieren.

Energieverbrauch für eine 60 Kilogramm schwere Triathletin		
Schwimmen (Kraul)	35 m / min	6,4 kcal / min
	50 m / min	9,1 kcal / min
Radfahren	24 km / h	9,5 kcal / min
	32 km / h	13,9 kcal / min
Laufen	10 km / h	9,5 kcal / min
	12 km / h	12,6 kcal / min
Energieverbrauch für einen 75 Kilogramm schweren Triathleten		
Schwimmen (Kraul)	35 m / min	8,0 kcal / min
	50 m / min	11,7 kcal / min
Radfahren	24 km / h	12,0 kcal / min
	32 km / h	17,6 kcal / min
Laufen	10 km / h	12,0 kcal / min
	12 km / h	16,1 kcal / min

Anhand dieser Werte können Sie Ihren Energiebedarf in den jeweiligen Disziplinen berechnen, vorausgesetzt Sie können einschätzen, wie schnell Sie am Renntag unterwegs sein werden. Wie gesagt, Faustformeln bleiben Faustformeln. Wenn Sie exakt wissen möchten, wie viel Energie Sie bei welchem Pulsbereich verbrauchen, hilft ein Gang zum Sportmediziner oder zur Leistungsdiagnostik. Mit der sogenannten Spiroergometrie lässt sich dies nämlich genau feststellen. Gemessen wird dabei die Zusammensetzung der Atemgase

unter Belastung. Je mehr Sauerstoff Sie verbrauchen beziehungsweise je mehr Kohlendioxid Sie ausatmen, desto mehr Energie verbrauchen Sie. Anhand dieser Werte lässt sich dann leicht berechnen, wie viel Energie Sie im Wettkampf verbrauchen, und Sie können Ihr Verpflegungskonzept entsprechend planen.

Sprintdistanz und olympische Distanz

Die Ernährung auf der Sprintdistanz ist relativ simpel: Denn eigentlich brauchen Sie nichts! Wenn Sie mit gut gefüllten Glykogenspeichern ins Rennen gehen und ausreichend gefrühstückt haben, reichen Ihre körpereigenen Energiereserven aus, um Sie erfolgreich über die Ziellinie zu bringen. Allenfalls an heißen Tagen können Sie an Ihrem Rad eine kleine Trinkflasche mit Wasser oder – wenn Sie etwas Geschmack möchten – mit isotonischem Getränk befüllen. Eine verdünnte Apfelschorle erfüllt den gleichen Zweck und Sie können auf den 20 Kilometern auf dem Rad ein wenig Ihren Mund befeuchten. Anders sieht es bereits auf der olympischen Distanz aus. Die Glykogenvorräte in Leber und Muskulatur reichen durchschnittlich für 90 Minuten moderate Belastung – zu wenig, um 1,5 Kilometer zu schwimmen, 40 Kilometer Rad zu fahren und 10 Kilometer zu laufen. Deshalb ist ein Nachtanken unterwegs unerlässlich. Dazu kommt, dass die meisten Triathleten sich bei einer olympischen Distanz am Leistungsmaximum bewegen. Die Belastung ist also für jeden individuell sehr intensiv, was Magen-Darm-Probleme begünstigen kann.

Ein gut durchdachtes und vor allem erprobtes Ernährungskonzept kann helfen, unerwünschte Begleiterscheinungen in Form von Übelkeit, Erbrechen und Darmproblemen zu verhindern.

Vollkost / Low Carb / Low Fat

Seien Sie stolz auf sich, denn wenn es an die Rennverpflegung geht, ist der erste Teil – das Schwimmen – bereits geschafft. Für die meisten von Ihnen dürfte die erste Energieaufnahme im Rennen auf dem Rad erfolgen. Grundsätzlich gibt es im Wettkampf in dieser Hinsicht zwei Faktoren, die die Leistung beeinflussen: die Flüssigkeitsversorgung und die externe Kohlenhydratzufuhr.

Wie viel Flüssigkeit benötigt wird, um keine Leistungseinbußen zu verzeichnen, ist individuell verschieden. Manche Triathleten bemerken bereits Symptome einer Dehydrierung wie Durst, Schwindelgefühle, Schwäche oder Brechreiz, wenn der Körper gerade einmal zwei Prozent seiner üblichen Flüssigkeitsmenge verloren hat. Andere können sogar bei einem Flüssigkeitsverlust von bis zu sechs Prozent noch volle Leistung bringen. Durchschnittlich besteht der Körper laut der Weltgesundheitsorganisation bei Frauen zu 50 bis 65 Prozent aus Wasser, Männer liegen bei 60 bis 65 Prozent. Der Unterschied zwischen Männern und Frauen erklärt sich durch die höhere Muskelmasse der Männer, in der zusätzlich Wasser gespeichert ist. Ohne körperliche Folgen sind nur minimale Schwankungen in diesen Bereichen möglich, denn für alle Stoffwechselprozesse im Körper wird Wasser benötigt.

Daher lautet die erste Devise auf dem Rad: regelmäßig trinken! Rund 100 Milliliter dürfen es gleich zu Beginn sein, sobald Sie Ihren Tritt gefunden haben. Danach ist circa alle 15 Minuten ein großer Schluck aus der Flasche empfehlenswert. Insgesamt sollten Sie pro Stunde auf durchschnittlich 500 Milliliter Flüssigkeit kommen. An heißen Tagen etwas mehr, aber darauf kommen wir später noch einmal genauer zu sprechen. Wie gesagt, dieser Wert kann individuell sehr unterschiedlich sein. Manch einer braucht nur 300 Milliliter, der andere mindestens 800. Testen Sie den für Sie persönlich idealen Wert unbedingt im Training aus. Denn wenn Sie zu viel trinken, kann Ihr Körper die Flüssigkeit nicht schnell genug aus dem Darm resorbieren und Sie werden spätestens beim Laufen von einem Wasserbauch geplagt. Trinken Sie jedoch zu wenig, können sich früh Symptome eine Dehydrierung zeigen.

Ob Sie zusätzlich auf dem Rad noch ein Gel oder einen Riegel bei sich haben oder sich, sofern angeboten, an einer Verpflegungsstelle versorgen, hängt ein wenig davon ab, ob Sie ein kohlenhydrathaltiges Getränk in Ihrer Flasche haben

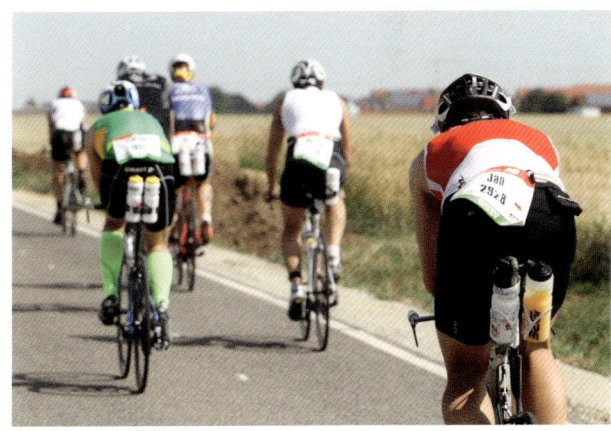

oder nicht. Nach rund 70 Minuten Renndauer, Schwimmen selbstverständlich mit eingerechnet, aber spätestens nach 90 Minuten sollten Sie Ihrem Körper nämlich „frische" Kohlenhydrate zuführen, um keinen Leistungseinbruch zu riskieren.

Als optimal gilt die Aufnahme von rund 60 bis 80 Gramm Kohlenhydrate pro Stunde. Ein Energieriegel enthält in der Regel 60 bis 70 Gramm Kohlenhydrate pro 100 Gramm (beim Verzehr demnach unbedingt auf die Packungsgröße achten), ein Energiegel liefert durchschnittlich 25 Gramm Kohlenhydrate, sodass alle 20 bis

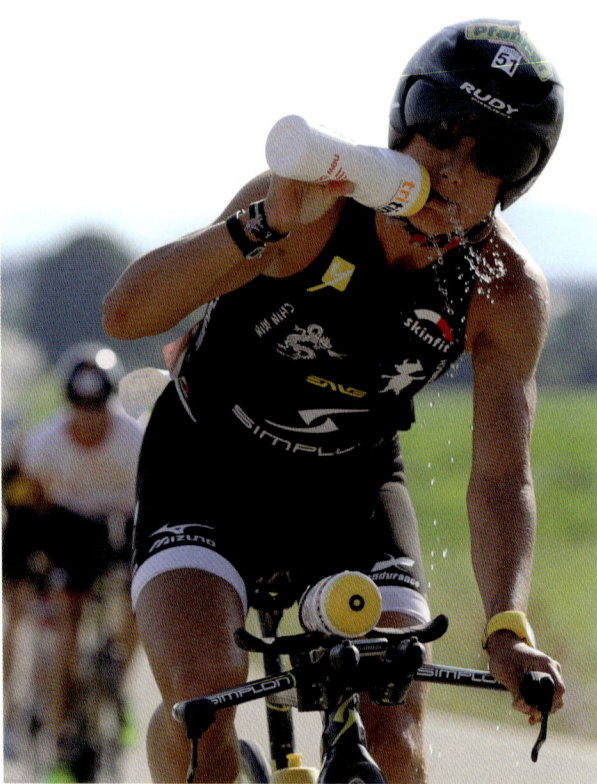

30 Minuten ein Gel mit ausreichend Wasser zugeführt werden kann. Die Betonung liegt hier auf Wasser, denn Gels sollten Sie wirklich nur im absoluten Notfall mit einem isotonischen Getränk „runterspülen", keinesfalls mit Cola oder einem stark kohlenhydrathaltigen Getränk. Denn sonst sind über kurz oder lang Magen-Darm-Probleme programmiert. Und warum?

Magen-Darm-Probleme im Rennen sind meist eine Folge von zu vielen Kohlenhydraten und zu viel Flüssigkeit. Beides wird im Dünndarm aufgenommen, muss aber dafür erst einmal durch den Magen. Und das im Idealfall möglichst schnell. Entscheidend für die Magenentleerungszeit ist der Kohlenhydratgehalt der aufgenommenen Flüssigkeit. Bei Glukoselösungen, die mehr als 50 Gramm Glukose pro Liter enthalten, nimmt die Passagezeit deutlich zu. Das heißt, das Getränk bleibt länger im Magen als nötig.

Sind Kohlenhydrate und Flüssigkeit schließlich im Dünndarm angekommen, ist die sogenannte Osmolarität für die Resorptionsgeschwindigkeit verantwortlich. Isotonische Getränke enthalten genauso viele Teilchen wie das Blut, können daher vom Körper sehr schnell aufgenommen werden. Hypotonische Lösungen (z. B. Wasser) enthalten weniger Teilchen und sind daher ebenfalls recht gut verfügbar. Hypertonische Lösungen (z. B. Cola, Fruchtsäfte) sind für den Körper dagegen schlecht resorbierbar und können dazu führen, dass Wasser aus den Zellen in den Magen-Darm-Trakt abgegeben wird. Genau das passiert, wenn Sie Ihr Gel oder Ihren Riegel mit Cola zu sich nehmen. Die Folge sind Durchfall, ein „Wasserbauch" und die Suche nach dem nächsten Busch. Wenn Sie Cola im Rennen gut vertragen, ist es ebenfalls empfehlenswert, auf jeden Schluck noch etwas Wasser zu trinken, um so die Osmolarität im Darm zu verringern und möglichen Beschwerden vorzubeugen.

Auf dem letzten Teil der Strecke, beim Laufen, fällt es im Vergleich zum Rad meist etwas schwerer, Nahrung aufzunehmen. Zum einen aus koordinativen Gründen, da es viel schwieriger ist, aus dem vollen Lauf einen Becher zu schnappen und daraus vernünftig zu trinken, zum anderen, weil durch die Laufbewegung an sich die Nahrung schwerer verdaulich ist. Auf den letzten zehn Kilometern würde ich Ihnen daher empfehlen, keine feste Nahrung mehr aufzunehmen, sondern auf Flüssigverpflegung umzusteigen. Wenn Sie sich auf dem Rad ausreichend versorgt haben, sollten Sie problemlos mit Wasser oder Isodrinks auskommen. Sollten Sie noch Kohlenhydrate benötigen, greifen Sie zu einem Gel plus ausreichend Wasser. Außerdem kann beim Laufen auf den letzten fünf Kilometern Cola ins Spiel kommen. Trinken Sie genauso wie auf dem Rad regelmäßig – ein großer Schluck alle 15 bis 20 Minuten sollte Sie perfekt versorgt ins Ziel bringen.

Mit der Überquerung der Ziellinie ist das Thema Rennverpflegung noch lange nicht abgeschlossen. Denn rund 15 bis 30 Minuten nach einer solchen Belastung ist Ihr Körper besonders aufnahmefähig für Kohlenhydrate und Eiweiße. Die Regeneration der beanspruchten Muskulatur und der Glykogenspeicher steht jetzt für Ihren Organismus im Vordergrund. Halten Sie daher mit Ihrer Wärmekleidung rund 300 bis 500 Milliliter Flüssigkeit (Wasser, Saftschorle) und einen klei-

nen Regenerationssnack parat. Im Idealfall sollte das Verhältnis von Kohlenhydraten und Eiweißen bei 4:1 liegen. Als Snack eignet sich beispielsweise ein Vollkornbrötchen mit Schinken oder Käse oder auch ein Eiweißriegel – ganz wie Sie mögen. Es gibt jedoch auch einige Athleten, denen intensive Belastungen auf den Magen schlagen und die erst einige Stunden später die ersten Bissen herunterbekommen. Wenn Sie zu dieser Gruppe gehören, versuchen Sie zumindest, Ihren Flüssigkeitshaushalt wieder auszugleichen. Manchmal gelingt es auch besser, etwas Energie über Getränke aufzunehmen. Ein guter Regenerationsdrink ist beispielsweise eine Schokoladenmilch.

Auf der Strecke

Sprintdistanz

- Wasser oder isotonisches Getränk nach Wahl
- auf dem Rad und beim Laufen etwa alle 15 Minuten ein Schluck

Olympische Distanz

- auf dem Rad pro Stunde: zwei bis drei Gels oder ein bis zwei Riegel plus 300–500 Milliliter Wasser
- beim Laufen pro Stunde: ein Gel (optional), alle 15–20 Minuten ein Schluck Flüssigkeit, ab Kilometer 5 nach Belieben auch Cola

Im Ziel

- 300–500 Milliliter Flüssigkeit
- kohlenhydrat- und proteinreicher Regenerationssnack (Schokoladenmilch, Schinkenbrötchen, Eiweißriegel)

Vegan / Vegetarisch

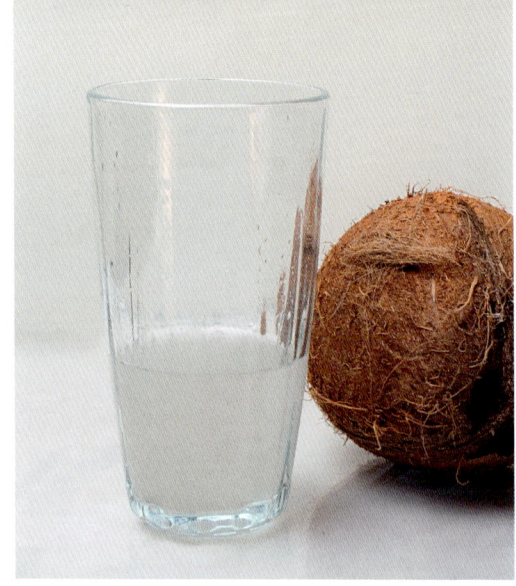

Inwieweit Vegetarier und Veganer ein eigenes Verpflegungskonzept brauchen, hängt in erster Linie von deren persönlichem Konsumverhalten ab. Das soll heißen: Wenn Sie keine (ethischen) Bedenken haben, auf industriegefertigte, konventionelle Produkte zurückzugreifen, können Sie sich einfach an den Empfehlungen für Vollköstler orientieren. Die meisten üblichen Gels und isotonischen Getränke enthalten keine direkten tierischen Zutaten. Allerdings ist es meist ein Ding der Unmöglichkeit, die exakte Herkunft und Herstellungsweise der verwendeten Geliermittel und Füllstoffe nachzuvollziehen. Wenn Sie also auf Nummer sicher gehen möchten, hilft nur der Weg in die eigene Küche. Sie können Ihre Rennverpflegung entweder selbst herstellen, dazu finden Sie einige Anregungen ab Seite 178, oder Sie greifen auf natürliche, vegane Energiespender wie Trockenfrüchte oder ausgewiesen vegane Riegel zurück.

Der energetische Fahrplan bleibt auch für Vegetarier und Veganer gleich. Die Verpflegung beginnt auf dem Rad mit 300 bis 500 Milliliter Flüssigkeit pro Stunde. Entweder greifen Sie nur zu Wasser, das Sie je nach Belieben mit etwas Zitronensaft oder Minze aufpeppen können, oder Sie füllen Ihre Flasche mit Kräutertee, den Sie nach Belieben mit etwas Zucker, Agavendicksaft oder Reissirup süßen. Eine tolle rein pflanzliche Alternative zu industriellen isotonischen Sportgetränken ist Kokoswasser. Es ist vielleicht nicht die kostengünstigste Variante, aber es liefert dem Körper Flüssigkeit, wirkt dank seiner auf natürliche Weise enthaltenen Elektrolyte Natrium und

Kalium isotonisch und enthält sogar ein wenig Energie (circa 19 kcal / 100 ml). Insgesamt sollten auch Sie pro Stunde 60 bis 80 Gramm Kohlenhydrate zuführen. Als besonders beliebte Rennverpflegung haben sich getrocknete Datteln erwiesen. Sie enthalten schnell verfügbare Kohlenhydrate, sind dazu reich an Kalium, Kalzium und Magnesium, schmelzen in der Sonne nicht und lassen sich mit einem Haps, sofern Sie sie vorher entkernt haben, in den Mund stecken. 100 Gramm Datteln enthalten durchschnittlich 66 Gramm Kohlenhydrate, 2 Gramm Eiweiß und 1 Gramm Fett. Eine getrocknete Dattel wiegt ungefähr zehn Gramm, somit können Sie mit zehn Datteln pro Stunde kalkulieren, sofern Sie parallel kein kohlenhydrathaltiges Getränk zu sich nehmen. Testen Sie aber unbedingt ausreichend vorher im Training, wie gut Sie Trockenfrüchte unter Belastung vertragen, damit es keine bösen Überraschungen im Rennen gibt. Auch die Handhabung des Verzehrs auf dem Rad sollten Sie vor dem Renntag gut geübt haben.

Wenn Sie gut durch das Rennen gekommen sind, gilt für Sie ebenfalls die Regel, innerhalb der ersten 15 bis 30 Minuten eine Regenerationsmahlzeit aus vier Teilen Kohlenhydraten plus einem Teil Eiweiß zu verzehren, dazu trinken Sie ebenfalls 300 bis 500 Milliliter Flüssigkeit. Sie können sich beispielsweise einen Schokoladendrink aus Sojadrink, Kakaopulver und Agavendicksaft mixen oder genießen einen Smoothie aus frischen Früchten mit etwas Sojajoghurt oder auch eine Banane, die Sie in etwas Nussmus tunken. Ein Vollkornbrötchen mit Soja-„Frischkäse" oder etwas Hummus und ein paar Scheiben Räuchertofu sind ideale herzhafte Varianten.

Auf der Strecke

Sprintdistanz

- Wasser oder isotonisches Getränk (Kokoswasser, Kräuter- oder Früchtetee mit Agavendicksaft und einer Prise Salz) nach Wahl
- auf dem Rad und beim Laufen etwa alle 15 Minuten ein Schluck

Olympische Distanz

- auf dem Rad pro Stunde: zwei bis drei Gels, ein bis zwei Riegel oder 100 Gramm Datteln plus 300–500 Milliliter Wasser
- beim Laufen pro Stunde: ein Gel (optional), alle 15–20 Minuten ein Schluck Flüssigkeit, ab Kilometer 5 nach Bedarf und Wunsch auch Cola

Im Ziel

- 300–500 Milliliter Flüssigkeit
- kohlenhydrat- und proteinreicher Regenerationssnack (Schokoladendrink, Brötchen mit Soja-„Frischkäse" oder Räuchertofu, Smoothie mit Sojajoghurt, Banane mit Nussmus)

Mittel- und Langdistanz

Je länger die Distanzen werden, desto durchdachter sollte auch das Ernährungskonzept sein und umso akribischer sollten Sie an Ihrer im Training erprobten Strategie festhalten. Vor allem auf der Langdistanz sind Experimente ein absolutes No-Go. Sie würden ja auch nicht mit nagelneuen Laufschuhen auf die Strecke gehen, oder? Ich kann es nur noch einmal betonen: Informieren Sie sich im Vorfeld über die vom Rennveranstalter angebotenen Produkte, testen Sie diese und verpflegen Sie sich im Notfall selbst, wenn Sie damit nicht zurechtkommen. Ich selbst dachte beispielsweise immer, dass ich Gels grundsätzlich vertrage, nur mit der Konsistenz gewisser Marken nichts anfangen kann. Die meisten Gels kann ich einfach nicht herunterschlucken, weil ich die Textur äußerst unangenehm finde. Je flüssiger ein Gel, desto besser für mich. Bei einem Langdistanzrennen hatte ich jedoch in der Hektik und Aufregung der Wechselzone einen Großteil meiner Verpflegung im Beutel vergessen. Dieser Fauxpas fiel mir leider erst auf, als es längst zu spät war – und ich musste improvisieren. Ich griff also zu den Gels, die es an der Verpflegungsstation gab, und versuchte sie so schnell wie möglich aus dem Mund in Richtung Magen zu befördern. Was da ankam, war für meinen Verdauungstrakt dermaßen ungewohnt, dass er komplett rebellierte. Auf dem Rad war es noch erträglich, beim Laufen war allerdings nichts mehr zu machen. Mein Magen verweigerte jegliche weitere Energiezufuhr, irgendwann nahm er nicht einmal mehr Wasser auf – und aus Laufen wurde schlagartig Gehen. Mein Magen hatte im Training nie gelernt mit Gels umzugehen – woher sollte er es dann jetzt plötzlich können? Bauen Sie also im Rennen unbedingt auf Bewährtes. Orientieren Sie sich für Ihr Rennkonzept an den folgenden Empfehlungen, spielen Sie im Training mit den einzelnen Verpflegungselementen und finden Sie heraus, was Sie mögen und vertragen – egal wie kurios es den Trainingskollegen erscheinen mag. Grundsätzlich ist ernährungstechnisch alles erlaubt! Ein Freund von mir, ein ehemaliger Profi-triathlet, der mittlerweile als Coach arbeitet, empfiehlt seinen Rookies, sich immer etwas in die Trikottasche zu stecken, worauf sie sich im Rennen freuen. Gerade bei einer Langdistanz geht es irgendwann nur noch darum, überhaupt Energie aufnehmen zu können. Bei den meisten Athleten kommt irgendwann der Punkt, an dem sie keine Gels oder süßen Riegel mehr mögen. Seien Sie für diesen Moment gewappnet und halten Sie dafür beispielsweise eine kleine Tüte Ihrer Lieblingschips parat. Manch anderer deponiert in einer Trinkflasche ein ausgeschüttetes, alkoholfreies Bier und der Dritte freut sich über kleine Salzkartoffeln oder ein Sandwich mit Erdnussbutter. Sei-

en Sie im Training beim Ausprobieren kreativ – wichtig ist nur, dass Sie nicht zu viel und nicht zu wenig Energie aufnehmen. Wie viel das genau ist, werden wir uns nun ansehen.

Vollkost / Low Carb / Low Fat

Auf der Mitteldistanz und der Königsdisziplin des Triathlons, der Langdistanz, bleiben die Grundregeln eines guten Verpflegungskonzepts gleich. Elementar ist weiterhin eine ausreichende Versorgung mit den leistungsbeeinflussenden Komponenten: Kohlenhydrate, Flüssigkeit und Elektrolyte. Jedoch wird es immer schwieriger, das optimale Verhältnis von Kohlenhydraten, Wasser und Elektrolyten einhalten zu können, je mehr Kilometer zu bewältigen sind. Denn rund 40 bis 50 Prozent der Athleten auf einer Langdistanz kämpfen mit Verdauungsbeschwerden. Bauchschmerzen und Übelkeit sind nicht nur schmerzhaft und unangenehm. Die meisten Athleten ärgern sich natürlich darüber, wenn sie aufgrund von Magen-Darm-Beschwerden ihr über Monate hart erarbeitetes Leistungspotenzial nicht voll ausschöpfen können. Es mag seltsam klingen, aber auf der Mittel- und Langdistanz hat das Ernährungskonzept nicht nur den Zweck, ausreichend Energie bis zur Ziellinie zur Verfügung zu stellen, sondern auch unangenehme Begleiterscheinungen wie eben Magen-Darm-Probleme zu verhindern. Das heißt: Auf der Mittel- und vor allem Langdistanz ist nicht die notwendige Energiemenge der leistungslimitierende Faktor, sondern die Menge an Kohlenhydraten, die ein Athlet aufnehmen kann, ohne Magen-Darm-Probleme zu bekommen.

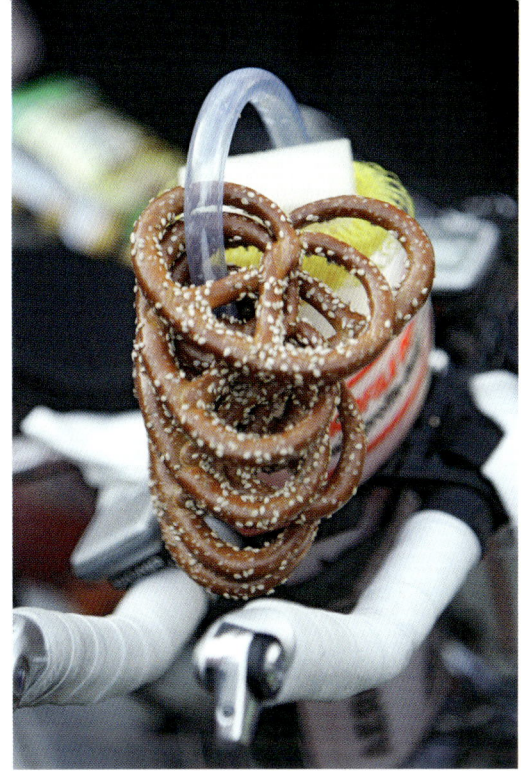

Der durchschnittliche Energieverbrauch bei einem Langdistanzrennen liegt bei 8.000 bis 11.000 Kilokalorien. Die verbrauchte Energiemenge ist zum einen von Geschlecht und Gewicht, zum anderen vor allem von der durchschnittlichen Herzfrequenz abhängig. Je schneller Sie also unterwegs sind und je höher Ihr Puls während der Belastung ist, desto mehr Energie verbrauchen Sie – und zwar in Form von Kohlenhydraten. Wie bereits in diesem Kapitel erwähnt, liegt die maximale Kohlenhydrataufnahme pro Stunde bei 60 bis 80 Gramm Kohlenhydrate, nur in (individuellen) Ausnahmefällen kann sie auch ein wenig höher liegen. 60 bis 80 Gramm Kohlenhydrate entsprechen 240 bis 320 Kilokalorien pro Stunde. Das ist maximal die Hälfte der eigentlich benötigten Energiemenge. Die Differenz zwischen maximaler Kalorienaufnahme und Kalorienverbrauch lässt sich zu einem Teil durch die in Muskulatur und Leber gespeicher-

ten Kohlenhydratreserven ausgleichen, den Rest muss der Organismus aber aus den körpereigenen Fettreserven beziehen. Aus diesem Grund ist ein gut trainierter Fettstoffwechsel gerade für einen Langdistanzathleten so enorm wichtig.

Trotzdem ist es für den Athleten essenziell, dass er den vollen Rahmen seiner individuell maximalen Kohlenhydrataufnahme ausschöpfen kann. Die Schlüsselstelle hierfür ist der Dünndarm. Von hier aus werden die über Nahrung und Getränke aufgenommenen Kohlenhydrate ins Blut geschleust und im Anschluss zu den Muskelzellen weitertransportiert. Es gibt zwei Taktiken, um den Darm beim Schleusen der Kohlenhydrate ins Blut zu unterstützen und somit die maximal mögliche Energie aufzunehmen, ohne Magen-Darm-Probleme zu bekommen.

1. Die aufgenommene Nahrung darf nicht zu konzentriert sein. Das heißt, Gels und Riegel sollten nicht zu schnell und nicht in zu großer Menge verzehrt werden. Außerdem sollten Sie ausreichend Wasser dazu trinken, um die Kohlenhydratmenge pro 100 Milliliter Magen- beziehungsweise Darminhalt zu reduzieren. Andernfalls besteht die Gefahr, dass Wasser aus dem Körper in den Darm transportiert wird. Die Folge: Wässriger Durchfall und der Dauerbesuch auf der Toilette!

2. Verschiedene Kohlenhydratquellen verwenden! Studien haben gezeigt, dass verschiedene Zuckerarten über unterschiedliche Transportsysteme im Darm aufgenommen werden. Glukose, Sukrose, Maltodextrin und Maltose werden mit einer Resorptionsrate von 1 Gramm pro Minute,

also 60 Gramm pro Stunde, über den Transporter SGLT1 aufgenommen. Fruktose, Galaktose und Isomaltulose werden mit einer Rate von 30 Gramm pro Stunde über den Transporter GLUT5 resorbiert. SGLT1 und GLUT5 funktionieren unabhängig voneinander, dadurch erhöht sich die maximal mögliche Kohlenhydrataufnahme auf 90 Gramm pro Stunde. Danach arbeiten beide Transporter mit höchster Geschwindigkeit, ein Mehr an Kohlenhydraten – egal welcher Art – führt zu einer Art Rückstau in Magen und Darm und das wiederum zu Blähungen und Übelkeit!

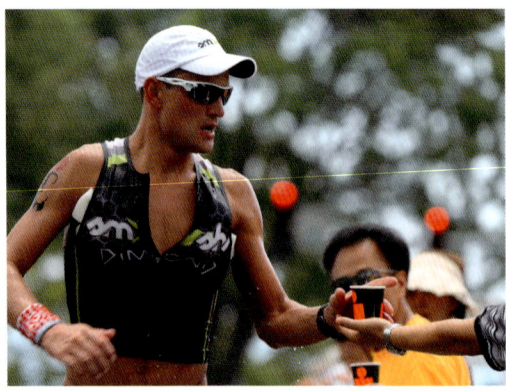

Als ideal hat sich deshalb eine Glukose-Fruktose-Konzentration von 2:1 in kohlenhydrathaltigen Sportgetränken erwiesen. Viele, jedoch nicht alle Hersteller haben sich bei dem Entwickeln ihrer Produkte daran orientiert. Wenn Sie Ihre Getränke selbst herstellen, sollten Sie auf dieses Verhältnis achten, um den vollen Rahmen der Energieversorgung auszuschöpfen. 90 Gramm Kohlenhydrate pro Stunde sind also wissenschaftlich berechnet die maximale Menge. Untersuchungen zeigen jedoch, dass die tatsächliche Aufnahme, die während des Rennens keine

Magen-Darm-Beschwerden verursacht, darunter liegt – nämlich bei den bereits mehrfach erwähnten 60 bis 80 Gramm pro Stunde. Testen Sie Ihre individuell verträgliche Menge unbedingt aus – eventuell sind 60 Gramm für Sie bereits etwas zu viel oder aber Sie vertragen etwas mehr als 80 Gramm.

Meist gelingt die Energieaufnahme auf dem Rad auch noch deutlich besser als beim abschließenden Laufen, vor allem wenn es um feste Nahrung wie Riegel oder auch Bananen geht. Beim Laufen wird der Magen-Darm-Trakt mehr durchgeschüttelt als auf dem Rad, was letztendlich zu Problemen führen kann. Daher empfehle ich Ihnen, Ihre Verpflegung zeitlich in „flüssig – fest – flüssig" zu unterteilen. Das kann die Verdauung positiv unterstützen. Konkret bedeutet das, dass Sie nach dem Schwimmen sowie in der ersten Stunde auf dem Rad zu flüssiger Energie in Form von Gels oder kohlenhydratreichen Getränken greifen sollten. Auf dem Mittelstück der Radstrecke wird dann meist auch feste Nahrung gut vertragen. Das kann ein Riegel sein, aber auch Bananen sind ein idealer Energiespender. Manchen gelüstet es auch nach herzhaften Varianten – erlaubt ist auch hier, was sie vertragen und gut transportieren können. Sie können sich beispielsweise kleine Sandwiches vorbereiten, die sie je nach Außentemperatur mit etwas leichtem Frischkäse oder Tomatenmark bestreichen. Manche Athleten schwören auf kleine Salzkartoffeln – wohlgemerkt ohne Schale. Diese würden zu viele Ballaststoffe enthalten und beim Laufen leicht Probleme machen. Für hartgesottene Gaumen ist auch Vegemite oder Marmite, das es in diversen Onlineshops zu kaufen gibt, einen Versuch wert.

Diese Hefeaustriche sind in Deutschland nicht besonders bekannt. In Australien, England und Neuseeland fliegt auf die schwarze Paste aber jedes Kind. Zugegeben, optisch erinnert die Masse ein wenig an Schuhcreme, geschmacklich aber eher an eine kräftige Brühe. Dieser Hefeextrakt schmeckt sehr herzhaft und liefert viel Natrium. Besonders an heißen Tagen kann das ein Vorteil sein und helfen, die empfohlenen 400 Milligramm Natrium (entspricht 1,5 Gramm Kochsalz) pro Stunde aufzunehmen.

Vorschläge für eine Rennverpflegung mit natürlichen Zutaten

- Bananen
- Trockenfrüchte (Datteln, Aprikosen)
- herzhafte Sandwiches (Weizentoastbrot mit abgeschnittener Rinde und in mundgerechte Stücke geschnitten) belegt mit leichtem Frischkäse, Tomatenmark, Vegemite oder Marmite
- kleine Salzkartoffeln ohne Schale
- süße Sandwiches mit Honig, Marmelade, Erdnussbutter, Nuss-Nougat-Creme

Wenn Sie sich dafür entscheiden, auf feste, selbst mitgebrachte Nahrung zu setzen, sollten Sie im Vorfeld kurz durchkalkulieren, wie viele Kohlenhydrate und Natrium Ihre Snacks enthalten, um nicht zu wenig und auch nicht zu viel aufzunehmen.

Sobald die letzte Stunde auf dem Rad angebrochen ist und Sie sich langsam mental aufs Laufen einstellen, sollten Sie auch wieder vermehrt auf flüssige Energie zurückgreifen. Die verbleibende Zeit im Sattel ist noch ausreichend, um die zuvor verzehrte Nahrung gut zu verdauen.

Beim Laufen sollten Sie dann wie zu Beginn des Radfahrens zu Gels, Wasser oder kohlenhydrathaltigen Getränken greifen, um Ihren Energiebedarf zu decken.

Kohlenhydrat- und Natriumgehalt typischer Rennverpflegung

Lebensmittel	KH-Gehalt in g	Na-Gehalt in mg
Banane, 1 Stück, 120 g	25,0	1,2
Dattel, getrocknet, 1 Stück, 10 g	6,6	0,5
Toastbrot, 1 Scheibe, 20 g	9,5	87
Kartoffel, 1 kleine, 60 g	8,5	1,2
Frischkäse, 15 g	0,5	60
Tomatenmark, 15 g	1,9	36
Vegemite / Marmite, 15 g	3,0	1.315
Honig, 15 g	11,3	1,0
Marmelade, 15 g	10,2	0,2
Erdnussbutter, 15 g	3,0	2,6
Nuss-Nougat-Creme, 15 g	8,9	2,0
Energieriegel, 1 Stück, 55 g	39,0	800
Energiegel, 1 Stück, 40 g	27,0	210
Energiegetränk, 500 ml	33,0	320
Cola, 500 ml	54,3	20
Energydrink, 500 ml	56,5	200

Cola – Wunderwaffe oder flüssiger Killer?

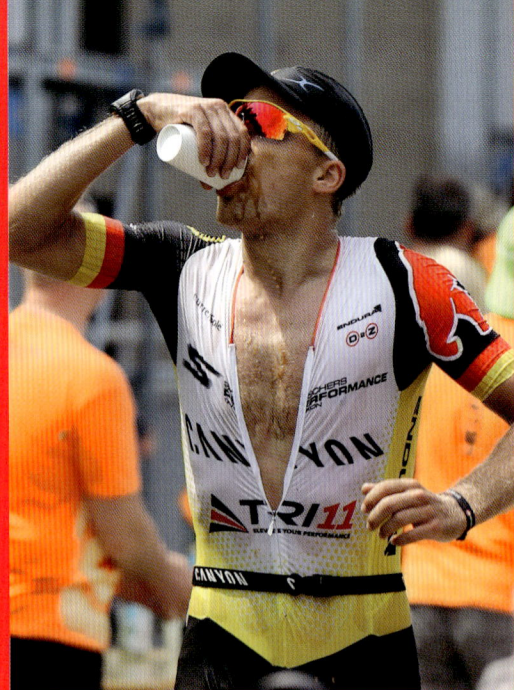

Für mich persönlich wartet beim Laufen das kulinarische Highlight – Cola oder wenn möglich sogar ein Energydrink. Für viele Athleten ist Cola auf der Rennstrecke die geheime Wunderwaffe, um noch irgendwo schlummernde Kraftreserven zu mobilisieren. Allerdings ist Cola ein zweischneidiges Schwert, und nicht jedem wird es die erhoffte Leistungssteigerung beziehungsweise Leistungsaufrechterhaltung bringen. Zum einen hat Cola mit rund 80 Milligramm pro Liter einen recht hohen Koffeingehalt, wobei ein Energydrink diesen Wert mit 320 Milligramm pro Liter sogar noch toppt. Wer das nicht gewohnt ist, weil er beispielsweise auch nie Kaffee trinkt, könnte dadurch zittrig werden oder Magenprobleme bekommen. Auch hier gilt deshalb: Vorher unbedingt im Training testen, wie Sie persönlich auf Cola unter Anstrengung reagieren. Unbedingt beachten sollten Sie auch, dass viele Gels bereits Koffein enthalten. Selbst wenn Sie normalerweise nicht empfindlich darauf reagieren, kann an einem solch langen Tag wie bei einer Langdistanz und einer ordentlichen Menge an verzehrten Gels einiges an Koffein zusammenkommen.

Noch kritischer als das Koffein ist allerdings, dass Cola kaum Natrium enthält. Wenn Sie sich auf der Laufstrecke fast ausschließlich über Cola und Wasser verpflegen, laufen Sie daher Gefahr, in eine Hyponatriämie zu geraten. Ein zu geringer Natriumgehalt des Blutes hat oftmals Kopfschmerzen und Übelkeit zur Folge. Trinken Sie also bitte nie ausschließlich Cola, sondern greifen Sie ab und an weiterhin zu einem isotonischen Getränk oder helfen Sie, wenn Sie möchten, mit Salztabletten nach. Ein Energydrink liefert übrigens die zehnfache Menge an Natrium im Vergleich zu Cola. Wenn Sie den extrem hohen Koffeingehalt vertragen, ist ab und an ein Schluck Energydrink für Sie auch eine Option.

Manchmal haben Sie Glück und die Helfer an den Verpflegungsstellen verdünnen die Cola für Sie bereits mit Wasser. Das macht das Getränk über die Zeit deutlich verträglicher, denn Cola an sich ist eine hypertone Lösung. Hyperton bedeutet, dass ein Getränk mehr gelöste Teilchen enthält als das Blut. Dies wiederum verzögert die Magenentleerungszeit und kann Übelkeit sowie Durchfall begünstigen. Hier bieten Energydrinks im Übrigen keinen Vorteil, denn sie sind auch hyperton.

Fazit: Wenn Sie Cola oder einen Energydrink trinken möchten, versuchen Sie dies erst ab der Hälfte der Laufstrecke. Den Energieschub können Sie so noch ausreichend nutzen, die möglicherweise negativen Auswirkungen spielen dann allerdings keine große Rolle mehr. Denn bis es so weit ist, sind Sie sowieso schon so gut wie im Ziel.

Der Zieleinlauf auf einer Langdistanz ist wohl das größte Glücksgefühl im Triathlon. Doch auch wenn Sie von Ihren Gefühlen übermannt werden und die Endorphine selbst in den Ohrenspitzen kitzeln – nutzen Sie die Zeit unmittelbar nach dem Zieleinlauf dafür, Ihrem Körper etwas Gutes zu tun. Die letzten Stunden hat er alles gegeben und braucht nun dringend etwas Pflege in Form von Flüssigkeit, Kohlenhydraten und Eiweiß. Versuchen Sie, gleich etwas Kleines zu essen – oftmals wird im Zielbereich auch einiges an Snacks angeboten. Ideal wäre eine Kombination aus Kohlenhydraten und Eiweiß im Verhältnis 4:1. Nach so einer großen Belastung ist es aber durchaus normal, wenn Sie erst einmal nichts herunterbekommen. Lassen Sie Ihrem Magen Zeit, versuchen Sie aber dennoch in kleinen Schlucken und in kleinen Bissen alle 30 Minuten (bis etwa vier Stunden nach dem Rennen) etwas Nahrung zuzuführen oder zumindest reichlich Wasser zu trinken. Auf der Mittel- und Langdistanz schafft es kaum ein Athlet, ohne Flüssigkeitsdefizit die Ziellinie zu überqueren. Perfekt, um den Flüssigkeitshaushalt wieder herzustellen, ist beispielsweise eine Saftschorle mit einer Prise Kochsalz oder auch ein alkoholfreies Bier. Auch ein Brötchen mit Schinken oder/und Käse ist geeignet. Wenn Sie nach einiger Zeit – oder auch erst am nächsten Tag – richtigen Appetit verspüren, sollten Sie Ihre Glykogenspeicher wieder komplett aufladen. Kohlenhydrate und Eiweiß satt sollten hierfür auf dem Programm stehen. Kombinieren Sie Ihre Mahlzeiten aber unbedingt mit kalium- und magnesiumreichen Lebensmitteln. Kalium (enthalten in Spinat, Weizenkleie, Pilzen, Fisch) ist wichtig für die Regeneration der Glykogenspeicher. Magnesium (enthalten in Spinat, Weizenkleie, Haferflocken, Bohnen) ist an fast allen regenerierenden Stoffwechselprozessen im Körper beteiligt. Es wird auch Tage nach einem harten Wettkampf noch vermehrt vom Körper ausgeschieden und muss daher unbedingt ersetzt werden.

Spinat und Weizenkleie, nachdem Sie sich den Traum vom Mittel- oder Langdistanzfinish erfüllt haben? Ich weiß, das klingt nicht unbedingt nach einer Fast-Food-Party. Ob Sie stattdessen lieber erst mal zu Pizza, Burger und Co. greifen ist natürlich Ihnen überlassen – und ich könnte die Entscheidung dafür tatsächlich nachvollziehen. Vielleicht lassen Sie sich durch das folgende Rezept aber überzeugen. Es ist mehr oder weniger Fast Food im Recovery-Style. Glauben Sie mir, Ihr Körper und Ihr Gaumen werden es lieben.

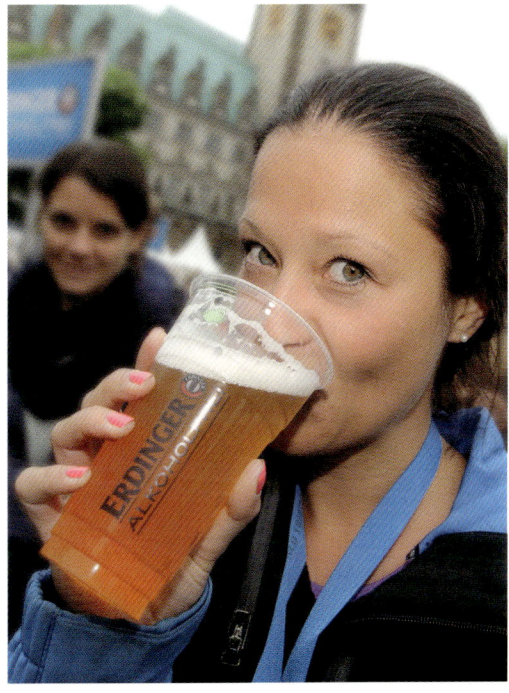

Success-Wrap

Für 2 Portionen

100 g geräucherte Putenbrust

2 Eier

50 g geriebener Käse

200 g Spinat

150 g Champignons

ein Schuss Milch

ein Schuss Olivenöl

Salz, Pfeffer, Chilipulver

2 Vollkorntortillas

Die Putenbrust in feine Streifen schneiden. Die Eier aufschlagen, mit Salz und Pfeffer sowie Chilipulver würzen und mit der Milch verquirlen. Die Cham-

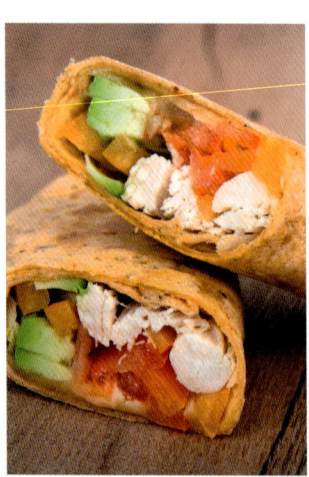

pignons putzen und in feine Scheiben schneiden. Das Öl in einer Pfanne erhitzen und die Champignons darin anbraten. Anschließend den Spinat dazugeben und mitdünsten lassen. Das Gemüse aus der Pfanne nehmen, noch mal etwas Öl erhitzen und aus der Ei-Milch-Mischung unter Rühren ein Rührei braten. Die Tortillas in einer trockenen Pfanne oder in der Mikrowelle erhitzen, mit Rührei, den Putenbruststreifen, dem geriebenen Käse sowie dem Gemüse füllen, zusammenrollen und genießen!

Nährwert pro Portion: ca. 423 kcal, 39 g Eiweiß, 29 g Kohlenhydrate, 24 g Fett

Auf der Strecke

- auf dem Rad pro Stunde: zwei bis drei Gels oder ein bis zwei Riegel plus 300–500 Milliliter Wasser (feste Nahrung besser nur auf dem Mittelteil der Radstrecke, durchschnittlich 60–80 Gramm Kohlenhydrate plus 0,4 Gramm Natrium pro Stunde)
- beim Laufen pro Stunde: ein Gel (optional), alle 15–20 Minuten ein Schluck Flüssigkeit, ab Kilometer 25 nach Bedarf auch Cola oder Energydrink

Im Ziel

- 300–500 Milliliter Flüssigkeit
- alle 30 Minuten bis 4 Stunden nach dem Rennen kleiner kohlenhydrat- und proteinreicher Regenerationssnack (Saftschorle mit etwas Salz, alkoholfreies Bier, Schokoladenmilch, Schinken-Käse-Brötchen, Eiweißriegel)
- am nächsten Tag kohlenhydrat- und eiweißreiche Mahlzeiten, ausreichende Versorgung mit Kalium und Magnesium

Vegan / Vegetarisch

Auch auf der Mittel- und Langdistanz müssen Sie sich als Vegetarier oder Veganer im Vorfeld die Frage beantworten, inwieweit Sie mit der vom Veranstalter angebotenen Ernährung zufrieden sind. Sie konsumieren herkömmliche Gels und Riegel? Dann gelten für Sie wiederum die gleichen Spielregeln wie für Vollköstler und Sie können sich an den Tipps im vorherigen Abschnitt (ab Seite 170) orientieren.

Kommt dies für Sie nicht in Frage und Sie möchten sich komplett selbst verpflegen, setzt das einiges an logistischer Vorbereitung voraus. In diesem Fall müssen Sie Ihre Ernährung exakt planen – vor allem was die benötigten Mengen betrifft. Bei einer Langdistanz stoßen Sie sonst schnell an Ihre Grenzen, denn Gels und Riegel lassen sich eben nur in begrenzter Menge am Rad oder beim Laufen am Körper verstauen.

Informieren Sie sich im Vorfeld unbedingt beim Rennveranstalter über die Möglichkeiten, von außen Unterstützung zu bekommen. Bei einigen Rennen gibt es sogenannte Special-Needs-Stationen, zu denen Sie sowohl auf dem Rad als auch beim Laufen einmal (mit Glück auch mehrmals) Zugang haben und dort Eigenverpflegung deponieren können. Gibt es diese Möglichkeit, erhalten Sie oft zusammen mit den Startunterlagen Beutel, die Sie hierfür verwenden können. In die Special-Needs-Beutel können Sie alles packen, was Ihnen in den Sinn kommt – nicht nur Verpflegung, sondern auch zusätzliches Material wie Schläuche, Kartuschen oder ein extra Paar frische Socken. Denken Sie beim Packen unbedingt an die klimatischen Bedingungen. Wenn Sie einen heißen Renntag erwischt haben, ist ein Sandwich mit Käse vielleicht nicht mehr appetitlich, wenn es stundenlang in der Sonne brät, bevor Sie es an der Verpflegungsstation aufnehmen. Das zuvor erwähnte Marmite (oder Vegemite) als Brotaufstrich oder auch Trockenfrüchte und Nüsse sind da deutlich hitzestabilere Varianten. Manche Athleten frieren ihren zusätzlichen Proviant auch über Nacht im Gefrierfach ein. So übersteht manchmal sogar ein Schokoriegel die Zeit im Beutel bis zum Verzehr unbeschadet.

Gibt es keine Special-Needs-Stationen, ist es manchmal auch gestattet, von Familie oder Freunden nach einer bestimmten Verpflegungsstation etwas gereicht zu bekommen. Oftmals ist dieser Bereich bis zu 50 Meter nach der Verpflegungsstelle.

Vorsicht: Sich einfach irgendwo während des Wettkampfs vom Streckenrand etwas anreichen zu lassen, führt bei vielen Rennen zur direkten Disqualifikation – sofern man dabei vom Schiedsrichter erwischt wird. Beachten Sie daher unbedingt das genaue Regelwerk Ihres Rennens, um eine Strafe zu vermeiden.

Wer lieber zu selbstgemachten Energiegels, Riegeln und Getränken statt fester Nahrung greift, findet im folgenden Abschnitt einige Rezepte, die allesamt für Vegetarier und Veganer geeignet sind.

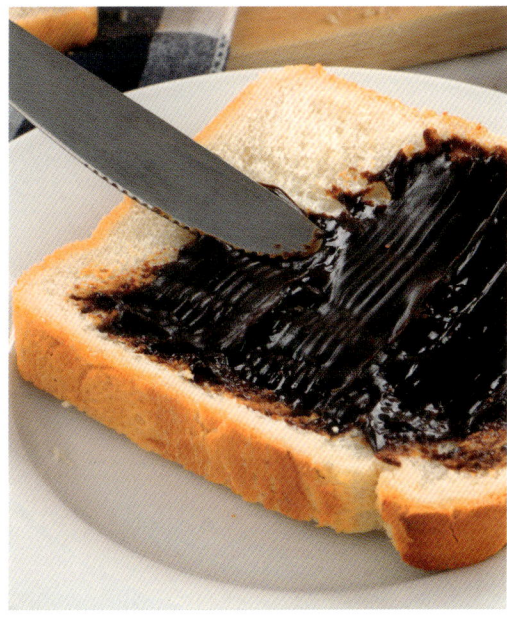

Wissen, was drin ist: Rennverpflegung aus der eigenen Küche

Es gibt viele Gründe, warum es sich lohnt, die Rennverpflegung in der eigenen Küche herzustellen. Und damit meine ich nicht nur Sandwiches oder Salzkartoffeln, sondern auch Gels und Riegel. Zum einen sind hausgemachte Produkte preislich fast unschlagbar und zum anderen wissen Sie zu 100 Prozent, was Sie den Tag über zu sich nehmen. Außerdem kann man mit den Zutaten ein wenig spielen und das für sich ideale Rezept finden. Gerade auf einer Mittel- oder Langdistanz ist es wichtig, dass die Verpflegung auch

schmeckt und man sie gern zu sich nimmt. Nur so kann man sich auch dazu durchringen, genug Energie aufzunehmen.

Energiegel

Die Basis für Gels und Getränke ist in diesen Rezepten Maltodextrin, über das ich auf Seite 141 schon einiges erzählt habe. Es hat den Vorteil, dass es meist sehr gut magenverträglich ist, neutral schmeckt, günstig zu bekommen ist und auch die ideale Textur für Gels liefert. Die Gels enthalten neben Maltodextrin noch Agavendicksaft. Zum einen gibt das einen süßen Geschmack, zum anderen liefert Agavendicksaft Fruktose, die in Kombination mit dem Maltodextrin ein optimales Kohlenhydratverhältnis ergibt.

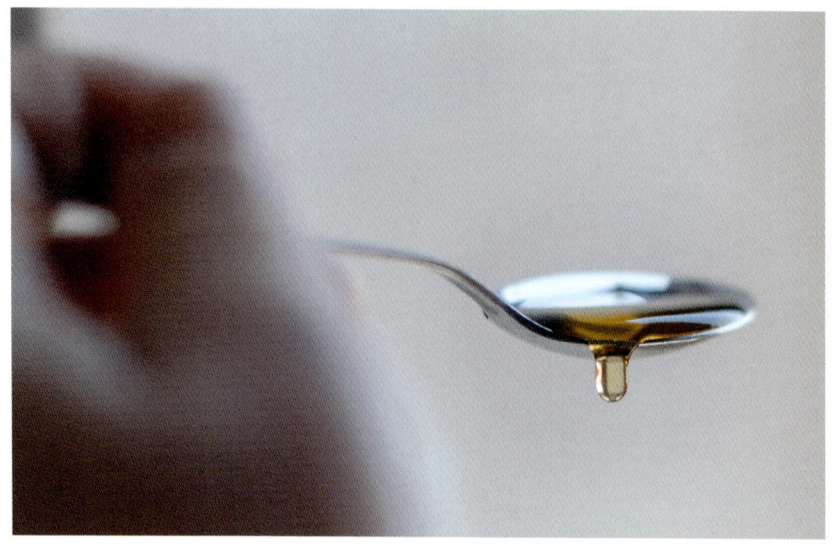

Das Rezept ergibt am Ende ein süßes Gel ohne spezielle Geschmacksrichtung. Durch die Zugabe von ein wenig Zitronen- oder Limettensaft können Sie ein frisches Citrus-Gel herstellen. Vanillearoma, das Sie im Supermarkt bei den Backzutaten finden, ist eine weitere Variante. Oder Sie nehmen etwas Instant-Eistee – seien Sie experimentierfreudig und probieren Sie im Training aus, welche Geschmacksrichtungen Sie am liebsten mögen oder welche Konsistenz bei Gels für Sie die beste ist. Ihrer Fantasie sind keine Grenzen gesetzt – auch salzige Gels, zum Beispiel mit etwas Tomatenmark, sind denkbar und nach viel „Süßkram" im Rennen vielleicht eine schöne geschmackliche Abwechslung.

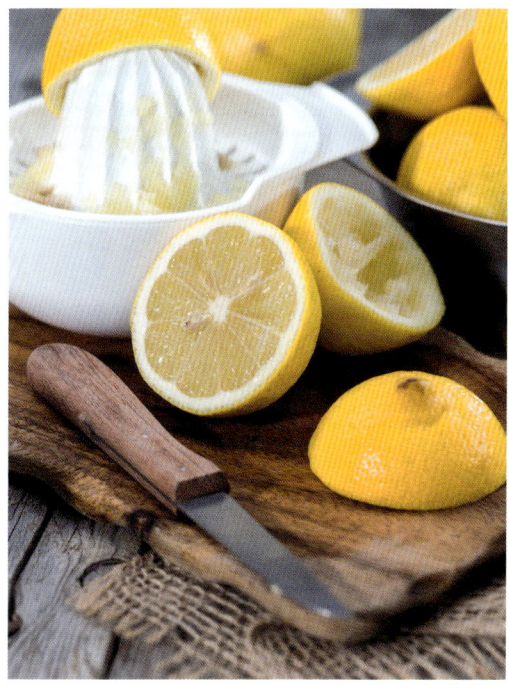

**Für 15 neutrale Gels à 100 kcal
und ca. 25 g Kohlenhydrate**

300 g Maltodextrin

440 ml Wasser

6 EL Agavendicksaft

1 Messerspitze Ascorbinsäure (aus der Apotheke als natürliches Konservierungsmittel)

2 TL Salz

Das Wasser in einem beschichteten Topf oder einer Pfanne leicht erwärmen (noch nicht aufkochen). Sobald es dampft, den Agavendicksaft zugeben und gut unterrühren. Dann langsam das Maltodextrin einrühren, dabei gut mit einem Schneebesen umrühren. Die Masse langsam unter Rühren aufkochen lassen, das Salz zugeben und rührend einkochen lassen, bis die gewünschte Konsistenz erreicht ist. Je dicker Sie das Gel mögen, desto länger lassen Sie die Masse einköcheln. Je zäher Sie wird, desto besser müssen Sie rühren, damit das Gel nicht anbrennt. Zum Schluss die Ascorbinsäure und Ihre Geschmackskomponente nach Wahl unterrühren. Das Gel abkühlen lassen und in kleine Fläschchen füllen. Bis zur Verwendung im Kühlschrank aufheben.

Sportgetränk

Im Getränkebereich ist vieles möglich und geeignet. Wichtig ist eigentlich nur, dass Sie eine isotone Lösung in Ihrer Flasche haben, die ausreichend Kohlenhydrate und Natrium enthält. Eine Apfelschorle mit rund 1,5 Gramm Kochsalz auf 1 Liter Flüssigkeit – und fertig ist ein einfaches Sportgetränk, das teuren gekauften Produkten in nichts nachsteht. Wenn Sie statt Leitungswasser zum Mischen der Schorle ein stilles Mineralwasser verwenden, das zudem noch etwas Magnesium enthält, ist es umso besser. Grundsätzlich muss es übrigens kein Apfelsaft sein – Sie können auch Traubensaft nehmen oder mischen verschiedene Fruchtsäfte ganz nach Ihrem Geschmack.

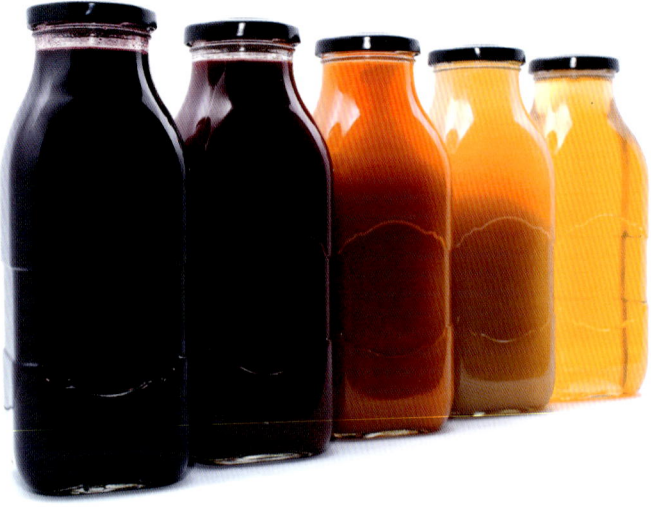

Ich setze im Rennen auch bei Getränken auf Maltodextrin. Je nachdem worauf ich gerade Lust habe oder wie die klimatischen Bedingungen des Rennens sind, verwende ich zum Anrühren Eistee, Pfefferminztee oder einfach Mineralwasser mit ein wenig Zitronensaft.

Je kürzer die Distanz ist, auf der Sie starten, desto höher sollte der Traubenzuckeranteil im Getränk sein. Denn Maltodextrin ist ein mittelkettiges Kohlenhydrat aus 3 bis 20 Zuckermolekülen. Es dauert daher einige Zeit, bis das Maltodextrim im Darm zerlegt und der Zucker in die Muskeln geschleust wird. Je kürzer die Distanz und je höher Ihr Renntempo, desto schneller be-

nötigen Sie auch Energie und desto höher sollte der Glukoseanteil im Getränk sein. Auf der Mittel- und Langdistanz empfiehlt es sich ebenso wie beim Energiegel zusätzlich zum Maltodextrin noch etwas Fruktose zu verwenden. Insgesamt sollte die Kohlenhydratmenge bei 80 bis 90 Gramm pro Liter liegen – je nachdem wie viel Kohlenhydrate Sie pro Stunde vertragen und wie viel Sie planen im Rennen zu trinken. Wenn Sie Fruktose weniger gut vertragen, verschieben Sie das Verhältnis einfach in Richtung Maltodextrin.

Olympische Distanz

55 g Maltodextrin

25 g Traubenzucker

1–1,5 g Kochsalz

1 l Mineralwasser oder Tee
(gekocht mit stillem Mineralwasser)

Mittel- und Langdistanz

60 g Maltodextrin

20–30 g Fruktose

1–1,5 g Kochsalz

1 l Mineralwasser oder Tee
(gekocht mit stillem Mineralwasser)

Powerriegel

Auf Seite 148 finden Sie bereits ein Rezept für glutenfreie Energieriegel, die Sie selbstverständlich auch verzehren können, wenn Sie nicht sensitiv auf Weizeneiweiß reagieren. Als Alternative gibt es hier noch ein ideales Rezept für etwas zu beißen auf der Strecke. Diese Riegel werden nicht ge-

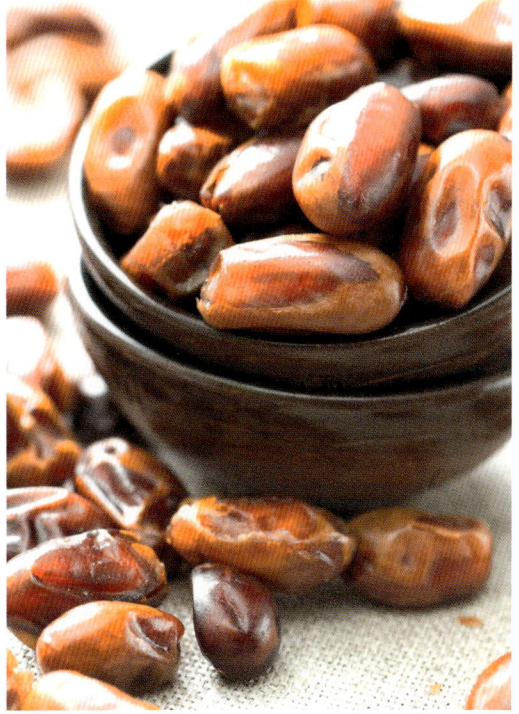

to mehr Biss haben die Riegel, fallen aber dann auch leichter auseinander) und anschließend in eine Schüssel geben. Nun die Datteln abtropfen lassen und ebenfalls in den Mixer geben. Für circa eine Minute gut durchmixen, bis nur noch feine Stückchen zu sehen sind. Dann die Erdnussbutter sowie den Honig hinzugeben und alles noch mal kurz durchmixen. Nun die Dattel-Erdnuss-Honig-Mischung in die Schüssel zu den Haferflocken geben und gut vermengen. Das geht am besten mit der Hand und in Einweghandschuhen. Es muss eine homogene Massen entstehen. Die Masse in eine kleine Auflaufform geben und gut festpressen. Die Form für mindestens 15 Minuten in den Kühlschrank oder auch in die Gefriertruhe stellen. Anschließend in Riegel schneiden und luftdicht verpacken.

Nährwert pro Riegel: ca. 240 kcal,
36 g Kohlenhydrate, 6 g Eiweiß, 9 g Fett

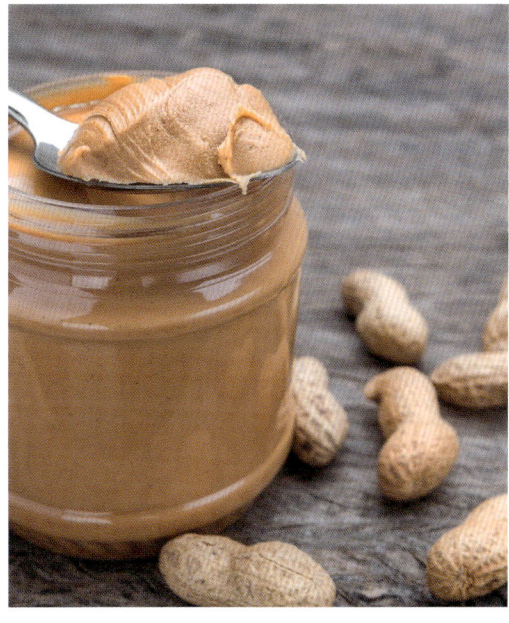

backen und sind im Kühlschrank eine gute Woche haltbar. Für die Zubereitung empfehle ich einen Standmixer oder einen kleinen Küchenhäcksler.

Für etwa acht Riegel
180 g getrocknete Datteln
75 g Honig (oder Agavendicksaft,
Reis- oder Ahornsirup)
75 g ungesüßte Erdnussbutter
170 g Mandeln
115 g kernige Haferflocken
eine gute Prise Salz
optional für Trainingsverpflegung:
1 EL Chiasamen

Die Datteln für rund zehn Minuten in warmem Wasser quellen lassen. Sie sollten am Ende leicht klebrig sein. In der Zwischenzeit Haferflocken, Mandeln und sofern gewünscht die Chiasamen in einen Mixer geben, grob mahlen (je grober, des-

SOS – Strategien für den Notfall

Egal, wie perfekt Sie vorbereitet sind und wie ausgeklügelt Ihr Ernährungskonzept ist – im Rennen kann immer etwas schiefgehen oder nicht nach Plan verlaufen. Ihr Körper ist keine Maschine und manche Dinge wie zum Beispiel das Wetter lassen sich einfach nicht beeinflussen. Ganz gleich, was passiert – mindestens eine Lösung gibt es immer, und zwar aussteigen! Aber Sie haben sich nicht wochen- und monatelang auf einen Wettkampf vorbereitet, um sich am Ende Muskelkrämpfen, Magen-Darm-Problemen oder einer plötzlichen Hitzewelle zu beugen, oder? Müssen Sie auch nicht, denn in diesem Kapitel finden Sie einige Tipps, die so manches Rennen retten können. Behalten Sie die Ratschläge im Hinterkopf, so haben Sie Lösungen parat, falls Sie im Wettkampf mit einer ungewohnten Situation konfrontiert werden.

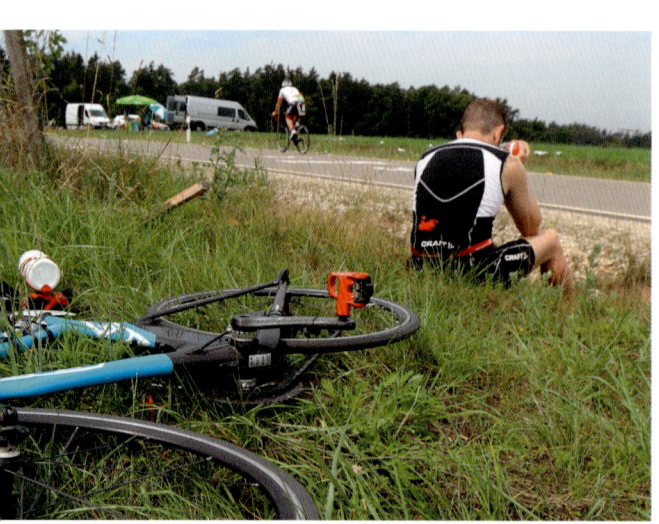

Bitte bedenken Sie, dass diese Ratschläge keine medizinischen Pauschallösungen für alle Probleme sind. Wenn Ihre Magen-Darm-Probleme beispielsweise trotz Notfallplan anhalten oder sogar schlimmer werden, Sie sich permanent übergeben müssen oder vor Krämpfen kaum noch gehen können, sollten Sie immer die vorhandenen Ärzte und Sanitäter um Hilfe bitten. Ihre Gesundheit zu riskieren ist niemals der richtige Weg, ganz egal, wie hart Ihr Wille ist oder Ihre Vorbereitung war.

Krämpfe

Wenn ich an Krämpfe denke, fällt mir nur ein passendes Adjektiv dafür ein: hinterhältig! Denn Krämpfe, vor allem in Wade oder Oberschenkel, kündigen sich meist nicht an. Wie aus dem Hinterhalt schießt der Schmerz in die entsprechende Körperpartie und setzt einen zumindest für einige Sekunden außer Gefecht. Gleichzeitig mit dem Schmerz geht einem Athleten dann auch oft nur ein Gedanke durch den Kopf: Das ist der Anfang vom Ende! Das kann sein, muss es aber nicht!

Über die Ursache von Muskelkrämpfen (nicht von Magenkrämpfen, dazu kommen wir noch) ist sich die Wissenschaft immer noch nicht ganz einig. Früher hieß es, ein akuter Magnesiummangel sei für das krampfartige Zusammenziehen der Muskulatur verantwortlich, schließlich spielt Magnesium eine entscheidende Rolle bei der Aufrechterhaltung der Muskelfunktionen. Irgendwann kam man jedoch darauf, dass wohl eher ein hoher Elektrolyt- und Wasserverlust Krämpfe verursacht. Besonders der Natriumgehalt des Blutes sollte hierbei eine entscheidende Rolle spielen. Deshalb wurden so gut wie alle Sportprodukte mit etwas Salz versetzt, der Markt für Salztabletten boomte und Hühnerbrühe wurde zu einem beliebten Getränk auf der Langdistanz. In einer Studie konnten amerikanische Wissenschaftler zeigen, dass Athleten, die das Wasser von handelsüblichen Essiggurken tranken, bereits 85 Sekunden später keine Krämpfe mehr hatten. Mit regulärem Trinkwasser dauerte es fast doppelt so lange, bis der Schmerz vorbei war. „Haben Sie immer ein Glas Essiggurken dabei!" müsste das Fazit lauten, doch so leicht ist es „leider" noch nicht einmal. Denn bis das Gurkenwasser aus dem Magen in die Blutbahn gelangt, dauert es ungefähr 30 Minuten. Ein so schneller Effekt der salzhaltigen Flüssigkeit kann also nicht für den vergehenden Schmerz verantwortlich sein. Was ist es dann? Die Wahrheit ist, dass das so richtig niemand weiß. Eine aktuelle Vermutung der Forschung lautet, dass mikroskopisch kleine Verletzungen der Muskulatur Krämpfe verursachen, da diese meist lokal auftreten. Diese Beobachtung widerlegt ein wenig, dass allein der Wasser- und Elektrolytverlust für Krämpfe verantwortlich sein soll. Wäre dies der Fall, wären auch Krämpfe in Armen oder im Rücken denkbar – doch das ist selbst mir mit einer „krampfhaften Vergangenheit" noch nicht untergekommen. Neben kleinen Muskelverletzungen,

die in erster Linie durch ein individuell zu hohes Renntempo kommen sollen, spielt laut Wissenschaftlern auch die Genetik eine Rolle. Es gebe Athleten, die eher zu Krämpfen neigen als andere. Das macht die Problematik nicht einfacher, denn so gibt es keine einfache Lösung, die Sie im Rennen anwenden können. Wenn Sie das Rennen zu hart angegangen sind und Krämpfe bekommen, können Sie diesen Fehler leider nicht mehr ausbügeln. Vorsichtiges Stretching der verkrampften Muskelpartien kann etwas Linderung

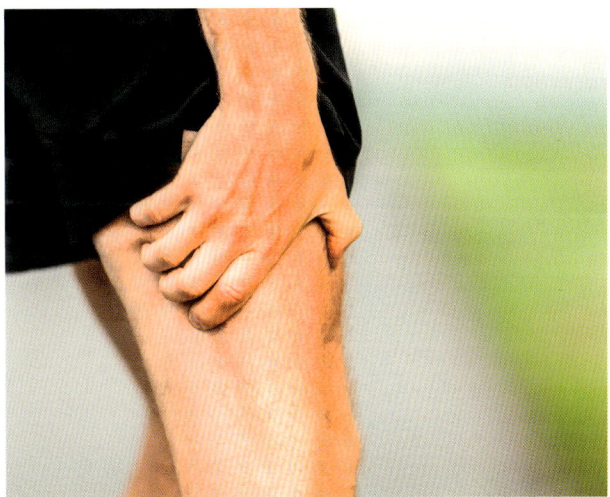

bringen. Das lockert die Muskulatur ein wenig und der Krampf ist zumindest akut nicht schmerzhaft. Und da die Wasser-Natrium-Theorie ja bisher nicht komplett widerlegt ist, sind Gurkenwasser, Hühnerbrühe, salzige Cracker, Salzbrezeln oder Salztabletten mit einem guten Schluck Wasser auf jeden Fall einen Versuch wert!

Erste-Hilfe-Maßnahme: vorsichtiges Stretching und Zufuhr von Salz und Wasser!

Magen-Darm-Probleme

Man sieht leider eigentlich bei jedem Wettkampf mindestens einen Athleten, der am Streckenrand Halt machen muss, um sich zu übergeben. Magen-Darm-Probleme kommen extrem häufig vor, besonders je länger die Distanzen sind. Studien haben gezeigt, dass bei Langdistanztriathlons bis zu 93 Prozent der Teilnehmer an mindestens einem Symptom des Gastrointestinalbereichs – Bauchschmerzen, Durchfall, Übelkeit, Erbrechen – litten. 43 Prozent waren sogar von schweren Problemen geplagt, 7 Prozent mussten aufgrund von Magen-Darm-Problemen das Rennen vorzeitig beenden. Magen-Darm-Probleme können sehr unspezifisch sein und die unterschiedlichsten Ursachen haben. Das macht es ein wenig schwieriger, im akuten Notfall richtig zu handeln. Grob kann man jedoch sagen, dass es sich bei Magen-Darm-Beschwerden meist um ein „zu wenig" oder „zu viel" von einer Substanz handelt: zu wenig oder zu viel Wasser, einfache Kohlenhydrate oder auch nur simple Luft.

Grundsätzlich wird zwischen oberen Magen-Darm-Problemen und unteren Magen-Darm-Problemen unterschieden. Gesundheitlich betrachtet sind Beschwerden im unteren Magen-Darm-Bereich schwerwiegender. Im Rennen selbst können aber auch Probleme im oberen Magen-Darm-Bereich einen extremen Einfluss auf die Leistungsfähigkeit nehmen.

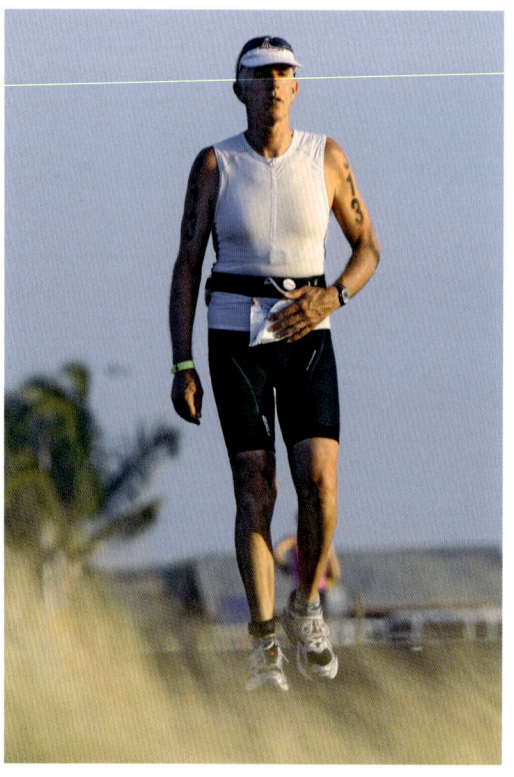

Obere Magen-Darm-Probleme	Untere Magen-Darm-Probleme
Sodbrennen	Darmkrämpfe
Aufstoßen	Seitenstechen
Blähbauch	Blähungen
Magenschmerzen/Magenkrämpfe	Durchfall
Erbrechen	blutiger Durchfall
Übelkeit	

Während Schwimmen und Radfahren bei den meisten Athleten noch beschwerdefrei verläuft, nimmt die Häufigkeit von Magen-Darm-Problemen besonders beim Laufen zu. Warum ist das so? Gastrointestinale Beschwerden können ganz unterschiedliche Ursachen haben. Die hohe Belastung selbst kann natürlich der Grund sein, manchmal liegt der Ursprung der Probleme aber auch in der Rennverpflegung.

Sodbrennen

Sodbrennen ist ein Phänomen, mit dem viele auch im Alltag zu kämpfen haben. Das brennende Gefühl im Hals- und Rachenbereich entsteht durch Magensäure, die aus dem Magen in die Speiseröhre fließt. Normalerweise ist die Speiseröhre durch den sogenannten Sphinkter vom Magen abgetrennt, sodass der Mageninhalt nicht wieder zurück in die Speiseröhre fließen kann. Unter Belastung kann jedoch ein so großer Druck in der Magengegend entstehen, dass der Sphinkter nicht mehr perfekt schließen kann. Dies führt dazu, dass Magensäure zurück in die Speiseröhre gelangen kann. Dieser Säurerücklauf wird auch als Reflux bezeichnet. Das Gute an kurzfristigem Sodbrennen ist, dass keine bleibenden Schäden zu erwarten sind. Störend ist das brennende Gefühl im Wettkampf aber trotzdem. Wenn Sie auch im Alltag öfter Sodbrennen haben, sollten Sie auf Genussmittel, die den Sphinkter in seiner Funktion beeinträchtigen, verzichten. Dazu gehören Koffein, Alkohol und Zigaretten. Im akuten Fall helfen sogenannte Antazida, also säurebindende Mittel, die es freiverkäuflich in Apotheken oder Drogerien gibt. Antazida gibt es in flüssiger Form oder auch als Kautabletten. Stecken Sie sich für den Notfall ein paar Tabletten oder Tütchen in die Trikottasche der Laufbekleidung, dann haben Sie sie nach dem Kleidungswechsel automatisch dabei. Wenn Sie zum allerersten Mal von Sodbrennen geplagt werden und kein Medikament zur Hand haben, sollten Sie an der nächsten Verpflegungsstation Halt machen. Bei großen Veranstaltungen haben Sie vielleicht Glück und bekommen einen Schluck (Schokoladen-)Milch. Milch kann die Magensäure vorübergehend neutralisieren und verschafft dadurch Linderung.

Bullrich-Salz oder auch Kaisernatron galt lange als Mittel der Wahl bei Sodbrennen. Im Rennen sollten Sie darauf aber unbedingt verzichten. Bullrich-Salz ist chemisch gesehen Natriumhydrogencarbonat. Wie der Name schon sagt, enthält es große Mengen Natrium, das im Wettkampf schnell zu Magen-Darm-Problemen führen kann. Natriumhydrogencarbonat kann zwar Säuren binden, deshalb ist es auch zur Linderung von Sodbrennen geeignet, allerdings beginnt es bei diesem Vorgang zu schäumen und bildet Kohlendioxid und Wasser. Wenn Sie im Rennen Bullrich-Salz nehmen, haben Sie am Ende vielleicht kein Sodbrennen mehr, sind dafür aber mit einem Blähbauch und möglicherweise sogar von Durchfall geplagt.

Erste-Hilfe-Maßnahme: Antazida aus der Apotheke oder ein Schluck Milch oder Kakao!

Verzögerte Magenentleerung

In der Vorbereitung auf meinen allerersten Marathon machte ich zum ersten Mal Bekanntschaft mit Energiegel in Gummibärchenform. Es war mein erster Trainingslauf über 30 Kilometer und diese Kaudrops sollten mich vor einem Hungerast bewahren. Glauben Sie mir, mir war selten so schlecht wie in diesem Training. Denn zu den Drops, die ich wohlgemerkt alle auf einmal aß, gab es noch ordentlich Cola – ich brauche ja schließlich Energie. Doch die kam niemals in meinen Beinen, wo sie dringend gebraucht wurde, an, sondern hing schön in meinem Magen fest. Die Gummidinger schwappten wie nasse Zeitung in meinem Bauch hin und her und machten die letzten zehn Kilometer beschwerlicher, als sie hätten sein müssen. Der Zucker aus Cola und Gummibärchen kann, wie Sie ja bereits wissen, erst im Dünndarm in den Körper aufgenommen werden. Doch bis dahin kam meine „Nahrung" gar nicht. Rund 60 bis 80 Gramm Kohlenhydrate kann der Körper pro Stunde aufnehmen, das entspricht ungefähr der Menge von zwei bis drei Gels. Werden diese allerdings nicht mit Wasser verzehrt, sondern beispielsweise mit einem kohlenhydrathaltigen Getränk oder wie in meinem Fall sogar mit Cola, kann es für den Magen schnell zu viel werden – und er bedankt sich mit Völlegefühl, Blähungen bis hin zu Übelkeit und Erbrechen. Je höher die Intensität der Belastung ist, desto schneller kommt es auch zu den eben genannten Symptomen. Denn der Körper benötigt für die Verdauungsarbeit ausreichend

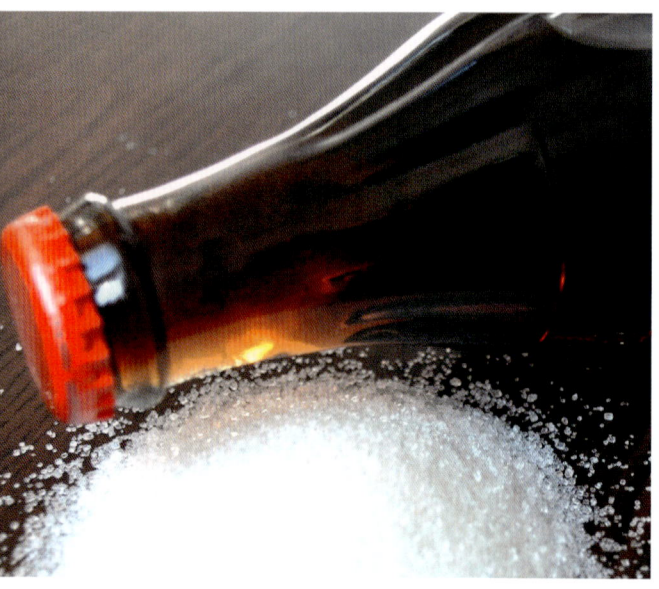

Blut im Magen-Darm-Trakt, das allerdings während sportlicher Belastung hauptsächlich in den Beinen steckt. In Zahlen ausgedrückt bedeutet das, dass bereits bei einer Belastung von 70 Prozent der maximalen Sauerstoffaufnahme die Blutversorgung der zentralen Verdauungsorgane um 80 Prozent gedrosselt wird.

Eine Sofortmaßnahme gegen dieses Problem gibt es leider nicht. Wenn Sie also im Wettkampf von Völlegefühl und Übelkeit geplagt werden, gibt es nur ein Rezept: abwarten, Intensität reduzieren und Wasser trinken! Damit Ihr Magen sich wieder entleeren kann, braucht er in erster Linie Zeit, dann verrichtet er die Arbeit von allein. Leichter geht es, wenn Sie die Konzentration des Mageninhalts verdünnen. Also greifen Sie zur Wasserflasche und trinken Sie so viel wie möglich. Je niedriger der Kohlenhydratgehalt pro Milliliter Mageninhalt ist, desto leichter fällt es Ihrem Körper, die Nahrung vom Magen in Richtung Darm zu transportieren. Außerdem gibt es auch wissenschaftliche Hinweise darauf, dass Dehydrierung ebenfalls zu Übelkeit führen kann. Mit regelmäßigen Wasserschlucken schlagen Sie möglicherweise zwei Fliegen mit einer Klappe. Zusätzlich sollten Sie Ihr Lauftempo deutlich reduzieren. Versuchen Sie, die Herzfrequenz so weit wie möglich im Grundlagentempo zu halten, notfalls gehen Sie ein paar Schritte, bis Ihr Puls sich etwas beruhigt hat. Sobald die Beschwerden weg sind, können Sie versuchen, Ihr Lauftempo wieder aufzunehmen und vorsichtig Kohlenhydrate nachzutanken.

Erste-Hilfe-Maßnahme: Tempo reduzieren und auf Wassertrinken umsteigen!

Übelkeit

Übelkeit ist ein sehr diffuses Symptom, das vielerlei Ursachen haben kann. Zum einen kann Übelkeit auftreten, wenn Sie zu viel gegessen haben und Ihr Magen mit der Verdauungsarbeit nicht hinterher kommt. Allerdings ist Übelkeit auch ein Hauptsymptom von Hyponatriämie. Darunter versteht man eine geringe Natriumkonzentration im Blut. Normal sind Werte zwischen 136 und 142 mmol/Liter Blut. Von einer leichten Hyponatriämie spricht man bei Werten zwischen 125 und 135 mmol/l, von einer schweren bei Werten unter 125 mmol/l. Die Gefahr der Hyponatriämie besteht hauptsächlich, wenn Sie aus Angst vor einer Dehydrierung zu viel reines Wasser trinken. Ja, es ist tatsächlich möglich, dass Sie durch zu viel Flüssigkeit während des Rennens Schaden anrichten. Es kommt zu einer Hyponatriämie, wenn die aufgenommenen Wassermengen die des abgegebenen Schweißes übersteigen. Fatal an der Hyponatriämie ist, dass neben Übelkeit auch Schwindel, Schwachheit und Ohnmacht auftreten können – alles eigentlich signifikante Symptome einer Dehydrierung. Wenn Sie merken, dass Sie trotz ausreichender Flüssigkeitszufuhr Schwindelgefühle und Übelkeit entwickeln, machen Sie unbedingt an der nächsten Verpflegungsstation Halt und versorgen Sie sich mit einer guten Portion Salzbrezeln, salzigen Crackern oder Hühnerbrühe. Greifen Sie im Anschluss zu weniger Flüssigkeit beziehungsweise achten Sie darauf, dass Ihr Getränk ausreichend Natrium enthält – das ist bei den meisten isotonischen Sportgetränken der Fall.

Erste-Hilfe-Maßnahme: Salzzufuhr erhöhen und Flüssigkeitszufuhr reduzieren!

Individuelle Schweißrate ermitteln

Die Frage, ob Sie grundsätzlich ein starker oder eher mäßiger Schwitzer sind, können Sie vermutlich recht leicht beantworten. Aber wissen Sie, wie viel Flüssigkeit Sie tatsächlich beim Training oder im Rennen verlieren? Diesen Wert zu kennen hilft sehr beim Planen des eigenen Verpflegungskonzepts. Die individuelle Schweißrate zu ermitteln ist übrigens recht einfach. Das einzige Hilfsmittel, das Sie benötigen, ist eine Körperwaage. Wiegen Sie sich vor einer Trainingseinheit, die idealerweise bei durchschnittlicher Außentemperatur (oder erwarteter Renntemperatur) sowie bei durchschnittlicher Intensität (oder im Renntempo) durchgeführt werden sollte, und wiegen Sie sich noch einmal danach. Die Differenz ist die verlorene Flüssigkeit, zu der Sie die während des Trainings verzehrte Getränkemenge dazu addieren.

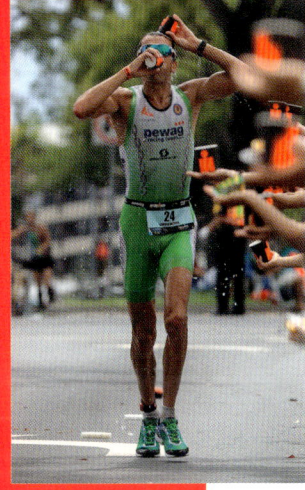

Beispiel:

- Gewicht vor einer Stunde Training: 75 kg
- Gewicht nach einer Stunde Training: 74,3 kg
- Getrunkene Menge Wasser: 0,5 l (kg)
- individuelle Schweißrate pro Stunde:
  75 kg − 74,3 kg + 0,5 kg = 1,2 kg (l)

Blähungen

Luft in Darm und Bauch ist für den Betroffenen nicht nur lästig und zum Teil schmerzhaft, sondern manchmal auch peinlich. Die Ursache für Blähungen kann ganz einfach zu viel Luft im Bauch sein, allerdings kann auch eine zu hohe Aufnahme von Fruktose dazu führen. Die Gefahr, zu viel Luft zu schlucken, ist beim Schwimmen am größten. Vor allem bei einem Massenstart kann man leicht in Panik und in eine Art Schnappatmung verfallen, was große Mengen Luft in den Magen bringt. Diese Luft kann weiter in den Darm transportiert werden und dort Blähungen hervorrufen. Versuchen Sie daher, das Problem gleich zu Beginn zu vermeiden. Wenn Sie merken, dass Sie relativ viel Luft schlucken und sich ein gewisser Druck im Brustkorb aufbaut, halten Sie beim Schwimmen einfach kurz inne – oder schwimmen ruhig im Brustsil weiter – und versuchen Sie, die Luft wieder abzuatmen. Vornehme Zurückhaltung sei in diesem Fall einfach mal hinten angestellt. Und ich bin mir sicher, Ihr Nachbar im Wasser ist gerade sowieso auf andere Dinge konzentriert.

Zudem kann auch eine (individuell) zu große Aufnahme von Fruktose in Gels oder auch von Eiweiß und Ballaststoffen in Riegeln zu Blähungen führen. Wie hoch Ihr persönlicher Toleranzwert an Fruktose ist, sollten Sie im Training austesten. Informieren Sie sich im Idealfall rechtzeitig über die im Rennen angebotenen Produkte und testen Sie sie im Training auf ihre individuelle Verträglichkeit. Wenn es allerdings bereits zu spät ist, helfen entweder Tabletten (aus Apotheke und Drogerie und im Wechselbeutel

oder Trikot verstaut), die die Gase sanft auflösen, oder Sie versuchen wiederum, die Konzentration von Fruktose im Darm durch Wassertrinken zu minimieren.

Erste-Hilfe-Maßnahme: Luft ausstoßen oder viel Wasser trinken (je nach Ursache)!

Durchfall

Bill Rodgers, eine Marathonlegende aus den 1970er-Jahren, sagte einmal: „Es wurden schon mehr Marathons auf dem Toilettenhäuschen gewonnen oder verloren als am Abendessenstisch.“ So ganz unrecht hat er da sicherlich nicht. Durchfall entsteht, wenn sich zu viel Flüssigkeit im

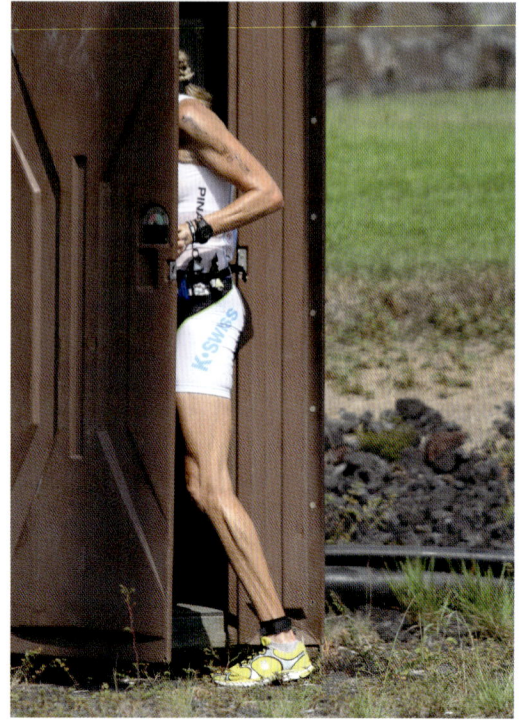

Darm befindet. Das kann im Rennen auf zwei unterschiedliche Arten passieren: Zum einen wird der Darm unter Belastung weniger durchblutet und ist dadurch in seiner Funktion eingeschränkt. Dies hat zur Folge, dass Nahrung und auch Flüssigkeiten langsamer als üblich in den Körper aufgenommen werden. Wenn Sie also aus Angst, zu wenig zu trinken, unterm Strich zu viel Flüssigkeit aufnehmen, ist der Darm überlastet und der Körper sucht sich den schnellstmöglichen Weg, um die Flüssigkeit loszuwerden. Für Sie heißt das dann „Ab in die Büsche!" und im Nachgang dem Körper erst einmal die Zeit zu geben, die im Darm gesammelte Flüssigkeit wieder zu resorbieren. Zum anderen kann es wiederum eine Frage der Konzentration sein. Haben Sie eine zu große Menge an Kohlenhydraten konsumiert, sei es in Form von Riegeln, Getränken oder auch Gels, versucht der Körper, die hohe Konzentration selbst zu verdünnen. Wasser aus dem Blutkreislauf fließt in den Darm und verflüssigt so den Nahrungsbrei – und das hat unangenehme Konsequenzen. Essen und trinken Sie daher lieber regelmäßig und verzehren Sie jeweils nur kleine Mengen, die Sie gut mit Wasser herunterspülen. Suchen Sie im akuten Fall wirklich zuerst eine Toilette auf und versuchen Sie den Darm zu entleeren. Dann greifen Sie wieder zur Wasserflasche und versuchen, mit langsamen Schlucken die Kohlenhydratkonzentration zu reduzieren.

Achtung: Wer bei Durchfall sofort an Omas Hausmittelchen denkt und Cola und Salzstangen, die es ja oft an Verpflegungsstellen gibt, zu sich nimmt, kann das Problem nur noch schlimmer machen. Cola liefert erneut Kohlenhydrate und das Natrium in den Salzstangen erhöht die Teilchenzahl im Darm nochmals. Die Folge: noch mehr Wasser im Bauch!

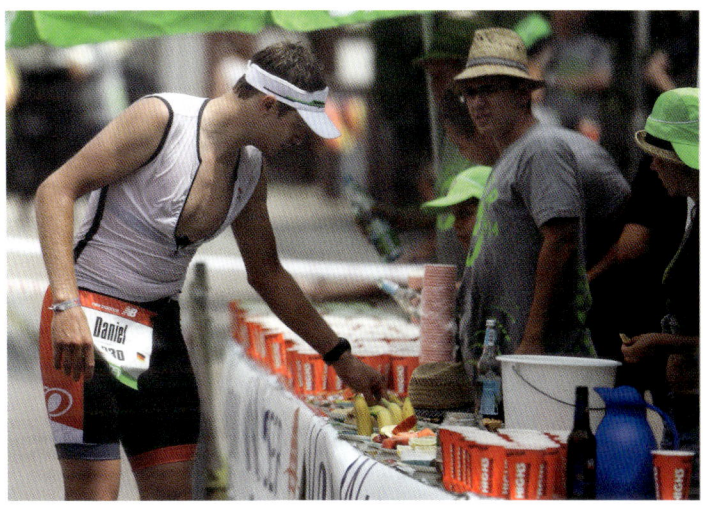

Bei Durchfall sollten Sie also zunächst einmal ein wenig Ursachenforschung betreiben. Liegt es möglicherweise an zu viel Wasser oder eher an zu vielen Kohlenhydraten? Besonders knifflig wird es, wenn beide Fälle zusammen kommen, Sie also viel Flüssigkeit und Kohlenhydrate (zum Beispiel über ein kohlenhydratreiches Getränk) zu sich genommen haben. In diesem Fall bringt es am meisten, nach dem Toilettengang etwas abzuwarten, bis der Körper einen Teil der Kohlenhydrate sowie der Flüssigkeit aufgenommen hat, und sich dann langsam ans Wassertrinken heranzutasten!

Erste-Hilfe-Maßnahme: Toilettengang und abwarten – oder Wasser trinken!

Hitzeschlachten

Texas ist für meinen Mann und mich in den vergangenen Jahren so etwas wie eine zweite Heimat geworden. Der Ironman Texas ist daher für uns ein Pflichttermin im Rennkalender. Und obwohl dieses Rennen bereits im Frühjahr stattfindet, sind die 226 Kilometer jedes Mal ein Kampf bei mehr als 30 Grad. Die hohe Luftfeuchtigkeit von circa 90 Prozent im Süden von Texas tut ihr Übriges. Selbst die Einheimischen, die diese klimatischen Bedingungen zur Genüge kennen und eigentlich perfekt damit umgehen können müssten, kommen regelmäßig ins Straucheln. Ich gebe zu, dass es in Texas heiß ist und dass es auch am Renntag heiß sein wird, ist für keinen der Athleten eine Überraschung. Die perfekte Vorbereitung und Planung der Hitzeschlacht ist also prinzipiell möglich – auch wenn es eine Sache ist, sich vorzustellen, auf dem Rad „gekocht" zu werden, und eine ganz andere, tatsächlich durch die glühenden Farmlands des texanischen Hinterlandes zu rollen.

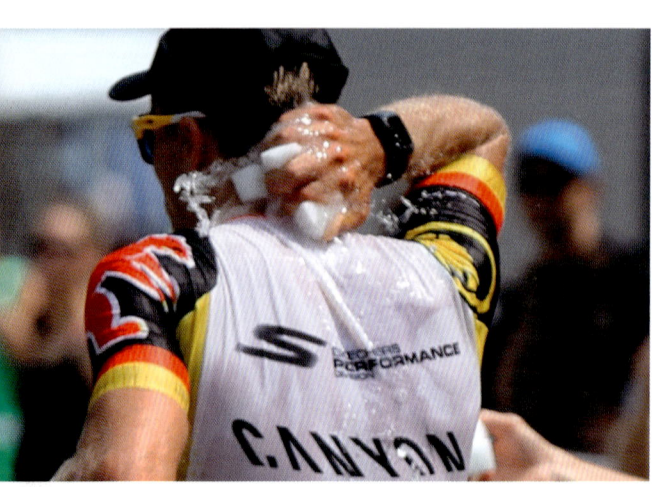

Die wenigsten Triathleten haben wohl Zeit, mehrere Wochen vor einem Renntag anzureisen, damit sie sich auf das Klima einstellen können. Einige Tricks lassen sich jedoch auch zu Hause realisieren, um den Körper ein wenig auf die anstehende zusätzliche Belastung durch hohe Außentemperaturen vorzubereiten.

1. Trainieren Sie zur heißesten Tageszeit

Nutzen Sie die klimatischen Bedingungen, die Sie zu Hause vorfinden, optimal aus – das heißt: Schnüren Sie die Laufschuhe wenn möglich in der Mittagshitze. So bekommen Sie ein Gefühl dafür, wie Ihr Körper bei hohen Temperaturen reagiert. Welche Herzfrequenzen sind bei 30 Grad oder mehr „normal"? Wie viel schwitze ich? Wie viel Energie kann ich bei Hitze überhaupt aufnehmen? All diese Fragen sollten Sie im Anschluss beantworten können.

2. Schaffen Sie rennähnliche Bedingungen

Doch was tun Sie, wenn es zu Hause auch mittags gar nicht heiß wird? Wenn Sie zum Beispiel aus dem europäischen Winter kommen und sich ein Rennen auf der Südhalbkugel ausgesucht haben? Oder der Sommer in Deutschland einfach nicht in Fahrt kommen will? Dann müssen Sie Ihren Körper ein wenig austricksen. Hitze simulieren Sie, indem Sie schlicht und ergreifend mehr anziehen. Packen Sie sich verhältnismäßig warm ein und steigen Sie aufs Rad oder schlüpfen Sie in die Laufschuhe! Hören Sie in diesem Fall aber gut auf Ihren Körper und seine Signale. Denn durch die extra Kleidungsschichten kommen Sie zwar ins Schwitzen, doch der Schweiß kann nicht verdunsten und somit den Körper kühlen. Bei kurzen Trainingseinheiten klappt dieser Trick aber sehr gut.

3. Ab in die Sauna!

Dass Sie das Essen im Training üben sollten, um Ihrem Körper beizubringen, Kohlenhydrate optimal zu verwerten (und herauszufinden, welche Lebensmittel für Sie unter Belastung geeignet sind), wissen Sie bereits. Doch auch das Trinken will geübt sein. Die Flüssigkeitsaufnahme lässt sich ebenfalls trainieren und das funktioniert wunderbar in der Sauna. Es muss dabei nicht gleich die finnische Variante mit 80 Grad und mehr sein. 60 Grad reichen völlig aus, um Sie ins Schwitzen zu bringen, und Sie halten es darin etwas länger aus. Bewaffnen Sie sich mit ein bis zwei Trinkflaschen und machen Sie es sich gemütlich, bis die Flaschen leer sind.

In ein Hitzerennen zu geraten, muss aber nicht zwingend ein selbstgewähltes Schicksal sein. Auch in Deutschland kann einen eine Hitzewelle überraschen. Akklimatisierung und Adaption? Fehlanzeige!

Bei wie viel Grad Wärme aufhört und Hitze anfängt, ist individuell verschieden. Eine Reaktion dürften wir bei Hitze aber alle gemeinsam haben – wir schwitzen mehr! Denn für den Körper hat es oberste Priorität, den Organismus so gut wie möglich zu kühlen.

Für das Renngeschehen bedeutet dies, dass über den vermehrten Schweiß zwei- bis dreimal so viel Wasser und Elektrolyte (Natrium, Kalium, Kal-

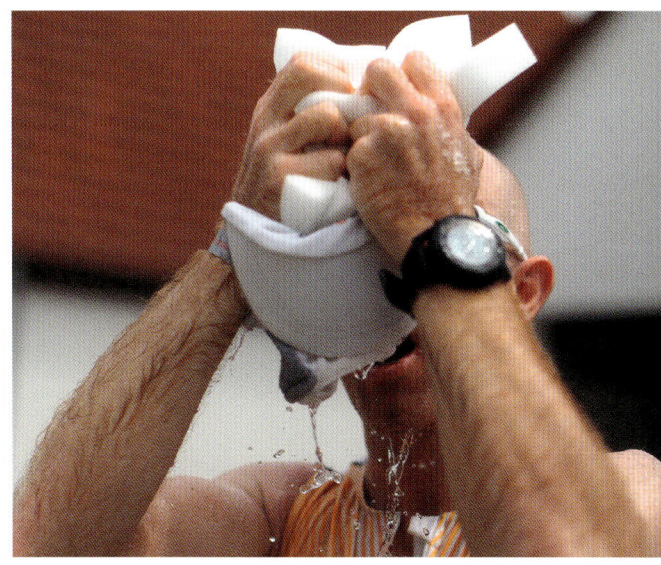

zium und Magnesium) verloren gehen wie unter angenehmen klimatischen Bedingungen. Wasser und Salze müssen unbedingt ersetzt werden – das ist der wichtigste Aspekt bei Hitzeschlachten. Doch das ist gar nicht so einfach. Zum einen ist das reine Durstgefühl kein Indikator dafür, dass Sie zu wenig getrunken haben. Durst tritt in der Regel erst auf, wenn Sie rund zwei Prozent Ihres Körpergewichts über den Schweiß verloren haben. Doch mit einem solchen Flüssigkeitsverlust haben Sie bereits deutlich an Leistungsfähigkeit eingebüßt. Außerdem kann Ihr Körper, bloß weil er mehr Flüssigkeit verliert, durch den Darm nicht wesentlich mehr Flüssigkeit aufnehmen. Studien zeigen, dass bei einer Belastung von 85 Prozent der maximalen Sauerstoffaufnahme beim Radfahren höchstens 0,5 Liter Flüssigkeit pro Stunde aufgenommen werden können. Bei niedrigerer Belastung ist es mehr – an besonders heißen Tagen kann das jedoch zu wenig sein. Dazu kommt, dass der Körper bei Hitze noch mehr Blut aus den Verdauungsorganen in Richtung Hautoberfläche pumpt, um einen höheren Kühlungseffekt zu erreichen. Wie Sie bereits wissen, steht dem Körper unter sportlicher Belastung grundsätzlich deutlich weniger Blut zur Verdauungsarbeit zur Verfügung. Bei Hitze ist der Effekt also noch größer. Um Getränke und Nahrung auch unter Hitze gut aufnehmen zu können, ist es also wichtig, dass Sie Ihren Körper bei der „Kühlungsarbeit" unterstützen. Das heißt konkret: Schütten Sie sich so oft wie möglich Wasser und Eiswasser über Kopf, Arme und Beine. Das kann tatsächlich helfen, unter dem Strich mehr Flüssigkeit und Energie aufzunehmen.

Die Flüssigkeitszufuhr von der Energiezufuhr zu trennen ist ein weiterer Trick, den Sie in Hitze-

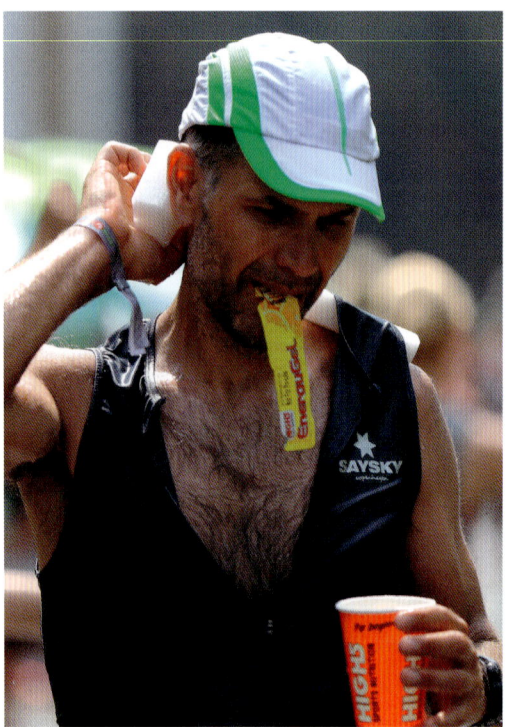

rennen ausprobieren können. Viele Athleten kombinieren Flüssigkeits- und Energieaufnahme, indem sie sich ausschließlich über kohlenhydratreiche Getränke ernähren. Das kann unter heißen Bedingungen aber dazu führen, dass sie ihren Körper mit einer zu großen Menge an Kalorien belasten, da sie permanent versuchen, ihren Flüssigkeitsverlust auszugleichen. Das wiederum erhöht die Gefahr von Magen-Darm-Problemen. Nehmen Sie also lieber feste Nahrung zu sich, die ausreichend Natrium enthält (Cracker oder Salzbrezeln), und trinken Sie dazu Wasser oder ein isotonisches Sportgetränk, um die Elektrolytverluste wieder auszugleichen.

Wenn Sie grundsätzlich ein starker Schwitzer sind, kann es sein, dass der Mineralstoffgehalt in handelsüblichen isotonischen Sportgetränken bei heißem Wetter nicht mehr ausreicht, um Sie ausreichend zu versorgen. In der Apotheke gibt es für kleines Geld Elektrolytpulver, das sich wunderbar in Getränke mischen lässt. Ursprünglich sind diese Präparate entwickelt worden, um den Mineralstoffhaushalt des Körpers bei Durchfallerkrankungen wiederherzustellen. Sie sind aber auch für das Rennen ideal, da sie sowohl Natrium als auch Kalium, Magnesium und etwas Glucose enthalten. Wenn Sie wissen, dass es am Renntag besonders heiß werden wird, ist es ratsam, sich damit einzudecken beziehungsweise die eigenen Getränkeflaschen damit zu optimieren.

Erste-Hilfe-Maßnahmen: Körper von außen kühlen, Flüssigkeits- und Energieaufnahme trennen, zu natriumhaltigen Lebensmitteln und elektrolythaltigen Getränken greifen!

Eiszeiten

Auch wenn Triathlon ein Sommersport ist, kann es durchaus mal ganz schön frostig werden. Und dabei muss es gar nicht so extrem sein wie beim Ironman Lake Tahoe im nördlichen Kalifornien, als es bei der Premierenveranstaltung 2013 am Morgen schneite. Wettkämpfe bei Kälte stellen nicht nur eine Herausforderung für die Ausrüstung dar, auch in Bezug auf die Ernährung sollten Sie bei kühlen Temperaturen Ihr Konzept etwas anpassen. Denn zum einen benötigt Ihr Körper dann mehr Energie, um die Körpertemperatur aufrechtzuerhalten. Zum anderen zeigen Studien, dass bei kalten Außentemperaturen vermehrt Glykogen abgebaut und weniger Energie durch die Verbrennung von Fetten herangezogen wird. Das bedeutet konkret, dass Sie bei Kälterennen mehr essen müssen. Damit können Sie sofort beim Frühstück starten. Und verzehren Sie beispielsweise Ihr Müsli oder Ihre Cornflakes mit warmer anstatt kalter Milch. Das wärmt bereits von innen und macht ein wohliges Gefühl im Bauch. Auch unter dem Rennen sollten Sie wirklich regelmäßig zu fester Nahrung greifen, denn etwa 30 bis 60 Minuten nach einer Mahlzeit produziert der Körper rund zehn Prozent mehr Wärmeenergie durch die Verdauungsarbeit im Gegensatz zu einem leeren Magen. Besonders kritisch bei Kälterennen ist die Flüssigkeitszufuhr, denn viele Athleten merken nicht, dass Sie trotz kühler Temperaturen ordentlich schwitzen, und achten deshalb nicht darauf, ausreichend zu trinken. So merkwürdig es klingt, aber die Gefahr einer Dehydrierung ist bei Kälterennen deutlich höher als bei Hitze. Einfach aus

dem Grund, weil viele das Trinken „vergessen". Halten Sie daher unbedingt an Ihrem geplanten Verpflegungskonzept fest und versuchen Sie wie auch bei angenehmen Temperaturen pro Stunde mindestens 300 bis 500 Milliliter Flüssigkeit zu sich zu nehmen. Sollten Sie Probleme haben, kalte Flüssigkeiten zu trinken, wenn Sie sowieso leicht frieren, versuchen Sie, die einzelnen Schlucke ein wenig im Mund vorzuwärmen, bevor Sie

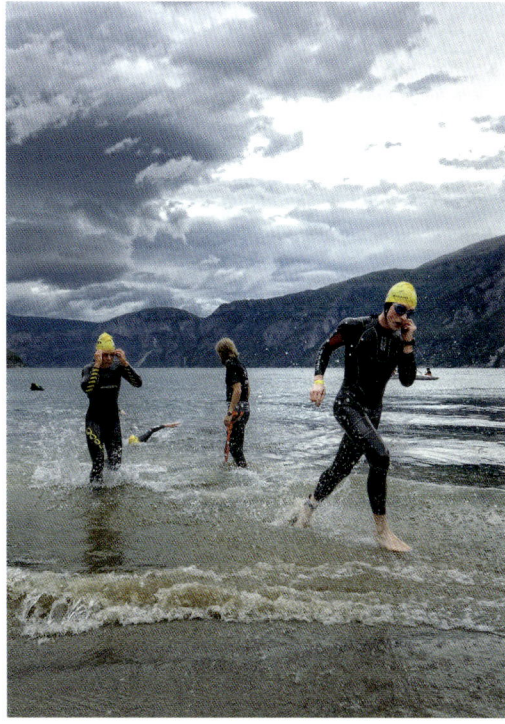

sie herunterschlucken. Und nehmen Sie warme Getränke, sofern diese an den Verpflegungsstationen angeboten werden.

Erste-Hilfe-Maßnahme: mehr essen und auf eine ausreichende Zufuhr (warmer) Getränke achten!

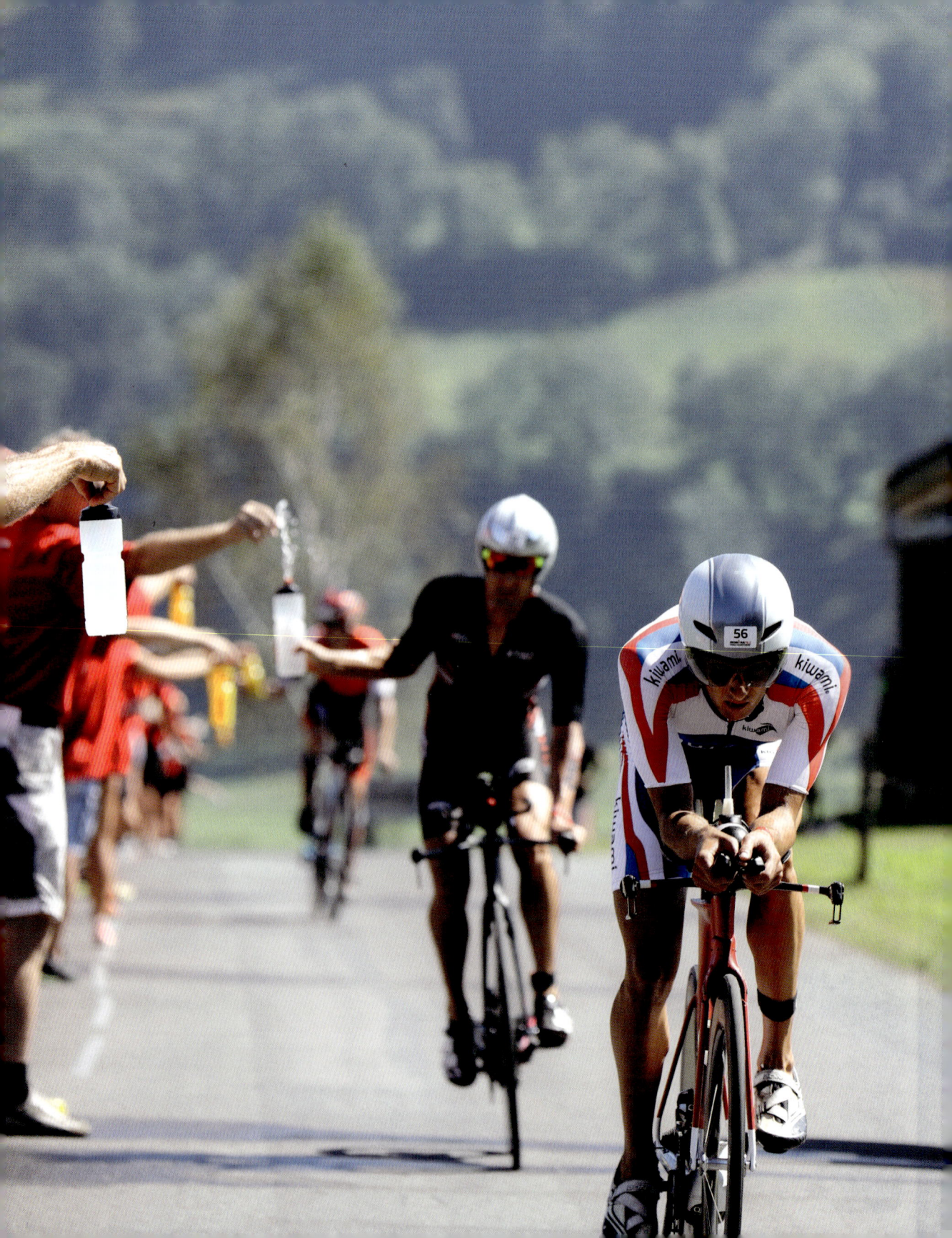

Anhang

Ernährungsprotokoll zum Download

 Online finden Sie ein Ernährungs-
protokoll, das Sie sich herunterladen
und ausdrucken können – einfach
den QR-Code mit dem Smartphone
scannen oder folgende URL eingeben:

www.spomedis.de/perfekte-triathlonernaehrung

Literaturverzeichnis

Ernährung durch die Lupe

Baron, D.-K. & Berg, A. (2005). *Optimale Ernährung des Sportlers.* Stuttgart, Leipzig: S. Hirzel Verlag.

Biesalski, H.-P. & Grimm, P. (2002). *Taschenatlas der Ernährung.* Stuttgart: Thieme Verlag.

Çınar, V., Nizamlıoğlu, M. & Moğulkoc, R. (2006). The effect of magnesium supplementation on lactate levels of sportsmen and sedanter. *Acta Physiologica Hungarica, 93*(2–3), 137–144.

Costill, D. L. (1988). Carbohydrate for exercise: Dietary demands for optimal performance. *International Journal of Sports Medicine, 9,* 1–18.

Deutsche Gesellschaft für Ernährung (2015). *Referenzwerte für die Nährstoffzufuhr* (2. Aufl.).

Deutsche Gesellschaft für Ernährung. (2008). *Ernährungs-bericht 2008.* Bonn.

Deutsche Gesellschaft für Ernährung. (2004). *Ernährungs-bericht 2004.* Bonn.

Elmadfa, I. & Leitzmann, C. (1990). *Ernährung des Menschen.* Stuttgart: Eugen Ulmer Verlag.

Friedrich, W. (2008). *Optimale Sporternährung. Grundlagen für Leistung und Fitness im Sport.* Balingen: Spitta Verlag.

Goran, M. I., Tappy, L., Lê, K.-A. (2014). *Dietary Sugars and Health.* Florida: CRC Press.

Golf, S. et al. (1989). Effect of a 4-week magnesium supplementation on lactate elimination in competitive rowers during exhaustive simulated rowing. *Magnesium Research, 2,* 71.

Hahn, A., Ströhle, A. & Wolters, M. (2006). *Ernährung.* Stuttgart: Wissenschaftliche Verlagsgesellschaft.

Jakob, E., Tils, A., Aramendi, J. et al. (1992). Zum Einfluss der Kohlenhydrate auf die Leistungsfähigkeit im Skilanglauf. *Deutsche Zeitschrift für Sportmedizin, 43,* 5–13.

Konopka, P. (2001). *Sporternährung. Leistungsförderung durch vollwertige und bedarfsgerechte Ernährung.* München, Wien, Zürich: BLV Verlag.

Neumann, G. (2009). *Ernährung im Sport.* Aachen: Meyer & Meyer Verlag.

Rehner, G. & Daniel, H. (2002). *Biochemie der Ernährung.* Heidelberg, Berlin: Spektrum Verlag.

Ripari, P., Pieralisi, G., Giamberardino, M. A. & Vecchiet, L. (1989). Effects of magnesium picolinate on some cardiorespiratory submaximal effort parameters. *Magnesium Research, 2,* 70–4.

Scheck, A. (2008). Die Ernährung des Sportlers. Empfehlungen für die leistungsorientierte Trainingspraxis. *Ernährungs-Umschau, 6,* 362–370.

Scheppach, W. (1996). Ernährungsmedizinische Bedeutung von komplexen Kohlenhydraten. In: Kluthe, R. & Kasper, H. (Hrsg.), *Kohlenhydrate in der Ernährungsmedizin unter besonderer Berücksichtigung des Zuckers.* Stuttgart: Thieme Verlag.

Schwiegelshohn, B. *Ernährung für Gesundheit.* URL: http://www.ernaehrung-fuer-gesundheit.de/Fette/AA.html (10.07.2015).

Shankar, A. H. & Prasad, A. S. (1998). Zinc and immune function: the biological basis of altered resistance in infection. *American Journal of Clinical Nutrition, 68*(2), 447–463.

Williams, M. H. (1997). *Ernährung, Fitness und Sport.* Berlin: Ullstein Mosby Verlag.

BAUSTEIN 1   Das Fundament

Bäckerinnungsverband Westfalen-Lippe. *Produktdeklara-tionen bei loser Ware nach der Lebensmittel-Informations-Verordnung LMIV.* URL: http://www.biv-wl.de/fileadmin/redaktion/PDFs/Produktdeklaration_von_loser_Ware.pdf (10.07.2015).

Bazzano, L. A. et al. (2014). Effects of Low Carbohydrate and Low-Fat Diets: A randomized trial. *Annals of Internal Medicine, 161*(5), 309–318.

Bundesministerium für Ernährung, Landwirtschaft und Verbraucherschutz (2012). *Vom Korn zum Brot.* URL: http://www.bmel.de/SharedDocs/Downloads/Broschueren/Flyer-Poster/Flyer_VomKornZumBrot.pdf?__blob=publicationFile (10.07.2015).

Bundesamt für Verbraucherschutz und Lebensmittel-sicherheit. (2002). *Mittlere Gewichte einzelner Obst- und Gemüseerzeugnisse. Datenerhebung in Braunschweig, Deutschland, vom 01.06.–30.11.2001 und 01.05.–30.11.2002.*

URL: http://www.bvl.bund.de/SharedDocs/Downloads/04_
Pflanzenschutzmittel/rueckst_gew_obst_gem%C3%BCde_
pdf.pdf?__blob=publicationFile (10.09.2015).

Brainum, J. Can you train hard without carbs? *Australian Iron Man Magazine.* URL: http://www.ironmanmag.com.au/nutrition/26-nutrition-tips/707-can-you-train-hard-without-carbs (10.07.2015).

Deutsche Gesellschaft für Ernährung (2015). *Referenzwerte für die Nährstoffzufuhr* (2. Aufl.).

Deutsche Gesellschaft für Ernährung (Hrsg.). (2012). *Gemüse und Obst in der Prävention ausgewählter chronischer Krankheiten.* URL: https://www.dge.de/fileadmin/public/doc/ws/stellungnahme/DGE-Stellungnahme-Gemuese-Obst-2012.pdf (10.07.2015).

European Commission (2011). *Fragen und Antworten zur Lebensmittelinformations-Verordnung.* URL: http://europa.eu/rapid/press-release_MEMO-11-481_de.htm?locale=en (10.07.2015).

Greenfield, B. *The Great Ketogenic Ironman Experiment.* URL: http://www.bengreenfieldfitness.com/2013/05/low-carb-triathlon-training/ (10.07.2015).

Lebensmittel-Tabelle. URL: http://www.lebensmittel-tabelle.de (10.07.2015).

Massay University New Zealand (2009). *Sportspeople warned: alcohol will affect performance.* URL: http://www.massey.ac.nz/massey/about-massey/news/article.cfm?mnarticle_uuid=D31E6992-96BF-57FE-A6CF-DA84F7392277 (10.07.2015)

Mendelson, J.-H., Mello, N. K. & Ellingboe, J. (1977). Effects of acute alcohol intake on pituitary-gonadal hormones in normal human males. *Journal of Pharmacology and Experimental Therapeutics, 202*(3), 676–682.

Molina, P. et al. *Focus On: Alcohol and the Immune System.* National Institute on Alcohol Abuse and Alcoholism. URL: http://pubs.niaaa.nih.gov/publications/arh40/97-108.htm (10.07.2015).

Schäfer, K., Schäfer, D. (2013). Plant Power: 12 grüne Ernährungstipps für Läuferinnen und Läufer. URL: http://www.bevegt.de/ebook-plant-power/ (10.07.2015).

Schäfer, K. *Pflanzliche Ernährung für Ausdauersportler.* URL: http://www.bevegt.de/ernaehrung-ausdauersport-themenseite/ (10.07. 2015).

Schweizerische Gesellschaft für Ernährung (SGE), Bundesamt für Lebensmittelsicherheit und Veterinärwesen (BLV). (2011). *Schweizer Lebensmittelpyramide.* URL: http://www.sge-ssn.ch/ich-und-du/essen-und-trinken/ausgewogen/schweizer-lebensmittelpyramide/ (10.07.2015).

Souci, S. W., Fachmann, W. & Kraut, H. (2004). *Lebensmitteltabelle für die Praxis.* Stuttgart: Wissenschaftliche Verlagsgesellschaft.

Suter, P. M., Häsler, E. & Vetter, W. (1997). Effects of alcohol on energy metabolism and body weight regulation: Is alcohol a risk factor for obesity? *Nutrition Reviews, 55*(5), 157–71.

Välimäki, M. J., Härkönen, M., Eriksson, C. J. & Ylikahri, R. H. (1984). Sex hormones and adrenocortical steroids in men acutely intoxicated with ethanol. *Alcohol – An international biochemical journal, 1*(1), 89–93.

BAUSTEIN 2 Gewichtsmanagement

American College of Sports Medicine (ACSM), American Dietetic Association (ADA) & Dietitians of Canada (DC). (2009). American College of Sports Medicine position stand. Nutrition and athletic performance. *Medicine & Science in Sports & Exercise, 41*(3), 709–731.

Braumann, K. M. & Urhausen, A. (2002). Standards der Sportmedizin: Gewichtmachen. *Deutsche Zeitschrift für Sportmedizin, 53,* 254–255.

Carlson, A. & Mayer, F. (2010). Ernährung im Ausdauersport. *Aktuelle Ernährungsmedizin, 35,* 173–177.

Deutsche Gesellschaft für Ernährung. (2013). *Vollwertig essen und trinken nach den 10 Regeln der DGE.* URL: https://www.dge.de/fileadmin/public/doc/fm/10-Regeln-der-DGE.pdf (10. 07.2015).

Friedrich, W. (2008). *Optimale Sporternährung. Grundlagen für Leistung und Fitness im Sport.* Balingen: Spitta Verlag.

Hederer, M. (2007). *Laufen statt Diät.* München: Gräfe und Unzer Verlag.

Herm, K.-P. (2003). Methoden der Körperfettmessung. *Deutsche Zeitschrift für Sportmedizin, 54*(5), 153–154. URL: http://www.zeitschrift-sportmedizin.de/fileadmin/content/archiv2003/heft05/stint_05_03.pdf (10.07.2015).

Kreider, R. B. et al. (2010). ISSN (International Society of Sports Nutrition) exercise & sport nutrition review: Research and recommendations. *Journal of the International Society of Sports Nutrition, 7*(7), 1–43.

Prinzhausen, J. (2003). *Strategien der Leistungsernährung für Sportler.* Hamburg: Akademos Wissenschaftsverlag.

Quintero, P., Milagro F. et al. (2010). Impact of oxygen availability on body weight management. *Medical Hypotheses, 74,* 901–907.

Roth, D., Meyer Egli, C. et al. (2000). Female Athlete Triad. Diagnose, Therapie und Prävention von gestörtem Essverhalten, Amenorrhoe und Osteoporose. *Schweizerische Zeitschrift für Sportmedizin und Sporttraumatologie, 48*(3), 119–132.

Scheck, A. (*2008*). Die Ernährung des Sportlers. Empfehlungen für die leistungsorientierte Trainingspraxis. *Ernährungs-Umschau, 6,* 362–370.

Scheck, A. (2002). *Top-Leistung im Sport durch bedürfnisgerechte Ernährung.* Trainer Bibliothek 36. Deutscher Sportbund. Münster: Philippka Sportverlag.

BAUSTEIN 3 Unverträglichkeiten

Deutsche Zöliakie Gesellschaft e.V. URL: https://www.dzg-online.de/ (10.07.2015).

Dr. Schär Institut. URL: http://www.drschaer-institute.com/de/e-learning/e-learning-zoeliakie/ (10.07.2015).

European Commission Health & Consumer Protection Directorate-General (2003). *Opinion of the Scientific Committee on Food on Erythritol.* SCF/CS/ADD/EDUL/215 Final; 24. März 2003. URL: http://ec.europa.eu/food/fs/sc/scf/out175_en.pdf (10.07.2015).

Food Intolerance Network. URL: http://www.food-intolerance-network.com/ (10.07.2015).

Kamp, A. & Schäfer, Ch. (2007). *Gesund essen, Fruktosearm genießen.* München: Gräfe und Unzer Verlag.

Keller, R. (2003). Klinische Symptomatik: Zöliakie, ein Eisberg. *Monatsschrift Kinderheilkunde, 151,* 706–714.

Lanzenberger, B.-M. (2006). *Laktose-Intoleranz.* Lünen: systemed Verlag.

Ledochowski, M. (Hrsg.). (2009). *Klinische Ernährungsmedizin.* Berlin: Springer-Verlag.

Ledochowski, M., Bair, H. & Fuchs, D. (2003). Lactoseintoleranz. *Journal für Ernährungsmedizin 5*(1), 7–14.

Roberts, A. et al. (2000). Sucralose metabolism and pharmacokinetics in man. *Food and Chemical Toxicology, 38* (2), 31–41.

Römpp, H., Falbe, J. & Regitz, M. (1992). *Römpp Lexikon Chemie.* Stuttgart: Thieme Verlag.

Schleip, T. (2005) *Fructose-Intoleranz – Wenn Fruchtzucker krank macht.* Stuttgart: Trias Verlag.

Souci, S., Fachmann, W. & Kraut, H. (2004). *Lebensmitteltabelle für die Praxis.* Stuttgart: Wissenschaftliche Verlagsgesellschaft.

Suarez, F. L., Savaiano, D. A. & Levitt, M. D. (1995). A comparison of Symptoms after the Consumption of Milk or Lactose-Hydrolyzed Milk by people with Self-Reported Severe Lactose Intolerance. *New England Journal of Medicine, 333*(1), 1–4.

Vogelreuter, A. (2012). *Nahrungsmittelunverträglichkeiten.* Stuttgart: Wissenschaftliche Verlagsgesellschaft.

Vogelsang, H., Edlinger, E. & Terler, E. (2009). Zöliakie – Erkrankung des Dünndarms mit hoher Dunkelziffer. *Arzt+Patient,* Oktober 2009.

Wright, E. M., Martin, M. G. & Turk, E. (2003). Intestinal absorption in health and disease-sugars. *Best Practice & Research Clinical Gastroenterology, 17,* 943–956.

Zechmann, M. (2012). *Erste Hilfe nach der Diagnose – So meistern Sie die Karenzphase.* Wien: Berenkamp Verlag.

Zechmann, M. & Masterman, G. (2013). *Erste Hilfe nach der Diagnose: Fruktoseintoleranz.* Wien: Berenkamp Verlag.

Zopf, Y. et al. (2009). Differenzialdiagnose von Nahrungsmittelunverträglichkeiten. *Deutsches Ärzteblatt, 106*(21), 359–69.

BAUSTEIN 4 Ernährungstaktiken im Rennen

Souci, S., Fachmann, W. & Kraut, H. (2004). *Lebensmitteltabelle für die Praxis.* Stuttgart: Wissenschaftliche Verlagsgesellschaft.

Clark, N. (2013). *Sports Nutrition Guidebook.* Champaign, Illinois: Human Kinetics.

Clark, N. (2011). *Food Guide for Marathoners: Tips for Everyday Champions.* Aachen: Meyer & Meyer Sport.

Clark, N., Hegmann, J. (2011). *Cyclist's Food Guide: Fueling for the Distance.* Sports Nutrition Publishers.

Davis, K. *Eat to compete* (Weblog). URL: http://www.rdkate.com/BlogEattoCompete.aspx (16.07.2015).

Eberle, G. (2007). *Endurance Sports Nutrition.* Champaign, Illinois: Human Kinetics.

Kreider, R. B. et al. (2004). ISSN exercise & sport nutrition review: Research & recommendations. *Sports Nutrition Review Journal, 1*(1), 1–44.

Kreider, R. B. et al. (2010). ISSN exercise & sport nutrition review: Research & recommendations. *Journal of the International Society of Sports Nutrition, 7,* 1–43.

Peet, A., Liebermann, M. & Marks, A. (2012). *Mark's Basic Medical Biochemistry: A Clinical Approach.* Philadelphia: Lippincott Williams & Wilkin.

Pfeiffer, B., Stellingwerff, T. et al. (2012). Nutritional Intake and Gastrointestinal Problems during Competitive Endurance Events. *Medicine & Science in Sports & Exercise, 44*(2), 344–351.

Prado de Oliveira, E. & Burini, R. C. (2011). Food-dependent, exercise-induced gastrointestinal distress. *International Society of Sports Nutrition, 8,* 12.

Ryan, M. (2007). *Sports Nutrition for Endurance Athletes.* Boulder, Colorado: VeloPress.

Sawka, M. N., Montain, J. (2000). Fluid and electrolyte supplementation for exercise heat stress. *American Journal of Clinical Nutrition, 72,* 564–572.

Schwellnus, M. P., Drew, N. & Collins, M. (2011). Increased running speed and previous cramps rather than dehydration or serum sodium changes predict exercise-associated muscle cramping: A prospective cohort study in 210 Ironman triathletes. *British Journal of Sports Medicine, 45*(8), 650–656.

Seebohar, B. (2009). *Metabolic Efficiency Training: Teaching the Body to Burn More Fat.* Seebohar Publishing.

Sulzer, N. U., Schwellnus, M. P. & Noakes, T. D. (2005). Serum electrolytes in Ironman triathletes with exercise-associated muscle cramping. *Medicine and science in sports and exercise, 37*(7), 1081–1085.

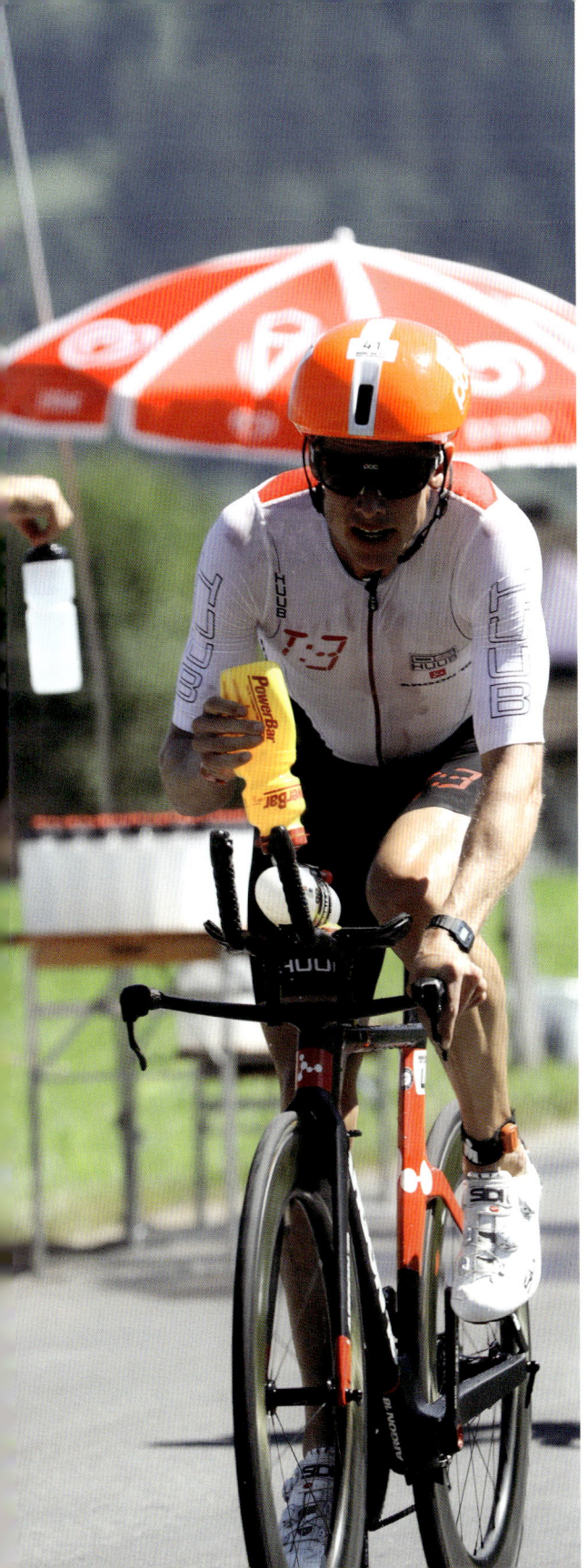

Bildnachweis

Haftungsausschluss

Die spomedis-Philosophie

Richtig betriebener Ausdauersport ist gesund. Diese Tatsache hat nicht nur Bedeutung für den einzelnen Athleten, sondern auch für unsere gesamte Bevölkerung: Auf der einen Seite werden die Menschen immer älter, auf der anderen die Mittel für ihre Gesunderhaltung immer knapper. Wussten Sie, dass jeder Deutsche statistisch gesehen fast 20 Arzneimittelpackungen pro Jahr aufbraucht? Nur eine wesentlich stärkere Betonung des Präventionsgedankens kann hier langfristig und nahezu kostenneutral Abhilfe schaffen. Das Team von spomedis möchte seinen eigenen kleinen Beitrag zum Ausweg aus diesem Dilemma leisten: Die Menschen zum Sport motivieren und Ihnen Tipps für das gesunde Sporttreiben mit auf den Weg geben – das ist unsere Auffassung einer modernen, aber anderen Medizin. Diesen Gedanken, der gleichermaßen im Gesundheits-, Breiten-, Leistungs- und Spitzensport gilt, verfolgen wir in unseren zahlreichen Buch- und Zeitschriftenprojekten.

Unser Motto lautet

Laufe nie in den Fußstapfen eines anderen! Wenn du immer nur die ausgetretenen Pfade anderer benutzt, dann lässt du erstens keine eigenen Spuren zurück. Zweitens wirst du deinen Vorgänger nie überholen. Und drittens kommst du immer nur dort an, wo andere längst waren.